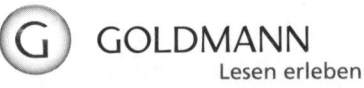

GOLDMANN
Lesen erleben

Buch

Im Alter von 32 Jahren beschließt Emma Woolf, die bislang größte Herausforderung ihres Lebens anzunehmen und endlich ihre Magersucht zu besiegen. Nun, wo sie dem Mann ihrer Träume begegnet ist und sich eine Zukunft mit ihm wünscht, findet sie ganz langsam die Kraft, mit dem Hungern aufzuhören und mit dem Leben anzufangen. Ehrlich und intelligent erzählt die junge Frau ihre Geschichte über die Liebe und das Gesundwerden. Sie gibt anderen Betroffenen mit ihren lebensbejahenden Worten Mut, ebenfalls in den grünen Bereich der Waageskala zurückzufinden.

Autorin

Emma Woolf ist die Großnichte von Virginia Woolf. Sie studierte an der Universität Oxford und arbeitete in der Verlagsbranche. Sie schreibt als freischaffende Journalistin und Autorin u. a. für »The Independent«, »Harper's Bazaar«, »The Times« und »The Mail on Sunday«. Auf ihre Kolumne »An Apple a Day« in der »Times« erhielt sie eine unglaubliche Resonanz. Emma Woolf lebt in London.

Emma Woolf

Zu leicht für diese Welt

Wie die Liebe mir half,
meine Magersucht zu bekämpfen

Aus dem Englischen
von Henriette Zeltner

GOLDMANN

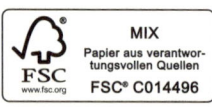

Verlagsgruppe Random House FSC® N001967
Das für dieses Buch verwendete FSC®-zertifizierte Papier *Classic 95*
liefert Stora Enso, Finnland.

📖 Dieses Buch ist auch als E-Book erhältlich

1. Auflage
Deutsche Erstausgabe November 2013
Wilhelm Goldmann Verlag, München,
in der Verlagsgruppe Random House GmbH
© 2013 der deutschsprachigen Ausgabe
Wilhelm Goldmann Verlag, München,
in der Verlagsgruppe Random House GmbH
© 2012 Emma Woolf
Originalverlag: Summersdale Publishers Ltd.
Originaltitel: An Apple A Day
Umschlaggestaltung: Uno Werbeagentur, München
Umschlagfoto: © plainpicture/Lubitz + Dorner
Redaktion: Antje Steinhäuser
Satz: Buch-Werkstatt GmbH, Bad Aibling
Druck und Bindung: GGP Media GmbH, Pößneck
BK · Herstellung: IH
Printed in Germany
ISBN 978-3-442-17369-3
www.goldmann-verlag.de

Besuchen Sie den Goldmann Verlag im Netz

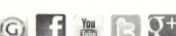

Für Tom

Inhalt

Ein Anfang

Alles ist weiß, stumm und kalt. Seit über zehn Jahren habe ich keine Schokolade mehr gegessen, und jetzt gehe ich die Straße hinunter und packe dabei ein KitKat aus. Ich weiß nicht, was ich befremdlicher finden soll – diesen plötzlichen Schneefall, der London unter einer weißen Decke verstummen lässt, oder die Tatsache, dass ich in der Öffentlichkeit einen Schokoriegel verzehre. Er schmeckt himmlisch.

Das mag banal klingen, aber für mich bedeutet es eine Grenzüberschreitung. Dieses Ziel hatte ich mir gesetzt, und ich habe Wochen gebraucht, um den nötigen Mut aufzubringen. Heute Morgen bin ich früh aufgewacht und wusste: Der Zeitpunkt war gekommen. Also kaufte ich mir einen großen Becher Kaffee zum Mitnehmen und den Schokoriegel und spazierte damit durch den Schnee, während ich jeden schmelzenden Bissen auskostete.

Wie lange genau es her ist, dass ich zuletzt Schokolade gegessen habe? Lassen Sie es mich so formulieren: Das letzte KitKat, das ich kaufte, war noch in Papier und Silberfolie gewickelt und nicht luftdicht in Plastik verpackt. In den mehr als zehn Jahren meiner Abstinenz hat sich die Welt der Schokolade natürlich vergrößert – es gibt inzwischen so viele Variationen im Angebot: mit Minze- oder Orangengeschmack oder Spezialsorten, die es nur für bestimmte Zeit gibt, mit Erdnüssen und Karamell oder auch ChunKy.

Haben Sie den Ausspruch von Kate Moss noch im Kopf? »Nichts

schmeckt so gut, wie sich dünn sein anfühlt.« Sie hat sich geirrt. Schokolade schmeckt besser.

Während ich im Gehen kaue und trinke, denke ich über die Herausforderung nach, der ich mich vor ein paar Monaten, im Herbst, gestellt habe, und über die Fortschritte, die ich seither verzeichnen kann. Obwohl bald Weihnachten ist und ich noch kein einziges Geschenk besorgt habe, empfinde ich einen eigenartigen Optimismus. Das Jahr neigt sich dem Ende zu, und ich habe beschlossen, eine Menge Neurosen, Reue und Trauer hinter mir zu lassen. Jeder wird verletzt und macht Fehler, aber das Leben geht weiter. Ich muss mir ein paar Extrapfunde anfuttern. Denn das nächste Jahr soll das Jahr werden, in dem sich alles ändert. Ich werde damit aufhören, zurückzuschauen und mir Sorgen über die Zukunft zu machen.

Es bringt nichts, über die Vergangenheit zu grübeln, aber man kann aus ihr lernen. Hier ein paar Lektionen in puncto Ernährung und Liebe, die ich in den letzten Monaten verinnerlicht habe:

Lektion 1: Es ist aufregend, den eigenen Sicherheitsbereich zu verlassen und neue Gerichte auszuprobieren. Wer hätte zum Beispiel gedacht, dass Vollkorncouscous so gut schmeckt?
Lektion 2: Gesundheit und Glück sind viel wichtiger als Einkommen und Karriere.
Lektion 3: Jemand anderen zu lieben ist relativ einfach; schwer ist es dagegen zuzulassen, dass einen jemand von ganzem Herzen liebt.
Lektion 4: Fett ist kein Feind: Olivenöl, Hummus und Paranüsse machen keinen fetten Hintern, sondern sorgen für glänzende Haare.

Wenn dieses Jahr zu Ende geht, schaue ich zurück und nach vorn. Aber warum fassen wir zu Silvester gute Vorsätze fürs neue Jahr? Warum soll ausgerechnet der kälteste, dunkelste Monat des Jahres ein guter Zeitpunkt für Veränderung sein? Ich weiß nicht, warum, aber irgendetwas an dem bevorstehenden Jahr fühlt sich hoffnungsvoll an. Ich schenke mir selbst zu Weihnachten einen Neustart. Dieses Jahr werde ich meine Schranken niederreißen, mich von Tom lieben lassen und mehr Risiken eingehen.

Vielleicht ist es ja ganz einfach: Anorexia langweilt mich. Es ist erschöpfend, jede Minute jedes Tages gegen sich selbst zu kämpfen, und ich habe es satt, diesen Ein-Frauen-Krieg gegen mich selbst zu führen. Ich möchte mit meinem Leben weiterkommen; ich wünsche mir ein Baby. Diese Magersuchtfalle langweilt mich.

Oder wie Tom mir immer wieder versichert: »Wenn du nur ein bisschen loslässt, dann kann das Leben so schön sein.« Ich weiß, er hat recht. Es ist an der Zeit loszulassen.

Noch etwas zum Thema Loslassen. Heute Morgen erhielt ich den handgeschriebenen Brief einer Frau, die seit 50 Jahren an Magersucht leidet.

Jeder hat mir gesagt, ich sei zu alt für eine Behandlung, aber schließlich überwies man mich doch an einen jungen Psychologen. Ich glaubte nicht an ihn und setzte die Therapie nur fort, weil es ihm nichts auszumachen schien, dass ich seine Zeit vergeudete. Aber zu meiner Überraschung begann es nach einer Weile zu wirken ... Es dauerte lange und erforderte harte Arbeit, aber es ist uns gelungen, etwas zu erreichen, das in meinen Augen nicht weniger als ein Wunder ist. Mit 74 Jahren kann ich jetzt endlich ganz normal essen – was ich will. Ich kann gar nicht beschreiben, welches Glück es für mich

bedeutet, dass ich jetzt die Freiheit habe, die mir noch verbleibenden
Jahre zu genießen.

Was wieder einmal eindrücklich beweist – für einen Neuanfang
ist es nie zu spät.

Aber wie bin ich an diesen Punkt gelangt? Wie geriet ich in diese
Verfassung, in der ich zehn Jahre lang keine Schokolade mehr aß?
Warum bedeutete es eine derartige Tortur, in der Öffentlichkeit zu
essen? Was war passiert, dass ich solche Angst vor Lebensmitteln
entwickelt hatte? Wie hatte ich mir diese Krankheit zugezogen, die
man Anorexia nennt? Und wie sollte ich jemals von ihr genesen?
   Es gibt viele Fragen und viele verschiedene Antworten. Für mich
dauert dieser Kampf schon zu lange, und die einzige Antwort, die
ich jetzt sofort haben will, lautet: Ist es möglich, die Magersucht
zu besiegen, und wird es mir gelingen? Nachdem ich jahrelang darüber nachgedacht und verschiedene Strategien ausprobiert habe,
bin ich noch nicht auf eine Lösung gestoßen. Es wird eine ganz
schön harte Sache werden, dessen bin ich mir sehr wohl bewusst.

Ich weiß gar nicht genau, wie es angefangen hat. Mit einer außer
Kontrolle geratenen Diät, Liebeskummer, Perfektionismus und einem labilen Körperbild, einer chemischen Fehlfunktion im Gehirn,
dem Druck von Gesellschaft, Medien oder mir selbst? Wahrscheinlich waren all diese Gründe daran beteiligt und noch einige mehr –
die ich versuche herauszufinden, während ich dies hier schreibe.
Es gibt nie nur einen einzigen Grund: Die Auslöser von Magersucht
sind vielfältig, komplex und individuell höchst verschieden. Jetzt ist
allerdings weniger wichtig, wie es begann, sondern wie es endet.

Lassen Sie mich das erklären: Ich leide unter einer Essstörung und komme mit einem einzigen Apfel prima über den Tag. Aber das geht nun schon seit zehn Jahren so, und ich beginne zu erkennen, dass das kein bisschen prima ist. Deshalb habe ich mir vor drei Monaten, zu Herbstbeginn, selbst eine Aufgabe gestellt – die größte Herausforderung meines Lebens: Ich beschloss, im Verlauf des kommenden Jahres meine Magersucht zu überwinden. Ich werde aufhören, von Obst und Joghurt zu leben, ich werde beginnen, normale Dinge zu essen, wie ein normaler Mensch, auf normale Weise. Ich werde ein gesundes Gewicht erreichen, damit ich wieder fruchtbar bin. (Ich werde nicht ausflippen, wenn meine Periode wieder einsetzt, sondern ich werde feiern.) Ich werde mich nicht mehr aushungern, sondern erwachsen werden und mich ernähren. Ich werde einkaufen und kochen und mit dem Rest der Welt essen. Ich werde etwas finden, das noch süchtiger macht und noch verlockender ist als das Hungern. Ich werde der menschlichen Spezies wieder beitreten; ich werde am Leben teilhaben.

Tatsache Nr. 1: Ich bin gerade 33 geworden.
Tatsache Nr. 2: Ich habe meine Zwanzigerjahre damit vergeudet, nicht gesund zu werden. Ich werde meine Dreißiger nicht auch noch verplempern.
Tatsache Nr. 3: Alle Therapien und Medikamente der Welt können Anorexia nicht heilen. Im Laufe der Jahre habe ich alles probiert: Beratung, Psychoanalyse, Medikamente, Homöopathie, Akupunktur. Ich habe mir und anderen zahllose Versprechen gegeben und sie alle gebrochen. Es gibt keine Wunderwaffe. Um Magersucht zu besiegen, muss man essen.

Tatsache Nr. 4: Es geht mir nicht um die äußere Erscheinung. Ich halte diesen Skelett-Look nicht im Geringsten für attraktiv.

Und worum geht es dann? Ehrlich gesagt, weiß ich das auch nicht so genau … Es ist eine Abhängigkeit, ein zwanghaftes Verhalten, eine Fehlfunktion im Gehirn, eine Krücke, dein bester Freund und schlimmster Feind zugleich, ein Kampf zwischen Körper und Seele. Magersucht ist eine Krankheit, die ein Eigenleben entwickelt, sich aus sich selbst nährt, während man dabei verhungert. Es ist eine Stimme in deinem Kopf, die nie, aber auch wirklich nie verstummt.

Nur um das klarzustellen: Ich bin nicht mehr todkrank. Meinen Tiefpunkt hatte ich im Alter von 21 erreicht, damals wog ich etwas weniger als 35 Kilogramm (jetzt wiege ich knapp 48 Kilo). Es entsetzt mich immer noch, an mein niedrigstes Gewicht zurückzudenken: Keine Ahnung, wie dieses zerbrechliche Mädchen damals Tag für Tag am Leben bleiben konnte. Ich weiß noch, dass ich permanent fror, weil ich kein Unterhautfett mehr hatte. Dem Körper fällt es extrem schwer, ohne diese natürliche wärmende Schicht zu funktionieren, ohne die Aufnahme von kalorischer Wärme oder Energie. Wie jede Magersüchtige bestätigen kann, ist der Winter am schlimmsten. Ich erinnere mich, wie viel Schmerzen ich damals hatte: Mich abends ins Bett zu legen tat weh, weil meine Knochen ungepolstert auf die Matratze drückten; beim Sitzen stieß mein Steißbein schmerzhaft gegen die Sitzfläche jedes Stuhls; und ich war übersät von blauen Flecken, die ich mir schon bei den geringsten Anlässen zuzog.

Doch das war früher, vor über zehn Jahren … Irgendwie schaffte ich es ohne Krankenhausaufenthalt, legte meine Prüfungen in Oxford ab und manövrierte mich selbst aus der Gefahrenzone. Seither habe ich eine hübsche Karriere als Journalistin und im Verlagswesen gemacht. Ich habe mir in einer trendigen Gegend im Norden Londons, wo es nicht zu laut ist, eine hübsche Wohnung gekauft. Ich habe eine verrückte, aber liebevolle Familie – zwei Brüder, zwei Schwestern, zwei Eltern und eine ständig wachsende Schar von Nichten und Neffen. Vor zwei Jahren lernte ich meinen Freund Tom kennen (von ihm wird später noch ausführlich die Rede sein).

Aber jetzt zu meinem Problem. Es wurde nie wirklich besser: Ich habe zwar ein bisschen zugenommen – genug, um heute nicht mehr auf der Straße angestarrt zu werden, genug, damit es beim Liegen im Bett nicht mehr wehtut –, aber gegen die Krankheit in meinem Kopf habe ich kein Heilmittel gefunden. Anorexia ist ein so deutlich sichtbarer Krankheitszustand, und die Leute richten praktisch ihre ganze Aufmerksamkeit auf die körperlichen Symptome und speziell auf das Gewicht der Betroffenen. Das führt zu dem verbreiteten Missverständnis, bei Magersucht ginge es um gutes Aussehen – als würden die daran Erkrankten abnehmen, um die perfekte Figur zu erreichen.

Absoluter Bullshit! Es gibt wohl nichts Unattraktiveres, als so ausgezehrt auszusehen. Und keine Magersüchtige hält sich wirklich für sexy. Man vermeidet die Interaktion mit anderen und fürchtet menschlichen Kontakt. Man verspürt nicht die geringste Lust auf Sex oder auch nur aufs Flirten, und schon gar nicht darauf, mit seinem dürren Körper anzugeben. Wenn man mit praktisch null Nahrung am Leben bleibt, hat man keine Energie für die Außenwelt, für Spaß oder Sex. Ich will nicht leugnen, dass ich selbst in meiner dünnsten Zeit auch sexuelle Beziehungen hatte – genauso wie andere Magersüchtige auch –, aber die üblichen Wohlfühl-Hormone gab es dabei nicht. Es ist schwer genug, auch nur geradeaus zu denken, wenn man über so wenig Energie verfügt.

Für mich ist die Konzentration auf die Figur ein Irrweg. Für eine so massive körperliche Erkrankung hat Anorexia erstaunlich wenig mit der äußeren Erscheinung zu tun. Natürlich beginnt es meist damit, wie eine normale Diät. Doch dann mutiert das Ganze rasch zu einer inneren Erkrankung. Meine Erfahrung mit der Magersucht ist die einer sehr scharfen Trennung von Körper und Geist. Je mehr Gewicht ich verlor, desto tiefer zog ich mich in mich selbst zurück; ich wurde eine menschliche Hülle, kalt und isoliert. Ich fühlte mich so zerbrechlich, dass ich sogar Umarmungen vermied.

Und dann fiel mein Gewicht also unter 38 Kilo, der Tiefpunkt. Mein Körper fuhr alle Funktionen runter. In Oxford wird es im Winter extrem kalt. Und da mein Gehirn so ungefähr das Einzige an mir war, das noch funktionierte, konzentrierte ich mich auf meinen Universitätsabschluss. Ich verbrachte Stunden im Upper Reading Room der Bodleian Library und lernte Unmengen der Lektüre im Fach Altenglisch auswendig. Wenn mir alles außen herum zu viel wurde, schloss ich mich in meinem College-Zimmer ein und schrieb Aufsätze über die metaphysischen Dichter. Ich wusste, dass ich mich auf Lesen, Schreiben und das Bestehen meiner Abschlussprüfungen konzentrieren musste, bevor ich auch meine geistigen Fähigkeiten verlöre.

Freunde an der Uni machten sich Sorgen und sprachen diese auch aus; erst redeten sie mit mir, später nur noch hinter meinem Rücken. Man mag das Abwehrhaltung oder Stolz nennen, aber Mitleid war mir immer zuwider. Ich hasse die Vorstellung, dass

Leute sich Sorgen um mich machen: Wenn ich die Wahl habe, werde ich lieber angegiftet als bemitleidet. Aber was soll man schon zu jemandem sagen, der gerade dabei ist, sich in nichts aufzulösen? Ja, ich suchte auch diverse Ärzte auf. Dort musste ich nur auf die Waage steigen, damit sie ihre Diagnose stellen konnten. Als Teenager war ich in Bezug auf Größe und Gewicht immer Durchschnitt gewesen – 1,68 Meter und zwischen 57 und 60 Kilogramm schwer. Mit einem Gewicht von 38 Kilo und weniger erfüllte ich also das streng medizinische Kriterium für Anorexia: den Verlust von einem Drittel des ursprünglichen Körpergewichts.

Am Ende wollte ich nur noch von allen in Ruhe gelassen werden.

Anorexia ist ein furchterregendes Wort. Natürlich wusste ich schon lange, bevor irgendeine medizinisch geschulte Kraft es mir gegenüber aussprach, dass ich krank war. Ich hatte das Gefühl, mich in einer Abwärtsspirale zu befinden, mein Körper fühlte sich an wie im freien Fall. Was als Diät begonnen hatte, war total außer Kontrolle geraten. Sehr schnell hatte ich rausgefunden, dass ich schon darum kämpfen musste, überhaupt irgendetwas zu essen. Ich ließ gewisse Nahrungsmittel weg (alle Fette), dann spezifische Gerichte, und dann entdeckte ich immer neue Möglichkeiten, noch mehr auszuklammern. (Ich erreichte seltsamerweise nie eine Art Plateau: Selbst bei der geringsten Nahrungsaufnahme schien es immer noch möglich, weiter zu reduzieren.) Jedes Mal wenn ich meine Levi's anzog, schlabberte sie noch mehr. Ich verlor sehr schnell an Gewicht. Ich wusste natürlich, dass ich in ernsten Schwierigkeiten steckte. Aber es ist trotzdem ein Schock; vielleicht so, wie wenn man Worte wie Krebs oder Alkoholiker zum ersten Mal hört …

Ich würde gerne erklären, was die wiederholte Verwendung dieser Bezeichnung für mich persönlich bedeutete. Sie machte mich kränker; ich fühlte mich wie gefangen in diesem Zustand. Sie haben dich als magersüchtig diagnostiziert, also musst du auch dünn sein, nicht wahr? Von da an fühlt man sich, wann immer man isst (und wenn es nur rohe Karotten sind), wie ein Betrüger. Als echte Magersüchtige würdest du nichts essen, das sagt einem diese Stimme im eigenen Kopf.

Und selbst wenn man auf dem Weg der Besserung ist, führt dieses Etikett in die Irre: Wenn du zunimmst, dann wirst du geheilt, oder? Der Schlüssel im Kampf gegen Anorexia ist die Gewichtszunahme, nicht wahr? Falsch, falsch, falsch. Die Krankheit ist in meinem Kopf, nicht auf der Waage oder in den Maßen meines Körpers.

Wann immer ich in diesem Buch Gewicht erwähne – von mir gewonnenes oder verlorenes –, wenn ich davon spreche, wie viel wir alle wiegen sollten, von normalem oder anormalem Body Mass Index (BMI), dann sollte immer Folgendes klar sein: Anorexia ist eine psychische Erkrankung. Gewichtszunahme bedeutet natürlich Heilung in physischer Hinsicht, aber gegen die Krankheit an sich richtet sie nichts aus.

Sie glauben mir nicht? Ich kenne eine Frau, die 120 Kilo wiegt und trotzdem noch magersüchtig ist. Sie hat ihr altes Gewicht (und noch viel mehr) wieder zugenommen, und das bedeutet streng nach medizinischen Kriterien, dass sie nicht mehr anorektisch ist. Aber genau da liegt das Problem: Mental hat sie die Krankheit nie überwunden.

Über zehn Jahre nach meiner Skelettphase in Oxford bringe ich heute den Mut auf zu sagen, dass auch ich noch nicht geheilt bin.

Ich bin nach wie vor untergewichtig, befinde mich in einer Art Grauzone. Ich sehe inzwischen normal aus, aber ich habe seit über zehn Jahren nicht mehr menstruiert. (Allein das aufzuschreiben schockiert mich.)

Das Problem mit dieser Art von »funktioneller« Anorexia besteht darin, dass sie ewig dauern kann – ich rede hier nicht von Notfallmaßnahmen, Klinikaufenthalten oder Zwangsernährung. Man wirkt in Ordnung, nur dünn. Die gegenwärtige Beliebtheit von »gelenkter Anorexia« ist besorgniserregend. Diese bewusst Magersüchtigen sind normale Frauen mit Beruf, Kindern, normalem Leben, die zugeben, permanent und obsessiv darauf zu achten, was sie essen, um dünn zu bleiben. Die öffentliche Diskussion über diese sogenannte »managed Anorexia« wird oft in humorvollem, beiläufigem Ton geführt, dabei hat das absolut nichts Lustiges an sich, wenn Menschen sich halb zu Tode hungern. Ich glaube, dass viele Frauen so leben und andauernd hungrig sind.

Und auf diesem Niveau, irgendwo im Bereich Untergewicht gemäß der BMI-Tabelle, sind die gesundheitlichen Risiken größtenteils unsichtbar: Amenorrhoe (Ausbleiben der Periode), Unfruchtbarkeit, Depression, Schlaflosigkeit und Osteopenie (die Vorstufe zur Osteoporose, dem schweren Rückgang der Knochendichte). Diese Dinge kann man von außen nicht sehen. Keine große Sache, keine Krise.

Aber natürlich ist es eine Krise. Ich weiß das. Und jeder Tag, der damit vergeht, ist ein weiterer verlorener Tag.

Letztlich geht es um Veränderung bzw. um die lähmende Angst vor Veränderung. Die Magersucht hält einen in ihrem eisigen Griff wie erstarrt gefangen. Die Vorstellung, dass das Leben anders – besser – aussehen könnte, wird undenkbar. Man vergisst, wie schön es war, normal zu sein. Und das Schlimmste daran: Man gelangt zu der Überzeugung, es lieber so zu haben. Ich sitze schon zu lange in dieser Falle. Es ist an der Zeit, den Wahnsinn zu stoppen.

Und warum gerade jetzt? Alles begann im Herbst, nach einer Unterhaltung mit meinem Freund Tom, der sagte: »Ich möchte, dass du mir eines versprichst.« Er sah dabei ernster aus, als ich ihn je erlebt hatte. »Du musst mit dem Laufen aufhören. Und wenn wir das mit einem Baby ernsthaft vorhaben, dann musst du mehr essen.« Aufhören zu laufen *und* anfangen zu essen – machte er Witze? Für wen hielt er mich eigentlich, für Wonder Woman? Das Laufen ist mein Lebensretter, mein natürliches Prozac; mit dieser Sucht habe ich vor fünf Jahren das Rauchen ersetzt.

Wir saßen damals bei Starbucks an den St. Katharine Docks (dem besten Starbucks in ganz London, mit der klassizistischen Kuppel und dem versteckten Obergeschoss). Der Laden war voll mit Managementassistentinnen und Geschäftsmännern in Anzügen, die dort Besprechungen abhielten oder sich auch nur den neuesten Büroklatsch erzählten. Wir hatten uns an unseren Lieblingstisch in der Ecke zurückgezogen. Mit dem Laufen aufhören? Ich schaute meinen Freund skeptisch über den Rand meines Grande Decaf Black Americano an.

»Ich meine es ernst, Em, du musst das Laufen aufgeben. Das hättest du schon längst tun sollen.« Er sah mich an, und ich sah zurück, und keiner von uns sagte mehr ein Wort. Dass das eine Art Ultimatum war, wussten wir beide.

Und Tom erzählte mir ja nichts Neues: Ich wusste seit Jahren, dass mein Lebensstil eigentlich untragbar war. Um sechs Uhr morgens aufstehen und mit nichts als einem doppelten Espresso im Magen sieben oder acht Kilometer laufen, um dabei Energie (und Fett und Muskelmasse) zu verbrennen, die ich einfach nicht übrig hatte. Jeden Morgen trabte ich so übers Pflaster, bei jedem Wetter; und ich ruinierte mich dabei. Zwar konnte ich für immer so weitermachen, aber dann gäbe es nie auch nur die Chance auf ein Baby. Ja, das war mir klar.

Tom streckte über den Tisch die Hand nach meiner Hand aus und milderte so die Spannung, die in der Luft lag. »Ich weiß, du kannst das, Em, dein Körper braucht eine Pause. Und genauso, wie du mit dem Laufen aufhören sollst, musst du anfangen, richtig zu essen. Essen hat nichts mit Fresssucht zu tun – es bedeutet Energie, und die hat mit unseren Plänen und Träumen zu tun, damit, all das zu ermöglichen. So entscheidest du, dir deine Gesundheit zurückzuholen; nicht mehr und nicht weniger.«

Diese Unterhaltung hatten wir schon oft geführt – manchmal im Zorn, manchmal traurig oder verzweifelt –, aber diesmal war es irgendwie anders. An jenem Tag sprachen wir mit einer neuen Ernsthaftigkeit von der Zukunft, von all dem Glück, das uns erwarten mochte (darunter auch ein Baby), wenn es mir nur gelänge, mich zu befreien. Nach Ansicht meiner Ärzte war eine Gewichtszunahme von fünf bis zehn Kilogramm nötig. So wenig und doch so viel.

Bei Essstörungen geht es um Kontrolle, Essen, Körperwahrnehmung und all die anderen Themen, aber ein wichtiger Aspekt ist auch der Selbstbetrug. Man muss kein Wissenschaftler sein, um das zu begreifen, und ich wusste es auch: Bislang war ich nicht gesund geworden, weil ich es nicht genug gewollt hatte.

Dabei steht eines fest: Die Zeit läuft. Wer erinnert sich nicht an seine Zwanziger? Fühlt man sich da nicht unbesiegbar? Ich hatte damals ernsthafte Beziehungen, aber ich wollte noch nicht ernsthaft Kinder. Ich war viel zu beschäftigt damit, an meiner Karriere zu basteln, mir meine erste Wohnung zu kaufen und überhaupt erst einmal herauszufinden, wer ich eigentlich war … und es war nie der richtige Ort und der richtige Zeitpunkt.

An jenem Herbsttag bei Starbucks fühlte es sich allerdings anders an. Als ich Tom so ansah, über unsere Zukunft, unser Baby, unser Zuhause, eine gemeinsame Familie nachdachte, da wurde mir klar, dass ich all das viel eher wollte als dünn sein. Wenn ich an die vergeudeten Jahre, die allein verbrachten Abende, die zerbrochenen Freundschaften, die verlorene Geselligkeit und Freude am gemeinsamen Essen, an all die Mahlzeiten denke, die ich vermieden habe … dann überwältigt mich fast eine unsägliche Trauer. Diese Jahre werde ich niemals zurückbekommen. Anorexia ist ein Spiel für junge Leute, und mir fehlt es sowohl an der Zeit als auch an der Energie, es weiterzuspielen.

Ich wusste, dass Tom recht hatte. Ich wusste, dass sich etwas ändern musste. Mir haben Leute schon oft einen eisernen Willen attestiert, weil ich Nahrung verweigert, mich fast besinnungslos gehungert habe und all das … trotzdem war ich mir nicht sicher, ob ich die nötige Willenskraft für das hier aufbringen konnte.

Es war das härteste und aufrichtigste Gespräch, das Tom und ich je geführt haben. Ich willigte ein, mit dem Laufen aufzuhören und mit Essen anzufangen. Wir tranken unseren Kaffee aus, spazierten über die Docks und verabschiedeten uns mit einem Kuss. Tom kehrte in sein Büro zurück, und ich ging mein Fahrrad holen.

Als ich mit dem Rad zurück in die City fuhr, rund um das Barbican Center und bis zur U-Bahn-Station Angel, fühlte ich mich hoffnungsvoll und ängstlich zugleich. Der Wind in meinen Haaren, die erste Herbstkälte in der Luft, das Versprechen auf einen Neubeginn. Ich stoppte bei Sainsbury und kaufte mir einen großen Becher probiotischen Biojoghurt *mit Fett drin*. Nicht viel Fett zwar (und ich gebe zu, dass ich mich eine halbe Stunde lang vor dem Kühlregal herumdrückte), aber für eine notorische Betrügerin in Bezug auf Essen und in Anbetracht meiner Fettphobie bedeutete das schon einen Riesenschritt.

Als ich später am Abend einen Blick auf meine Laufschuhe warf, wurde mir noch mal bewusst, wie verdammt hart es werden würde, das umzusetzen. Aufwachen und nicht laufen gehen? Aufwachen und stattdessen essen? Wie schaffen andere Leute das bloß?

Seit meiner Unterhaltung mit Tom bei Starbucks sind jetzt elf Wochen vergangen – genau elf Wochen, seit ich das letzte Mal gelaufen bin. Natürlich schiebe ich es immer noch vor mir her: Ich sitze hier und schreibe vom Gesundwerden, nur Worte, keine Taten. Ja, ich habe mit dem Laufen aufgehört. Das Versprechen habe ich schließlich gegeben, aber ich vermisse es jeden Morgen. Ich bin davon überzeugt, Muskeltonus eingebüßt zu haben, aber ich rede mir ein, das sei ein geringer Preis, wenn ich dafür ein normales Leben zurückbekomme. Nicht zu laufen ist seit Jahren die einschneidendste Maßnahme, zu der ich mich durchgerungen habe. Aber was ist mit dem Essen?

Nun ja, mein Erfolg hält sich in Grenzen. Essen ist etwas, das ich unerklärlicherweise für kompliziert halte. Es fühlt sich so triebhaft an. Ich fürchte, wenn ich einmal damit anfange, nie mehr aufhören zu können. Und außerdem denke ich, dass ich es nicht verdiene zu essen.

Die Magersucht zu überwinden ist deshalb so schwer, weil es ein ganz neues Denken erfordert. Tom vergleicht es damit, wenn man sich das Rauchen abgewöhnt oder seinen Alkoholkonsum einschränkt, aber das stimmt nicht. Ich bin Nichtraucherin geworden und komme wochenlang ohne einen Drink aus, aber mit dem Essen zu beginnen, das stellt eine ganz andere Herausforderung dar. Mit dem Nikotinentzug klarzukommen war zweifellos hart, aber einfach eine Frage des Willens. Und es gab einen sofortigen Nutzen, nachdem ich diese Gewohnheit aufgegeben hatte: Ich konnte schneller und länger laufen; ich konnte besser atmen; meine Haut sah klarer und frischer aus. Beim Essen scheint es dagegen für eine genesende Magersüchtige keinerlei Vorzüge zu geben: Alles, was passiert, ist eine Gewichtszunahme. Und das ist ja genau das, was man mehr fürchtet als alles andere.

Trotzdem, ich habe mein Versprechen gegeben: Ich werde anfangen zu essen.

Als Erstes will ich etwas klarstellen. Wie auch sonst in meinem Leben wird es Regeln geben. Einige Dinge werde ich versuchen zu ändern, andere sind unverrückbar. Das Auffälligste zuerst, Vegetarismus. Ich werde nicht anfangen, Fleisch oder Fisch oder irgendwas anderes zu essen, das mal gelebt hat. Ich werde meinem Essen nicht gezielt Fett hinzufügen – ich mag keine Butter auf meinem Brot –, und ich werde keine üppigen Sahnesoßen essen. Ich werde Fett in manchen Gerichten akzeptieren – zum Beispiel Balsamico-Essig und Olivenöl auf dem Salat; ein paar Handvoll Nüsse zu essen kann ich mir dagegen nicht vorstellen. Ich werde fettarme Milch trinken, aber keine Magermilch. Ich werde mich nicht schuldig fühlen, weil ich Brot, Pasta oder andere Kohlenhydrate esse. Ich werde in der Öffentlichkeit essen, wenn es sein muss; ich werde versuchen, hin und wieder ungeplant zu essen (einen im Büro angebotenen Keks, ein Stück Geburtstagskuchen). Ich werde essen, weil mein Körper mir signalisiert, dass er hungrig ist, weil er Energie braucht, um zu funktionieren. Ich werde endlich all meine Klamotten in Größe XXXS wegwerfen – das habe ich mir schon seit Monaten vorgenommen. Ich werde aus meinem Kleiderschrank alles aussortieren, was sich eng anfühlen könnte, sobald ich zunehme. (Das mag sich trivial anhören, ist für das Gesundwerden aber ungemein wichtig.)

Ich werde mich daran erinnern, dass man üblicherweise drei Mahlzeiten pro Tag isst, dass Leute Nahrung zu sich nehmen und sie verwerten und dann wieder essen: Das ist OKAY, ganz normal. Ich werde mir nicht einreden, dass Obst eine Mahlzeit ist oder dass ein paar Trauben als Mittagessen ausreichen. Ich werde die fünf oder zehn Kilo zunehmen, die ich brauche, und mich von diesem Prozess nicht deprimieren lassen. Ich werde nicht in Panik geraten, wenn jemand mir sagt, ich sähe »gut« aus; ich werde daraus nicht folgern, dass derjenige eigentlich »fett« gemeint hat.

Natürlich ist die Tatsache, dass ich mir solche Regeln vorgebe, schon ein Teil des Problems, oder? Ich sollte lernen, mich vom Kontrollzwang zu befreien, und stattdessen klammere ich mich daran. Aber ich kann nun mal nicht aus meiner Haut. Wenn ich mir Grenzen in puncto Nahrungsmittel und Essen setze, dann weiß ich zumindest, was ich anstrebe.

Hier also endgültig und unausweichlich: *Ich werde mehr essen.* Gesundheitsexperten haben errechnet, dass es 3500 zusätzliche Kalorien pro Woche braucht, um ein knappes halbes Kilo zuzunehmen. Das bedeutet für mich 500 Extra-Kalorien täglich, in welcher Form auch immer, außerdem darf ich nicht mehr Sport machen oder mogeln. Meine Schwester nennt mich einen Essensverweigerer. Sie behauptet, ich würde einen Bagel aus einer Meile Entfernung auf mich zukommen sehen und ihm gekonnt ausweichen …

Jetzt ist es 16 Uhr, und ich habe heute schon eine Banane gegessen. Was ist daran so schwer? Warum kann ich selbst nach dieser umfassenden Absichtserklärung nicht einfach aufstehen und zum Kühlschrank hinübergehen?

Flucht nach vorn

*»Das habe ich noch nie zuvor irgendjemandem
erzählt. Ich bin magersüchtig. Das gebe ich hier zum
ersten Mal in meinem Leben zu.«*

Das schrieb mir ein junger, mir völlig fremder Mann. Er reagierte damit auf meinen ersten Artikel in der *Times* – er wusste allerdings nicht, dass ich es auf diese Weise ebenfalls zum ersten Mal öffentlich zugegeben hatte.

Die Kolumne, die ich inzwischen wöchentlich verfasse, hatte als in sich abgeschlossenes Feature begonnen – ich hatte damals den Redakteur der Wochenendseiten der *Times* kontaktiert, um ihm die Idee vorzuschlagen, und er hatte eingewilligt. Erst nach Erscheinen dieses Artikels und nachdem Leser sich meldeten und meinten, sie wollten mehr darüber erfahren, erkannten wir das Potenzial einer regelmäßigen Kolumne, die meinen Kampf gegen die Anorexia dokumentieren sollte.

So eine Erklärung in die Zeitung zu setzen war das eine, die Geschichte weiterzuverfolgen, das war schon etwas anderes. Kurz nachdem der erste Artikel erschienen war, erlitt ich einen kleinen Nervenzusammenbruch. Depressionen sind mir nicht fremd – wenn man massiv unterernährt ist, dann ist es nur logisch, sich niedergeschlagen zu fühlen –, doch das hier war anders. Ich hatte mich entschieden, der Welt mein größtes Geheimnis preiszugeben. Natürlich schämte ich mich, aber ich empfand auch Furcht.

Indem ich mich auf diese Weise exponierte, gestand ich, dass etwas in meinem Leben sehr falsch lief. Ich hatte Farbe bekannt, aber jetzt musste ich auch irgendwas tun. »Mein Name ist X, und ich bin Alkoholiker«, das sagt man doch bei den Treffen der Anonymen Alkoholiker, nicht wahr? Mein Leben lang, seit ich erwachsen bin, habe ich behauptet, mir ginge es gut (danke, ich habe schon gegessen, ich bin nicht hungrig ...), aber jetzt gab ich zu, dass es mir überhaupt nicht gut ging. Und ich machte etwas, das ich eigentlich nie und nimmer mache: Ich bat um Hilfe.

Was mir jetzt Angst macht, ist die Vorstellung, die Essstörung hinter mir zu lassen. Ich bin seit über zehn Jahren magersüchtig. Die Krankheit ist ein Teil meines Wesens.

Es passierte an dem Wochenende, als mein erster Artikel in der *Times* erschien. Wir waren gerade im Ausland. Tom arbeitete an seinem jüngsten Buch über Reisen im Hochgeschwindigkeitstempo und darüber, wie Europa sich Großbritannien gegenüber öffnet. Wir hatten den größten Teil des Herbsts und Winters damit zugebracht, faszinierende europäische Städte zu erkunden: Antwerpen, Rotterdam, Girona, Brügge, und an jenem Wochenende, Mitte November, waren wir in Lausanne. Ich hatte außer meiner Familie niemandem erzählt, dass ich an einem Artikel über Anorexia schrieb, und daher war mir die Gelegenheit wegzukommen sehr willkommen,

Diese Reise werde ich nie vergessen. Wir trafen am Freitagabend im Hotel Beau-Rivage in Lausanne ein, erschöpft, weil wir früh aufgestanden und lange mit dem Zug unterwegs gewesen waren. Wie wir es auch oft bei anderen Wochenendtrips machten, zündeten wir uns ein paar Kerzen an und nahmen gemeinsam ein Schaumbad, um langsam runterzukommen. Wir bestellten über den Zimmerservice etwas zu essen und schauten dann ein paar Folgen von *The Wire*. Wegen unserer unablässigen Reiserei waren wir echte Fans von DVD-Sammelboxen geworden – von *Downtown Abbey* über *Mad Men* bis hin zu *Shameless* – immer hatten wir eine davon im Gepäck. Für dieses Wochenende hatte Tom *The Wire* gekauft, eine Serie, die schon in der fünften Staffel lief, deren Anfang wir jedoch beide versäumt hatten. Und noch während wir uns eine komplizierte Folge nach der anderen ansahen, fragten wir uns beständig gegenseitig, warum *The Wire* eigentlich diesen Kultstatus eines Klassikers bekommen hatte. Wir fanden die Drehbücher beide hoffnungslos, die schauspielerischen Leistungen sehr durchwachsen (der pseudoamerikanische Akzent von Dominic West tat regelrecht weh) und die Handlung unverständlich – trotzdem entwickelten wir eine Art Sucht danach.

Wir wohnten in der Penthouse Suite mit Panoramablick über den Genfer See. Es gab ein elegantes Schlafzimmer mit hoher Decke, ein separates Wohnzimmer sowie ein geräumiges Marmorbad. Nach dem Abendessen gingen wir noch zum See hinunter und spazierten in der Dunkelheit am Ufer entlang. Es war ein kühler, sternklarer Abend, und die Luft fühlte sich herrlich frisch an. Auf dem Rückweg legten wir noch einen Stopp an der Hotelbar ein und nahmen einen Schlummertrunk – einen Baileys für mich, Amaretto für Tom –, gegen Mitternacht gingen wir zu Bett.

Dann lag ich wach und machte mir Sorgen darüber, was ich getan hatte. Ich erinnere mich noch, dass ich dachte: *Jetzt wird die Zeitung gerade gedruckt – Jetzt verlädt man sie auf die LKWs – Was um Himmels willen hab ich gemacht? – Wie kann ich das noch stop-*

pen? Ich kam mir vor, als hätte ich eine Bombe gelegt und wäre dann fortgelaufen. *Vielleicht könnte ich in Lausanne bleiben,* überlegte ich – schließlich hat Graham Greene seine letzten Jahre hier verbracht, da kann es doch wohl kein so schlechter Ort sein –, um mich vor dem beschämenden Bekenntnis zu verstecken, das ich abgelegt hatte. Essstörungen sind was für Teenies, nichts für Erwachsene – was würde als Nächstes passieren, würde man von mir erwarten, dass ich anfing zu essen? Ich malte mir aus, wie ich zu essen begann und nie mehr damit aufhören könnte. Gegen vier Uhr morgens fiel ich in einen unruhigen Schlaf.

Am nächsten Morgen standen wir früh auf. Tom war ausgeschlafen und erfrischt; ich fühlte mich mies, ließ mir aber nichts anmerken. Wir gingen nach unten an den Pool und ins Spa, einen imposanten Glasbau mit Blick auf den See. Der Pool war um diese Zeit an einem Freitagmorgen menschenleer, nur im Fitnessraum betätigten sich ein paar Schweizer Banker an den diversen Geräten. Wir schwammen ein paar Bahnen und schauten dabei auf den See hinaus. Ich fühlte mich vom Wasser neu belebt und gestärkt. Wieder oben, bestellte Tom das Frühstück, während ich duschte, dann setzten wir uns in Bademänteln auf den Balkon und nippten an unserem Kaffee.

Die Zeitung kam mit dem Frühstückstablett. Wir suchten sofort die Wochenendbeilage heraus – und da war ich, in einer blassrosa Strickjacke und einer engen dunkelblauen Jeans auf einer ganzen Doppelseite. Ein Fotograf von der *Times* war in der Vorwoche bei mir zu Hause gewesen. Ein netter Typ, der mit mir über ein Shooting bei George Bush geplaudert hatte, während er fröhlich vor sich hin knipste. Ich hatte das Foto, das sie verwenden wollten, nicht vorab gesehen, ebenso wenig wie die finale Version meines Artikels. Die Überschrift schockierte mich: *Tagebuch einer 32-jährigen Magersüchtigen*. Meine Wangen brannten vor Scham über das M-Wort. War da wirklich von mir die Rede? Mein Name war fettgedruckt – da blieb wenig Platz für Zweifel.

Wir breiteten die Zeitung auf dem Tisch zwischen uns aus und lasen schweigend. Da stand es, Anorexia, schwarz auf weiß, für jeden zu lesen. Ja, mein Ziel war gewesen, einen ehrlichen Artikel zu schreiben, aber ich hatte nicht erwartet, mich danach so zu fühlen. War ich naiv? Bekenntnisjournalismus war ein spezielles Genre, aber das hier war anders, als hätte jemand mein Tagebuch in die Finger bekommen und es abgedruckt.

Ich las bis zum Ende und fühlte mich … okay. Ein bisschen angeschlagen, aber okay. Das Foto hätte schlechter sein können. Die Überschrift war furchtbar (dieser Stempel »magersüchtig«), aber an meiner Vorlage war nicht viel verändert worden. Ich schaute auf und sah Tom an, dem Tränen übers Gesicht liefen. »Ich bin so stolz auf dich, Liebes.« Er kam um den Frühstückstisch herum und umarmte mich.

෨෮

Als ich nach dem Wochenende in Lausanne nach London zurückkam, waren die Reaktionen auf meinen ersten Artikel überwältigend. Ich erhielt Hunderte von E-Mails – von Fremden, Freunden und Verflossenen. Nach meiner anfänglichen Scham begann mir klarzuwerden, dass ich bei Weitem nicht die Einzige war. Ich hatte schon vorher gewusst, dass viele Frauen mit ihrem Körper unzufrieden sind. Aber erst jetzt erfuhr ich, was für ein schlechtes Gewissen wegen ihres Appetits sie hatten, weil sie hungrig waren, Essen brauchten und sich einfach nur ernährten.

Obwohl Anorexia vor allem eine von Frauen dominierte Krankheit ist, erfuhr ich, dass viele Männer ebenfalls davon betroffen sind. Ich bekam Mails von Ehemännern, Partnern und Vätern.

Ein Mann schrieb mir:

Ich habe gerade mit meiner Tochter über Ihren Artikel diskutiert – es ist das erste Mal, dass wir je über das Thema gesprochen haben. Sie ist 18 und seit inzwischen zwei Jahren magersüchtig. Sie teilt viele Gedanken und Probleme, die Sie auch erwähnen, aber im Moment scheint sie sich nicht ändern und keine Hilfe annehmen zu wollen.

Ein anderer Vater schrieb:

Als Vater einer magersüchtigen Tochter habe ich Ihren Artikel mit großem Interesse gelesen. Ich habe Sie auch schon auf Radio 4 gehört. Als Erstes möchte ich Ihnen dafür danken, dass Sie so offen und ehrlich über die Krankheit sprechen. Meine Tochter ist seit über sieben Jahren magersüchtig, aber trotzdem ist sie gerade dabei, ihren Universitätsabschluss zu machen. Ich fürchte, dass sie nie mehr gesund werden oder Kinder haben wird. Und ich wünsche Ihnen und Ihrem Freund alles erdenklich Gute. Bitte schreiben Sie weiter und informieren Sie die Leute darüber, wie Sie zurechtkommen (…) Ich bin mir sicher, das wird anderen helfen, die genauso kämpfen wie Sie.

Ein junger Anorektiker schrieb mir:

Es war schmerzlich, das zu lesen, denn ich weiß, wie schwer es ist zuzugeben, dass man an einer Krankheit wie Magersucht leidet – ich

habe es erst einem einzigen Menschen erzählt, seit meine Beziehung
zum Essen in die Brüche gegangen ist und ich die Kontrolle über
mein Leben verloren habe. Obwohl unsere Geschichten sich total
unterschieden, hatte ich das Gefühl, Ihre Worte wären auch diejeni-
gen, die ich benutzen würde, wenn ich nicht so schreckensstarr wäre.

Diese Nachrichten weckten unterschiedliche Gefühle in mir. Ein
seltsames Durcheinander aus positiven und negativen Empfindungen. Es machte mich stolz, dass mein Artikel Leute ermutig-
te, über Anorexia zu sprechen – wie der Vater und die Tochter,
die das Thema tatsächlich zum ersten Mal angeschnitten hatten.
Aber ich verspürte auch Panik, weil ich etwas angestoßen hatte,
dem ich mich gar nicht wirklich gewachsen fühlte. (Es erinnerte
mich daran, wie ich mal als Kind ein Ei aus dem Fenster eines hohen Hauses geworfen und dann nach unten geblickt hatte, von wo
ein erzürnter Autofahrer zu mir hinaufstarrte.)

Ich fühlte mich verantwortlich. Das waren Lebensgeschichten
echter Menschen: junge Männer, die noch nie darüber geredet
hatten, Kinder, deren Eltern krank vor Sorge waren. Den Begriff
»Anorexia« zu verwenden, Schwächen zuzugeben, das ist natürlich wichtig, aber es wirft auch ganz neue Probleme auf. Meine Absicht war gewesen, meine eigenen, persönlichen Erfahrungen zu
dokumentieren, doch die Leute schienen das, was ich schrieb, sehr
konkret auf sich selbst zu beziehen. Das war mir, rechtzeitig genug,
eine Lehre in Bezug auf die Macht des gedruckten Worts: Ich habe
gelernt, vorsichtig zu sein – immer noch aufrichtig, hoffe ich, aber
zugleich eben genau aufzupassen, was ich schreibe.

Eine Frau mailte mir:

Ihre Geschichte ist meiner so ähnlich, und auch wieder nicht (…)
Ich bin 33 Jahre alt, und mein größter Wunsch ist es, eine Familie
zu gründen. Mein Mann hat mir sehr ähnliche Dinge gesagt wie
Ihr Freund. Diese Woche ist es ein Jahr her, seit ich aus der Reha
entlassen wurde, mit dem Ziel, ein gesundes Gewicht zu halten und
am Ende des Jahres nach Möglichkeit schwanger zu sein. Leider
muss ich sagen, dass meine Situation heute schlimmer ist denn je,
und irgendwann ist es eben auch genug.

Eine jüngere Frau meinte:

Ich bin 23 und kämpfte mit Essstörungen, solange ich denken
kann. Im März dieses Jahres wurde schließlich die Diagnose Ano-
rexia gestellt, und seither bin ich in der Klinik. Inzwischen bin ich
ambulante Patientin, und in zwei Wochen geht meine Kranken-
hausbehandlung zu Ende. Aber selbst jetzt bin ich noch weit von ei-
ner Heilung entfernt. In Gedanken quäle ich mich nach wie vor für
jeden Bissen, den ich mir erlaube, und ich belaste meine Familie
und meine Freunde, weil es mir nicht gelingt, die Essstörung kom-
plett zu überwinden. Ich fühle mich egoistisch und schwach, aber
auch in einem Teufelskreis gefangen. Ich weiß allerdings auch,
dass Menschen mit Essstörungen extrem hartnäckig sind und dass
wir die Anorexia besiegen können, wenn wir kämpfen. Danke für
Ihre Kolumne. Ich hoffe, dass Menschen, die die Krankheit nicht
verstehen, sie lesen. Viel Glück. Geben Sie nicht auf. Sie werden die
Familie bekommen, die Sie sich wünschen und die Sie verdienen.

Wenn ich solche Nachrichten las, wurde mir klar, was für Glück ich
hatte, weil mir Krankenhäuser und Rehabilitationskliniken bisher

erspart geblieben waren. Magersucht kann noch sehr viel schlimmer verlaufen als in meinem Fall. (Bin ich etwa eine Betrügerin?)

Eine Frau mittleren Alters mailte:

Ich habe Ihren Artikel gelesen und geweint. Ich bin 43 und Mutter von zwei wunderbaren Töchtern, acht und sechs Jahre alt. Täglich hasse ich mich dafür, so egoistisch zu sein und die Magersucht über alles andere zu stellen, aber wie Sie wissen, ist es eine gemeine, schreckliche Krankheit. In einer Million Jahre hätte ich mich nicht dafür entschieden, magersüchtig zu werden. Aber immerhin befinde ich mich inzwischen auf dem sehr langen, steinigen Weg der Besserung.

Eine andere Frau schrieb:

Das kommt mir vor, als würde ich mein Leben auf einer Seite zusammengefasst lesen. Die Examina in Oxford, durch die ich mich gekämpft habe, der Verlust geselliger Mahlzeiten, die permanente Sucht nach Hunger (...) Sie haben recht, jeder so verbrachte Tag ist vergeudet. Ich fürchte, eines Tages zurückzuschauen und zu erkennen, dass mir meine absolut einzige Chance aufs Leben durch die Finger geronnen ist. Doch dann wird es zu spät sein. Ich bin wie eine hängengebliebene Schallplatte, beherrscht von einer Stimme, die mir schon so vertraut ist, dass ich nicht mehr weiß, wo sie endet und wo meine eigene anfängt. Oder ob es überhaupt einen Unterschied zwischen den beiden gibt. Ich muss die gleichen Dinge tun wie Sie; Ihre Herausforderung ist auch die meine. Spontan etwas essen, nicht aus dem Bett und sofort aufs Laufband springen, sich an Regeln halten, die mir eher helfen, anstatt mir zu schaden. Es fühlt sich befremdlich und tröstlich zugleich an, Gedanken bei

einer anderen Frau zu bemerken, die quasi die Doppelgänger mei-
ner eigenen sind. Man braucht nur zu essen, aber das ist schwerer
als alle anderen Therapien zusammengenommen. Es ist die Me-
dizin an sich. Ich werde essen, wenn Sie es schaffen.

Das ging mir wirklich an die Nieren: *Ich werde essen, wenn Sie es*
schaffen.

Eine Allgemeinmedizinerin mittleren Alters schrieb:

Ich wünsche Ihnen alles erdenklich Gute. Es beeindruckt mich, wie
bewundernswert konsequent Sie sind, und ich versuche, so stark
zu sein wie Sie. Ich habe mir Ihren Artikel an meine Kühlschrank-
tür gehängt, und er hilft mir, mich zu zwingen, die Tür zu öffnen,
wirklich etwas herauszunehmen und es sogar zu essen! Machen Sie
weiter, denn wir sind stärker als das hier und haben doch wirklich
so viel zu gewinnen. Ich halte Ihnen die Daumen – Ihnen und uns
allen, die wir es versuchen.

Das erstaunte mich. Die Vorstellung von einer Ärztin, eine Frau
mit anspruchsvollem Beruf, die sich meinen Artikel an ihre Kühl-
schranktür gehängt hat! Man mochte doch meinen, dass »Erwachsene« mit anständigen Berufen keine Essstörungen hätten, doch
das stimmte nicht.

Eine Psychologin meldete sich, um mir mitzuteilen:

Ihr Artikel vermittelt eindrucksvoll die Auswirkungen einer Essstö-
rung. Ich wünsche Ihnen alles Glück der Welt, doch falls dieser Ver-
such scheitert, bitte gehen Sie nicht zu streng mit sich ins Gericht.
Ich habe tatsächlich Vorbehalte gegen diese Art von Reality-Jour-

nalismus, und zwar wegen des Drucks, den er auf ein Individuum im Blickpunkt der Öffentlichkeit ausübt. Zumal Sie auch noch Ihre Identität preisgegeben haben. Jedenfalls werde ich Ihre Online-Kolumne mit großem Interesse verfolgen.

Viel Unterstützung und Ermutigung, doch diese Psychologin hatte recht – auch eine Menge Druck.

Nach dem Wochenende in Lausanne, wo sich das Ganze irreal anfühlte, nachdem die anfängliche Euphorie verschwunden war, nach Interviews in der *Woman's Hour* auf Radio 4 und für den BBC World Service, nach Treffen mit Verlegern – da kollabierte ich. Ich nenne das einen Nervenzusammenbruch im Miniformat, denn genauso empfand ich es. Zum ersten Mal seit Jahren begann ich zu weinen und konnte nicht mehr damit aufhören. Ich blieb ganze sieben Tage in meiner Wohnung. Um rauszugehen, fühlte ich mich einfach viel zu verletzlich. Ich ging nicht ans Telefon und las keine E-Mails. Ich hörte auf zu essen – eine heftige Reaktion auf den Entschluss, die Magersucht aufzugeben –, und ich hörte auf zu schlafen. Ich nahm heiße Bäder und las T. S. Eliot (in einer Krise immer gut) und hing in Jogginghosen herum – und ich weinte.

Das ist schon eine seltsame Sache, wenn du merkst, dass deine Fähigkeit zu weinen wiederkehrt. Die Woche war zwar schlimm, aber ich denke, diese Tränen waren der erste Schritt auf dem Weg zur Heilung. Mit Anorexia ist man so erstarrt und isoliert; fast wie beim Locked-in-Syndrom. Man erlebt zwar noch menschliche Gefühle – Bedauern, Eifersucht, Verzweiflung –, aber man kommt sich dabei vor wie auf einer Insel und irgendwie auch verstummt.

Der Körper schaltet aufs Notprogramm um: Konzentration auf das Wesentliche, Energie sparen, Lebenserhaltung. So wie die Periode ausbleibt, weil man sowieso kein Baby ernähren könnte – der Körper darf es gar nicht riskieren, schwanger zu werden –, so werden alle überschüssigen Gefühle eingestellt. Wenn die Energiezufuhr so gering ist, hat man schlichtweg nichts zu verschwenden.

Als Heranwachsende war ich immer extrem – ein typischer Skorpion eben. Ich war »nah dran« an meinen Gefühlen: Liebe und Hass, Vorfreude, Drama und Katastrophen. Als die Magersucht auftrat, verdorrte all das. Die natürlichen Aufs und Abs, weibliche Hormonschwankungen, prämenstruelle Launen und Tränen verschwanden völlig. Als ich anfing zu weinen, erschrak ich deshalb erst einmal, aber es war auch eine riesige Erleichterung. Endlich war ich in Bezug auf diese Krankheit, die ich jahrelang geleugnet hatte, aufrichtig. Jetzt musste ich etwas dagegen unternehmen.

All diese Menschen, die geschrieben hatten, um sich bei mir zu bedanken – ich hätte ihnen danken sollen. Trotz der gemischten Gefühle sorgten ihre Reaktionen dafür, dass sich mein egoistischer Wunsch nach einem normalen Leben weniger egoistisch anfühlte. Dadurch wurde mein Kampf weniger privat, und ich erhielt quasi einen Auftrag, eine Mission. In ihrem tiefsten Inneren liegt der Magersucht die Überzeugung zugrunde, dass du in Wirklichkeit einen Dreck wert bist. Du verdienst es gar nicht, auf deinen eigenen Körper zu hören oder auf Hunger zu reagieren: Vereinfacht gesprochen verdienst du es nicht, zu essen. Angesichts all der Leute, die meine Geschichte gelesen hatten, meinen Weg verfolgen wollten und auf mich setzten, hatte ich einen guten Grund, alles zu tun, um gesund zu werden.

Natürlich wollte ich anderen Leidensgenossen zeigen, dass eine

Besserung möglich war. Der für mich herausragende Satz, den ich mir bis heute vorsage, lautete: *Ich werde essen, wenn Sie es schaffen.* Dieses Versprechen gab ich all diesen fremden Menschen, und dieses Versprechen gaben sie mir.

Genauso wie für sie tat ich das Ganze natürlich auch für mich, denn ich sehnte mich verzweifelt nach einer Lösung. Anorexia ist eine Sucht und ein Zwang, eine Hirnstörung und eine Krücke. Wenn ich hier den Ausdruck Sucht verwende, dann mache ich das nicht leichtfertig. In meinem Fall ist es die Sucht nach Hunger.

Ich stellte mich öffentlich der Herausforderung, weil ich nicht wusste, was ich sonst hätte tun sollen: Ich hoffte, das würde mir den Erfolg bringen, der bei allen anderen Möglichkeiten – Therapie, Medikamente und Entschlüsse im Privaten – ausgeblieben war. Die Frage, die ich zehn Jahre lang vermieden hatte, würde nicht verschwinden: Wie lange wollte ich mich selbst noch hungern lassen? Schon immer war ich stolz auf meine Ehrlichkeit, meine Klarheit im Denken und im Ausdruck, doch Magersucht geht mit einer beträchtlichen Selbsttäuschung einher. Und sosehr ich das Problem anderen und mir selbst gegenüber leugnete, auf Dauer konnte ich nicht wegschauen. Etwas hatte mich aufgerüttelt: vielleicht die Vorstellung, ein Baby zu bekommen, die Tatsache, dass ich Anfang 30 war, oder auch nur die Sehnsucht danach, wieder am Leben teilzunehmen. Ich wusste, dass ich mit der Anorexia auf ewig in der Falle säße.

Und dann war da natürlich noch Tom. Selbst wenn ich nicht daran glaubte, die Magersucht überwinden zu können – selbst wenn ich mich gar nicht retten wollte –, so musste ich doch auch an ihn denken.

Liebe auf den ersten Blick?

Als Tom und ich uns kennenlernten, suchte ich nicht nach einem Mann und schon gar nicht nach der Liebe. Um ehrlich zu sein, war ich nicht mal in der Stimmung auszugehen – es war ein regnerischer Februarabend, und ich war seit sieben Uhr morgens im Büro. Damals war ich im Lektorat eines Londoner Verlags (seit meinem 21. Lebensjahr arbeite ich in den Printmedien, schwerpunktmäßig in den Bereichen Psychologie und Geisteswissenschaften). Die Arbeit war der übliche Kreislauf aus ermüdenden Meetings gewesen, und ich fühlte mich weder zum Plaudern aufgelegt noch besonders gesellig. Am liebsten wäre ich einfach nur nach Hause geradelt, hätte ein langes heißes Bad genommen und danach vor dem Schlafengehen noch ein paar Stunden gelesen. Keine Ahnung, was mich ursprünglich bewogen hatte, überhaupt in dieses Blind Date einzuwilligen. Ich hatte schon kaum Zeit für mich selbst, ganz zu schweigen von einem neuen Freund.

Eine Mischung aus Neugier und Höflichkeit siegte schließlich über meinen Widerwillen – es wäre gemein gewesen, diesem Typen in letzter Minute abzusagen, und ein klein wenig neugierig war ich schon auch. Aber warum versuchte jemand, mich zu verkuppeln? Dafür verantwortlich war Leo, die Tochter der besten Freundin meiner Mutter – die ich allerdings seit Jahren nicht mehr gesehen hatte; wir waren also definitiv keine engen Vertrauten. Ich fragte mich, was er und ich wohl gemeinsam haben mochten, so dass Leo fand, wir müssten einander kennenlernen.

Ich beschloss also hinzugehen, allerdings nur auf einen Drink. Wenn er seltsam oder langweilig war, würde ich einfach eine halbe Stunde lang Konversation betreiben und mich dann entschuldigen. Das überlegte ich mir, während ich mich auf der Damentoilette im Büro umzog. Ein mitternachtsblaues Seidentop und dazu eine dunkelblaue Jeans (chic, aber auch sexy, falls das Date gut lief), dazu noch ein Spritzer Parfum und eine Auffrischung meines Make-ups, und ich war fertig zum Aufbruch.

Als ich mich an jenem Abend im Regen auf den vollen Hammersmith Broadway begab, war ich nicht richtig nervös, sondern fühlte mich nur ein bisschen unbehaglich. Ich wusste eben nicht, was mich erwartete. Ehrlich gesagt vermutete ich, dass ein Typ, der für ein Blind Date den Stadtteil Hammersmith vorschlug, sowieso ein Loser sein musste. Ich hatte ja keine Ahnung, dass die Begegnung mit Tom alles verändern würde.

Nachdem ich die Glastüren der Lyric Bar aufgestoßen hatte, blieb ich einen Moment lang stehen. Drei oder vier Männer schauten auf, aber ich hatte natürlich keine Ahnung, nach wem ich suchte. Wahrscheinlich verging nicht mehr als eine Minute, aber es kam mir wie eine Ewigkeit vor. Dann eilte ein junger Mann mit Brille auf mich zu und winkte mit einem Buch, da wusste ich, das musste Tom sein. Er war klein, sorgsam gekleidet und kam mir irgendwie bekannt vor. Kermit der Frosch oder Casper der freundliche Geist? Nein, der Moderator Andrew Marr, genau, die Ohren und diese gewisse Ernsthaftigkeit, fast ein bisschen dämlich. Er trug ein hellblaues Hemd unter einem marineblauen Kaschmirpullover und eine Jeans. Ich registrierte auch gute Lederschuhe.

Unsere ersten Sätze waren der übliche Austausch von Vorstellungen und Entschuldigungen: *Bist du ... Und du bist also ... Ich hoffe, du wartest noch nicht lange ...* Und dann stand ich einen Moment lang verlegen da, während er mir an der Bar ein Glas Wein besorgte. Wir setzten uns an einen Ecktisch; das Licht war gedämpft, und im Hintergrund spielte leise Klassik. Tom hatte eine Flasche Mineralwasser schon zur Hälfte geleert, wie ich sah, also musste er schon eine Weile hier sein, oder vielleicht war er auch nur nervös gewesen.

Nach ein paar Schlucken von unseren Drinks begannen wir uns beide zu entspannen und miteinander warm zu werden. Das erste Gesprächsthema war natürlich dieses Blind Date. Wir gestanden uns gegenseitig die Vorbehalte, die wir gehegt hatten, und wie sich herausstellte, hatten wir beide absagen wollen. Damit war das Eis gebrochen, und von da an gab es keine Gesprächspausen mehr. Als ich irgendwann an der Bar wartete, um eine neue Runde Drinks zu holen, habe ich in mich hineingelächelt und gedacht: *Das ist also Tom. Hätte auch schlimmer kommen können.* Es war wohl keine Liebe auf den ersten Blick. Ich wollte ihm weder auf der Stelle die Kleider vom Leib reißen noch mit ihm durchbrennen, aber ich genoss den Abend. Den ursprünglichen Plan, notfalls durchs Fenster der Damentoilette zu verschwinden, hatte ich verworfen.

Das erste Date endete in der wenig romantischen Umgebung der U-Bahn-Station Hammersmith. Die fluoreszierenden Leuchtstoffröhren waren ein unwillkommener Kontrast zur schummrigen Atmosphäre der Lyric Bar, und so ging die Stimmung irgendwie verloren. Am Zugang zur Linie Piccadilly hasteten Leute an uns vorbei, und beim Verabschieden waren wir wieder verlegen. Tom kramte nach einer Visitenkarte und konnte keine finden, also gab ich ihm meine. Als ich in der letzten Bahn nach Hause saß, fragte ich mich, was ich von ihm halten sollte, ob ich ihn wiedersehen wollte. Ich war mir nicht sicher.

Meine Mum, meine beste Freundin und meine Schwestern schickten SMS und riefen mich an. *Und, wie ist es gelaufen? Wie ist dieser Tom so? Denkst du, er ist der Richtige?* Ich wusste nicht, was ich darauf antworten sollte. Ich erinnere mich, gesagt zu haben, *wir haben uns viel unterhalten.*

Wie sich herausstellen sollte, ist uns der Gesprächsstoff seit damals nie mehr ausgegangen.

Ich weiß nicht, wann genau ich mich in Tom verliebte. Vielleicht passierte es nach und nach, im Verlauf der ersten Monate. Wir verbrachten immer mehr Zeit miteinander, reisten viel, und langsam begannen unsere Leben zu verschmelzen. Wir schmiedeten Pläne, die immer weiter in der Zukunft lagen, wenn auch auf die behutsame Weise, wie man das zu Beginn von Beziehungen eben macht. Wir diskutierten Ideen und lasen das, was der andere schrieb. Wir teilten Bücher und Musik, lernten die Familie des anderen kennen. Wir waren beide eher Kopfmenschen, aber wir begannen, uns einander zu öffnen. Doch ich hatte nie die Absicht, meine »Probleme« mit jemandem zu teilen, schon gar nicht, was das Essen betraf. Ehrlich gesagt tue ich sogar alles, um zu verhindern, dass jemand in meine Privatsphäre eindringt. Nur dass es in diesem Fall natürlich nicht allein *mein* Problem war.

Ich habe sehr lange gebraucht, um das zu akzeptieren – diese Essstörung geht nicht nur mich etwas an. Als ein sehr auf seine Privatsphäre bedachter Mensch dachte ich (und tue das eigentlich immer noch), dass ich über die Anorexia niemandem Rechenschaft schulde, dass es meine Entscheidung ist zu essen oder eben nicht. Ich bin schließlich diejenige, die dauernd Hunger hat – warum sollte das irgendjemand anderen etwas angehen? Das Lebensmotto meines Vaters – »Niemals Entschuldigungen abgeben, niemals erklären« – war auch stets mein Mantra, doch in diesem Fall würde es nicht greifen. Ich kann nicht mehr so tun, als wäre alles in Ordnung, wenn es das nicht ist. Meine Obsession mit Essen beeinträchtigt auch Dinge in meiner Umgebung, insbesondere meine Beziehungen.

Wenn es nur nach mir gegangen wäre, hätte ich nie mit ihm über die Magersucht geredet. Es kam quasi von allein zur Sprache, ein paar Monate, nachdem wir uns kennengelernt hatten. Tom ist Reisejournalist für eine landesweite Tageszeitung, und wir waren wie üblich auf Reisen. (In unserem ersten gemeinsamen Jahr verbrachten wir 47 von 52 Wochenenden außerhalb Londons.) Diesmal befanden wir uns in Kopenhagen, um ein exklusives neues Ökohotel samt Spa zu begutachten.

Eine Nobelherberge, Spa-Anwendungen und eine wunderbare Stadt zum Erkunden? Es hätte perfekt sein müssen. Aber irgendwie war es eines dieser Wochenenden, die schon schlecht anfangen und immer schlimmer werden. Vielleicht lag es an Erschöpfung oder an zu wenig Essen oder an meinem depressiven Charakter, jedenfalls kämpfte ich die ganze Zeit über damit, wieder ins Gleichgewicht zu kommen. Ich erinnere mich, noch als wir in Heathrow auf unseren Flug warteten, vor dem Waschbecken auf der Damentoilette gestanden und mit den Tränen gekämpft zu haben. Ich fragte mich, wie ich die nächsten fünf Minuten durchstehen sollte, von dem restlichen Wochenende ganz zu schweigen. Dabei war das eigentlich gar nicht meine Art – klar, ich hatte meine Höhen und Tiefen, aber ich bin keine Heulsuse.

Der Abflug aus London verspätete sich wegen Nebels über dem Ärmelkanal. So trafen wir an diesem Freitagabend spät und bei Gewitter in Kopenhagen ein. Nachdem wir eine Kleinigkeit gegessen hatten, die wir uns unterwegs mitgenommen hatten (Tom einen Hot Dog, ich eine Banane), packten wir ein paar Sachen aus und fielen dann ins Bett. Tom streckte die Hand nach mir aus, um mich in den Arm zu nehmen – er war gerade erst von einer zehntägigen Dienstreise nach Kolumbien zurück – und mir gute Nacht zu sagen. Doch mein Körper stand unter Spannung, und ich drehte mich von ihm weg, unfähig, auf sein Angebot zu reagieren. Ich wollte ihn nicht küssen, ich wollte nicht angefasst werden.

So lagen wir in der Dunkelheit, während ich fast aus dem Bett fiel, die Hände in die Bettdecke gekrallt, und Tom weit zu mir herübergerutscht war. Nach ein paar Minuten des Schweigens seufzte er und sagte laut meinen Namen ins dunkle Schlafzimmer. Ich antwortete nichts, wartete, wünschte, er würde einschlafen. Er berührte meinen Nacken, streichelte mich, spielte mit ein paar Haarsträhnen, und ich empfand nichts. Es war so still, dass ich uns beide blinzeln hören konnte. Ich wollte schreien, wollte weg.

Endlich sagte Tom: »Emma, bitte. Was ist los?«

Ich sagte nichts.

»Ich habe dich vermisst, mich nach dir gesehnt, Schatz. Ich war fast zwei Wochen von dir getrennt, und jetzt will ich nichts anderes als dich in meinen Armen halten.« Das war für Toms Verhältnisse starker Tobak – in dieser frühen Phase war er in der Kunst der romantischen Rede nicht allzu versiert, auch wenn er sie inzwischen ziemlich gut beherrscht. Ich wusste immer noch nicht, was ich sagen sollte. Es ging nicht um Sex, ich fühlte mich nur nichts und niemandem nahe. Ich wollte nicht umarmt werden. Ich fürchtete, sonst zu zerbrechen.

Eine Ewigkeit lang lagen wir schweigend da. Irgendwann beugte ich mich zu ihm hinüber und küsste ihn auf die Stirn. Ich nahm auch seine Hand, und dann lagen wir in dem riesigen Himmelbett und hielten Händchen. Nach vielleicht zehn Minuten verrieten mir Toms gleichmäßige Atemzüge, dass er eingeschlafen war. Ich lag wach und war nicht in der Lage, meine kreisenden Gedanken unter Kontrolle zu kriegen. Es schien mir unbegreiflich, dass man so müde und trotzdem nicht fähig sein konnte einzuschlafen, aber ich hatte eben nie gelernt abzuschalten. Die Stunden in Kopenhagen, die darauf folgten, gehören zu den deprimierendsten meines Lebens. Seltsam, wie man neben jemandem liegen und sich gleichzeitig so vollkommen allein fühlen kann. Ich schwankte zwischen Erschöpfung und Wut – wenn ich in Toms friedliches schlafendes Gesicht sah – und Verzweiflung. Gegen 5 Uhr früh stand ich auf, wickelte mich in eines der weißen Laken und öffnete die Tür zur Feuerleiter. Es war kalt und regnete immer noch. Ich setzte mich draußen auf die Metalltreppe.

Es dauerte nicht lange, da stand Tom in der Tür, schlaftrunken. Er versuchte, mich dazu zu bringen, wieder herein, ins Warme, ins Bett zu kommen, aber ich war nicht in der Lage, mich von den kalten Metallstufen wegzubewegen. Ich hielt meinen Kopf in die Hände gestützt, und er hielt mich. Mir war schwindelig vor Schlafmangel (nicht nur wegen der vergangenen Nacht, sondern wegen der vielen Wochen und Monate davor), und ich war unfähig zu sprechen. Alles schien hoffnungslos, so trist wie das graue Licht der Morgendämmerung. Irgendwo hörte ich Toms sanfte Stimme weitersprechen, ihn erklären, wie wir Dinge ändern, wie er mir helfen konnte. Er rieb meine Hände, um mich zu wärmen, doch ich spürte nichts. So saßen wir ewig, bibbernd, in ein paar dünne Laken gehüllt, sein Kopf an meiner Schulter. Meine klarste Erinnerung ist der Gedanke: *Armer Tom, das ist nicht der romantische Kurzurlaub, den er gebucht hatte.*

Dort, auf der Feuertreppe im Morgengrauen und bei Regen, sprachen wir endlich das erste Mal offen über Anorexia.

Tom hatte im Internet über Schlaflosigkeit gelesen, weil er versuchte zu verstehen, was mit mir los war. So hatte er ein paar Theorien über die Ursache entwickelt. In meinem Fall: meine Ernährung. Er meinte: »Em, du machst so wahnsinnig viel Sport, und manchmal isst du den ganzen Tag nichts. Ich bin kein Experte, aber überleg mal, wenn du dich am Ende eines Tages hinlegst, hat dein Körper einfach ein Defizit; er kann sich nicht entspannen, weil er nicht entspannt ist. Du musst tagsüber mehr essen; es geht da schlichtweg darum, deinen Energiebedarf zu decken. Wenn du regelmäßig essen würdest, könnte sich dein Körper nachts entspannen und abschalten. Meinst du nicht?« Er kam damit der Sache näher, als ihm vermutlich bewusst war. Ich nickte nur, verlegen, stumm. Jetzt wirkt das natürlich offensichtlich, aber es war eben das erste Mal, dass wir dieses Thema anschnitten. Ich fühlte mich demaskiert. Als hätte er meine Gedanken gelesen.

Ich erklärte Tom, als würde ich ganz vernünftig damit umgehen, dass ich die Fähigkeit zu schlafen verloren hätte. Und ich konnte nicht aufstehen oder zurück ins Bett kommen, ich konnte nicht runter in den Frühstücksraum gehen, weil ich einfach nicht weitermachen konnte ... Nachdem er sich diesen Monolog geduldig angehört hatte, erhob er sich schließlich und marschierte ins Badezimmer, um mir ein Schaumbad einzulassen.

Es ist schon irgendwie seltsam, wie etwas so Simples wie eine Tasse Kaffee oder ein heißes Bad uns aus einer echten Krise zu retten vermag. Wie sollten wir sonst auch weitermachen? Ich glaube, das ist es, was den Unterschied zwischen uns und den Tieren ausmacht.

Ich lehnte mich in der Wanne zurück, und Tom schloss die Tür. Ich konnte ihn nebenan hören, wie er das Schlafzimmer aufräumte. (Ich würde ein schlechtes Gewissen haben, wenn ich nicht schon so viele Hotelzimmer hinter ihm aufgeräumt hätte – nasse Handtücher auf Badezimmerböden, im Schlafzimmer verteilte Weingläser usw.) Ich schämte und genierte mich für die Ereignisse der letzten Nacht. Irgendjemanden meine Schwächen sehen zu lassen war ich nicht gewohnt. Ich tauchte einen Waschlappen ins duftende heiße Wasser und legte ihn mir aufs Gesicht. Ich presste ihn an meine Wangen, meine Stirn und gegen meine schmerzenden Augenhöhlen. Unter der feuchten Kompresse war es dunkel und warm. Ich wollte am liebsten in diesem Bad bleiben, mit geschlossenen Augen, mich hinter dem Waschlappen vor allem verstecken. Es war nur ein heißes Bad, aber es hat mich gerettet.

Nachdem ich mich in einen weißen Bademantel gewickelt aufs frisch gemachte Bett gesetzt hatte, ging Tom nach unten, um ein Frühstückstablett zu holen. Sorgfältig wählte er Speisen aus, von denen er wusste, dass ich sie essen konnte. In einem Paralleluniversum – einer Welt ohne Magersucht – hätte ich den Tag mit Plundergebäck oder Croissants begonnen, mit gebuttertem Toast und Himbeermarmelade, mit Nuss- oder Sauerteigbrot oder einem noch warmen Brötchen. Ja, ich liebe Essen – ich liebe die gleichen Köstlichkeiten wie alle anderen. Ich kann sie nur nicht essen.

Stattdessen trank ich Unmengen Kaffee und aß einen Teller Obst: Ananasstücke, Kiwischeiben und Erdbeeren. Ich registrierte, wie gut es schmeckte und wie dehydriert ich durch den Nahrungs- und Schlafmangel gewesen sein musste. Tom kontrollierte, ob ich noch genug Kaffee hatte, und aß dann rasch selbst etwas: zwei Scheiben Toast und ein Vollkornbrötchen mit Käse und Schinken.

Wieso konnte er bloß essen? Das ist einer dieser dämlichen, verdrießlichen Gedanken, die du hast, wenn du essgestört bist: *Warum ist er so gefräßig? Wie kann er all diese leckeren Sachen verdrücken und dünn bleiben, während ich mich fast zu Tode hungern muss?* Grimmig mampft man dann den nächsten Apfel, und es kommt einem gar nicht in den Sinn, dass einen doch niemand am Essen hindert; im Gegenteil würden die anderen fast alles tun, damit man all diese Dinge auch isst.

Nach dem Frühstück saßen wir in Bademänteln auf dem Bett, unterhielten uns und lehnten die Köpfe nebeneinander an ein Kissen. Tom erinnerte mich an all die positiven, guten Seiten des Lebens, an alles, worauf wir uns freuen müssten. Es war das erste Mal, dass er von Kindern sprach. »Überleg doch, wie sehr du Babys magst. Stell dir vor, wie wunderbar es sein wird, wenn du erst ein eigenes hast.« Mir wurde klar, dass hier von gemeinsamen Babys die Rede war, und mein Herz begann heftig zu klopfen. Tom fuhr fort: »Gestern am Flughafen, erinnere dich an die Familie mit den Kindern – als ich sah, wie du mit dem winzigen Baby gespielt hast. So etwas Schönes hatte ich noch nie gesehen, Em. Und ich habe gesehen, wie du mit Katies Kindern umgehst« – meine große

Schwester Katie hat drei Kinder, zwei Mädchen und einen damals gerade neugeborenen Jungen. »Ich habe gesehen, wie du den kleinen Theo gehalten hast, und da wusste ich, du wirst als Mutter ein Naturtalent sein.«

Ich wollte den Augenblick nicht zerstören, denn er war etwas so Besonderes, aber gleichzeitig wusste ich, dass ich ihm die Wahrheit sagen musste. Es gelang mir, etwas zu murmeln, das Tom wissen musste, etwas, das damit zu tun hatte, dass ich zu dem Zeitpunkt kein Baby bekommen konnte. Ich weiß nicht mehr, was genau ich gesagt habe, aber es war bruchstückhaft und beschämend, denn so fühlte es sich für mich an, und das tut es bis heute. Tom stellte mir daraufhin ein paar Fragen, leise und behutsam. Er sagte, er würde mich dabei unterstützen, mehr zu essen, in kleinen Schritten. Das machte mir natürlich Angst. So wie jede Vorstellung davon, mehr zu essen, bis heute mein stures Unabhängigkeitsdenken bedroht. Er versicherte mir, ich würde nie fett werden, ich müsste nur eben wegen meiner Fruchtbarkeit, meines Schlafs und um unseres Glücks willen essen.

Es war wichtig, darüber zu sprechen; heute weiß ich das, aber mein Gott, ich fühlte mich dermaßen bloßgestellt. Ich wusste, dass ich mit der Geheimnistuerei nicht ewig weitermachen konnte, und Erwachsene verhalten sich ja nun mal so: Sie besprechen schwierige Themen. Tom verurteilte oder verachtete mich nicht; er wirkte sogar nicht einmal sonderlich erstaunt. Er hatte wohl schon den Zusammenhang zwischen dem Wenigen, das ich aß, und meinem häufigen Fitnesstraining hergestellt. Und er verstand meine vagen Andeutungen über »runtergefahrene Eierstöcke«. Ich erklärte ihm, das sei nur ein vorübergehender Zustand, der sich rückgängig machen ließe: Nach Aussage meiner Ärzte bin ich nicht unfruchtbar, nur untergewichtig. Tom wiederholte immer wieder, dass er mich liebe und alles tun würde, damit es mir in kleinen Schritten besser ginge.

Nachdem das mit der Essstörung einmal ausgesprochen war, staunte ich, dass wir darüber diskutieren konnten. Unsere Wortwahl war vielleicht ein wenig ausweichend, aber wir sprachen tatsächlich darüber. Wir sprachen von geringem Körperfettanteil, von meinem übertrieben gesunden Lebensstil (haha!) und über exzessiven Sport, aber wir benutzten das Wort Anorexia nicht. Genau genommen vermieden wir den Begriff, bis er gedruckt in der *Times* stand – bis zu jenem Tag hatten wir anscheinend beide Hemmungen, das Wort in den Mund zu nehmen.

Das restliche Wochenende über fühlte ich mich, als sei mir eine Schicht meiner Haut abgezogen worden: Ich war verletzlich. Woran ich mich bis heute erinnere, wenn ich an Kopenhagen denke – außer an das Ökohotel, die Sauna und unsere Radtour im Regen durch das hippe Viertel Christiania –, ist dieses Gespräch mit Tom, dieser Neuanfang. Nach der schrecklichen Nacht und dem darauffolgenden Morgen herrschte zwischen uns eine neue Form von Offenheit. Wie erstaunlich: dieser Mann, der mich so nimmt, wie ich bin.

Aber das Ganze ist nicht stabil, nichts ist stabil. Manchmal bin ich froh, dass er mich trotzdem versteht und liebt, aber bei anderen Gelegenheiten bin ich wütend, weil er dadurch so tief in meine Privatsphäre eindringt. Und wenn ich einen ganz schlechten Tag habe, dann denke ich, Tom braucht es, dass ich so schwach und gebrochen bin. Alle Männer fühlen sich gern gebraucht. Vielleicht gibt es seinem Leben einen Sinn, wenn ich mich so schlecht fühle, weil er mich vor mir selbst retten kann? Vielleicht ermöglicht ihm das, mich auf eine Weise zu erreichen, wie meine schmiedeeisernen Barrieren es ihm normalerweise nie erlauben würden.

Wenige Tage nach unserer Rückkehr aus Kopenhagen unterhielt ich mich mit meiner großen Schwester und versuchte ihr zu erklären, wie bloßgestellt ich mich fühlte. Wenn ich heute an das Gespräch mit Katie zurückdenke, wird mir klar, wie verängstigt ich damals war. Es war weniger Wut auf Tom als Furcht vor dem Heilungsprozess. Die altbekannte Angst davor, mich zu öffnen: Dass jemand mir helfen würde, erforderte zwingend, dass ich mich dieser Tatsache stellte.

Hatte ich richtig gehandelt? Ihm alles sagen, bis er alles weiß, bis für mich selbst nichts übrig bleibt? Von dem Moment an, als wir über Ernährung, Gewicht und die gesundheitlichen Zusammenhänge gesprochen haben, kommt es mir vor, als müsste ich fortan in Bezug auf alles offen sein. Das fiel mir schon immer schwer: Manchmal fühle ich mich in meiner eigenen Haut kribbelig und unwohl. Es nagt an mir, dass er nun so viel weiß; nachdem wir die Magersucht angesprochen haben, gibt es nichts Privates mehr. Warum muss ich ihm überhaupt alles sagen, nur weil wir eine Beziehung haben? Manchmal fühle ich mich meiner Würde beraubt; dann möchte ich ganz weit weglaufen.

Selbst jetzt, zwei Jahre danach, empfinde ich immer noch einen gewissen Verlust. Warum haben wir darüber geredet – warum habe ich mich in Kopenhagen ihm gegenüber so exponiert? Ich war gezwungen, es ihm mitzuteilen, und jetzt erfüllt mich diese Tatsache mit Hass: Das ist doch mein Problem, meine private

Hölle, meine Realität. Nun sind meine Essstörungen alltägliches Konversationsthema: Wir müssen dich aufpäppeln; ich hole dir einen Bagel; versprich mir, dass du das Mittagessen nicht ausfallen lässt.

Ich habe nie gewollt, dass mir jemand hilft, ich habe nie darum gebeten.

Tom und ich haben einiges durchgestanden, aber wir erleben auch viel gemeinsames Glück. Wir reden und lachen und lesen und schreiben unendlich viel; ständig sind wir unterwegs zu neuen Abenteuern oder rufen einander wegen neuer Ideen und Pläne an, wir liegen miteinander im Bett oder in der Badewanne.

Hätte ich das hier auch aus eigenem Antrieb getan? Ich bin mir nicht sicher. In vielerlei Hinsicht ist die Beziehung zu Tom von zentraler Bedeutung für meinen Weg zur Besserung. Trotz unserer jeweiligen Schwächen – mein eigensinniges Streben nach Unabhängigkeit, seine irrationale Eifersucht (auf jedes männliche Wesen, das sich mir auf weniger als eine Meile nähert, egal ob platonischer Freund, Kollege, Bekannter oder Fremder) – scheint es doch meist zu funktionieren. An jenem verregneten Februarabend, bei jenem unwahrscheinlichen Blind Date, haben wir einander gefunden, und vielleicht stehen wir das sogar alles gemeinsam durch. Keine Beziehung ist perfekt, und ich denke, wir sind beide dabei zu lernen, wie man Kompromisse eingeht.

Zum Beispiel an einem Morgen letzte Woche, da erlebte ich sozusagen einen Ausbruch von Optimismus. Normalerweise ist der Januar für mich der ödeste Monat, aber dieses Jahr bin ich positiv gestimmt und voller Hoffnung: Ein neues Jahr hat begonnen, und ich bin entschlossen, Fortschritte zu machen. Ich hatte bei Tom übernachtet, und wir saßen am Frühstückstisch, teilten uns die Zeitung, diskutierten Überschriften, brummten beide etwas von Unlust auf die Arbeit, nippten an unseren Kaffees und aßen – ich Himbeeren, Tom Toast und Marmelade. Ich hatte schlecht geschlafen, und später würde die Müdigkeit mich überfallen, aber vorläufig wäre ich nirgends lieber gewesen. Ich sah Tom an, sein Haar war vom Duschen noch feucht, er trug ein blaues Hemd und Jeans, und er verschlang seinen Toast so schnell, als könnte er ihm davonlaufen, und ich war durch und durch glücklich. Nach so vielen Jahren, in denen ich mich in meiner Wohnung eingeigelt hatte, fühlte es sich gut an, so normal zu sein: am Frühstückstisch zu sitzen, zusammen zu essen, den Tag mit einem anderen Menschen zu beginnen.

Ich fuhr mit dem Fahrrad zur Arbeit und erhielt zwei Stunden später diese E-Mail: *Em, ich glaube absolut an dich. Ich bin voller Hoffnung für unsere gemeinsame Zukunft, Du hoffentlich auch ... Am Morgen neben dir aufzuwachen, das ist die beste Art, den Tag zu beginnen. Wenn ich ein paar Jahre in meinem Leben zurückdenke, an die Zeit, als es Dich für mich noch nicht gab, dann war das ein ganz anderes Leben, wie auf einem anderen Planeten. Kuss, T*

Es gibt so viel, wofür es sich zu kämpfen lohnt; wenn es in unserer Beziehung gut läuft, dann ist sie die beste. Tom und ich haben schon viel hinter uns, aber er kann bleiben oder gehen; er ist erwachsen und kann sich frei entscheiden. Ich erinnere mich an einen Satz aus Kerouacs *On the Road – Unterwegs*, der sinngemäß lautet: Ich hatte niemandem etwas zu geben, außer meiner eigenen Verwirrung. Dann frage ich mich, warum Tom überhaupt mit mir zusammen ist ... Aber langsam komme ich dahinter, dass die meisten von uns sich die meiste Zeit über so fühlen, ein bisschen wackelig, ein bisschen verwirrt.

Falls die Liebe irgendeinen Sinn hat, dann den, dass wir uns bemühen, bessere Menschen zu sein – liebenswürdiger, großzügiger. Mit Tom möchte ich eine nettere Version meiner selbst sein, für ihn. Tag für Tag versuche ich, weniger an mich zu denken, ihn an die erste Stelle zu setzen, versuche, aus der Depression und Angst der Essstörung herauszufinden. Wie jeder Mensch, der jemandem mit Anorexia nahesteht, weiß, ist Magersucht weit mehr als nur ein Problem mit dem Essen. Und sie taucht nicht nur bei den Mahlzeiten auf. Vielmehr ist sie ein permanenter Konflikt, ein innerlicher Kriegszustand. Ja, es ist, als hätte ich mir selbst den Krieg erklärt.

Ich muss oft an etwas denken, das meine Großtante Virginia Woolf in ihrem Roman *Nacht und Tag* geschrieben hat: »Selbstverständlich benehme ich mich schlecht, aber man kann Menschen doch nicht danach beurteilen, was sie tun. Man kommt nicht durchs Leben, indem man Falsch und Richtig mit dem Lineal ausmisst.« Verstehen Sie mich bitte nicht falsch: Das soll keine Entschuldigung sein. Ich übernehme die Verantwortung für alles, was ich tue und sage. Ich versuche nicht, mein Fehlverhalten auf die Anorexia zu schieben, aber bedenken Sie, dass es sich hier nicht nur um falsche Ernährung handelt, sondern um eine psychische Erkrankung.

Psychische Erkrankung, Krankheit, Leiden – ich hätte nie geglaubt, dass mich so etwas je beträfe. Ich gehe nicht gern zu Ärzten oder Therapeuten, und ich betrachte mich auch nicht als Opfer. Aber wer weiß schon, was das Leben für ihn bereithält – und wer weiß, in wen er sich verlieben wird? Ich weiß, dass das für Tom ein immenser Lernprozess war, aber ich bin nun mal diejenige, die ich bin, und die Gegebenheiten sind, wie sie sind. Es klingt wohl wenig überzeugend, wenn ich erkläre, dass ich mir die Magersucht nicht ausgesucht habe, nicht wahr?

Jetzt habe ich allerdings die Wahl, und ich entscheide mich fürs Gesundwerden. Deshalb mache ich weiter.

Eine Familienangelegenheit

Es gab noch einen weiteren Grund, aus dem ich beschlossen hatte, mich zu outen: um meiner Familie willen. Noch viel schlimmer, als das alles zu durchleben war es mitanzusehen, was ich anderen damit antat: die ständige Furcht in ihren Gesichtern; meine Unfähigkeit zu essen; ihre Unfähigkeit, mich aus dieser Falle zu befreien. Am schlimmsten war es, meine Eltern dabei zu beobachten und zu sehen, was Anorexia aus einer Familie macht. Meine Mum und mein Dad fürchteten jede neue Stufe des Abstiegs in die Magersucht; nie wussten sie, was sie als Nächstes erwarten würde, wie viel Essen ich noch weglassen würde.

Für eine so stark auf die individuelle Selbstzerstörung fixierte Erkrankung besitzt die Anorexia erstaunlich lange Tentakeln. Ich glaubte, es sei »meine eigene Angelegenheit«, aber bald breitete sie sich überall um mich herum aus und schlängelte sich bis ins Herz meiner Familie. Und während ich mit meinem ganz privaten schmerzlichen Kampf beschäftigt war, litt ich längst nicht mehr als Einzige.

Ich erinnere mich noch an einen Abend in meinem Zimmer zu Hause in den ersten Jahren, als ich 20 und am dünnsten war. Ich konnte nicht schlafen, weil ich den ganzen Tag über nichts gegessen hatte: die Krämpfe und die Säure plagten meine Magenschleimhaut; meine Knochen schmerzten beim Liegen auf der Matratze, so dass es mir nicht gelang, eine bequeme Position zu finden. Schließlich stand ich auf und schlich nach unten, um mir etwas Heißes zu trinken zu machen – Pfefferminz- oder Kamillentee, irgendwas Kalorienfreies, um meinen Hunger zu lindern. In der Küche brannte Licht, also blieb ich auf dem Flur stehen, weil meine Eltern offenbar noch auf waren und ich sie nicht stören wollte. Gerade als ich mich umdrehte, um wieder nach oben zu gehen, hörte ich Mum zu Dad sagen: »... ich fühle mich einfach so hilflos, wenn ich ihr dabei zusehe, wie sie verhungert.«

Wie konnte ich bloß so etwas hören und weiter nichts essen? Ich weiß, wie egoistisch das war (und bis heute ist), wie egozentrisch das alles klingt. Ich könnte behaupten, ich hätte es einfach verdrängt, aber so einfach ist es nicht. Mir war der Schmerz, den ich meinen Eltern zufügte, durchaus bewusst, aber ich fühlte mich blockiert. Selbst wenn ich hätte aufhören wollen, hätte ich nicht gewusst, wie. Damals war die Anorexia stärker als alles andere.

An jenem Weihnachten war ich in einem sowohl körperlich als auch seelisch desolaten Zustand von der Universität für die Ferien nach Hause gekommen. Die Fahrt, keine zwei Stunden von Oxford aus, war ein Kampf gewesen: An diesem bitterkalten Dezembertag bibberte ich in meinem langen Wintermantel. Ich ging von der Bushaltestelle zum Haus meiner Eltern in Camden, gegen den Wind gebeugt wie eine alte Frau. Mein Gewicht war unter 38 Kilogramm gefallen, und ich wusste, dass ich in Schwierigkeiten steckte. Ich weiß noch, dass ich mich fragte, wie ich den Gewichtsverlust vor meiner Familie verstecken und wie ich in den nächsten Wochen das Essen vermeiden könnte.

Meine kleine Schwester Alice hatte ich monatelang nicht mehr gesehen – sie wohnte damals zusammen mit ihrem Freund Simone in Rom. Sie ist nur knapp zwei Jahre jünger als ich, und wir standen einander sehr nahe, daher freute ich mich auch, sie zu sehen. Al riss die Haustür auf, von der Wintersonne gebräunt und in einer schicken italienischen Jeans, kam auf mich zu, um mich zu umarmen – und brach in Tränen aus. Als sie mich zuletzt gesehen hatte, war ich dünn gewesen, aber jetzt stand ich quasi als Skelett vor ihr. Natürlich hatte sie von Italien aus auch mit meiner Mum gesprochen, sie wusste, dass sie sich um mein Gewicht sorgten, aber es mit eigenen Augen zu sehen war etwas anderes. Jetzt, im Februar des Jahres, in dem ich mich auf dem Weg der Besserung befinde, frage ich Al, woran sie sich noch erinnert, wenn sie an diesen Abend vor so vielen Jahren zurückdenkt. Sie antwortet: »Du sahst aus wie ein kleiner Sperling, Em, total fragil, als würdest du im nächsten Moment in zwei Teile zerbrechen. Ich umarmte dich, und du warst so dünn, dass ich erschrak.« Wenn die Anorexia erst einmal Fuß gefasst hat, kann der Gewichtsverlust sehr schnell gehen. In jenem Winter befand ich mich quasi im freien Fall.

War ich mir dessen tatsächlich bewusst, oder ist das nur eine Rückschau? Damals meinte ich, es gut zu verstecken: Ich trug mehrere Schichten Kleidung, einerseits um meine Silhouette zu kaschieren, andererseits um meine permanent fallende Körpertemperatur zu halten. Unter meine Jeans zog ich Leggings an, ich trug Unterhemd, T-Shirt, Pulli und eine Kapuzenjacke. Und ich hatte immer Schals um. Aber natürlich konnte ich damit niemanden täuschen – je mehr Lagen du trägst, desto schlotternder und ausgemergelter wirkst du. Trotzdem schaffte ich es einfach nicht, warm zu werden. Die gesamten Weihnachtferien verbrachte ich entweder an die Heizung im Wohnzimmer gekauert (wo ich mir schließlich den Rücken verbrannte), zitternd in heißem Badewasser oder unter zwei Federbetten in meinem Schlafzimmer.

Die Schuldgefühle sind immens, und es gibt so viele traurige Erinnerungen. Auch wenn ich damals schon ausgezogen war und erst an der Uni und später in meiner eigenen Londoner Wohnung lebte, beeinträchtigte die Krankheit weiterhin mein Familienleben. Fast jede Erinnerung an meine Zeit mit Anfang 20 ist überschattet von der Furcht meiner Eltern – und meinem Kummer darüber, was ich ihnen antat. Die Angst in ihren Augen, die Art, wie sie mich permanent beobachteten, mit mir haderten. Was konnten sie schon ausrichten? Sie versuchten alles. Sehr schnell lernten sie, dass es nichts brachte, mich zum Essen zu zwingen; ihnen war klar, dass sie nicht nörgeln durften, sondern mich sanft und zuversichtlich ermutigen sollten; in der Zwischenzeit blieb ihnen nichts anderes übrig, als zuzusehen, wie ihr Kind immer dünner wurde und sich weigerte zu essen. Es ist schrecklich, den Menschen, die man liebt, so etwas anzutun.

Ich glaube, besonders hart war das für meinen Vater. Dad wurde 1927 geboren und ist ein Gentleman der alten Schule: Er springt auf, sobald eine Frau den Raum betritt; er trägt nach 18 Uhr niemals braune Schuhe; er kann nicht verstehen, warum Leute »mit heraushängendem Hemd« herumlaufen. Obwohl er der fitteste, kräftigste über 80-jährige ist, den ich kenne, und obwohl er immer noch seinen eigenen Verlag leitet, mit dem Rad durch ganz London fährt und jeden Spengler-, Installateur- und Klempnerauftrag ausführt, den meine Mutter ihm erteilt, so stammt mein Vater doch aus einer anderen Epoche. Im Alter von 16 lief er aus seinem adeligen Zuhause in Buckinghamshire fort, schlug einen Studienplatz in Oxford aus und meldete sich zur Kavallerie. Er wurde ein Hauptmann des Royal Armoured Corps und diente in Ägypten sowie in Palästina, als das noch unter britischem Mandat stand.

Als Kinder baten wir Dad oft, uns vom Krieg zu erzählen: Wenn er davon berichtete, wie er »seine Männer geführt« hatte, waren wir immer schrecklich stolz auf ihn. Abgesehen vom Zweiten Weltkrieg machte Dad auch noch einiges anderes durch: den Selbstmord beider Eltern sowie das Scheitern seiner eigenen ersten Ehe mit einer älteren italienischen Schauspielerin.

(Dann spazierte er allerdings eines Tages in den Lesesaal der British Library, erblickte dort eine wunderschöne junge Frau in einem Minirock – meine Mutter –, die ihre dunklen Haare zu einem Bienenkorb aufgesteckt hatte und einen Lidstrich wie Kleopatra trug. Er hielt ihr die Tür auf, lud sie zu einem Kaffee ein, und die beiden verliebten sich ineinander. Ihr Weg der großen Liebe war nicht ohne Hindernisse, aber schließlich heirateten sie und bekamen fünf Kinder.)

Mit anderen Worten, mein Dad hat schon eine Menge erlebt. Aber all seinen Erfahrungen zum Trotz scheint die Magersucht ihm nach wie vor ein echtes Rätsel zu sein (wie auch vielen anderen Männern). Damals, als Dad ein junger Mann war, gab es Dinge wie Size Zero und gestörte Körperwahrnehmung schlichtweg noch nicht. Damals war Marilyn Monroe das Idol der jungen Frauen; sie wünschten sich Kurven und üppige Brüste, keine Waschbrettbäuche und jungenhafte Hüften. In den 1940er und 50er Jahren galt die Sanduhrfigur als sexy, nicht die moderne, androgyne, von oben bis unten gerade Silhouette. Dad gehört zur Generation der zwischen den beiden Weltkriegen in Großbritannien Geborenen, die in einer Zeit aufwuchsen, als es Rationierungen und Elend, Verluste und Opfer und echten Hunger gab: Warum also sollte sich jemand weigern, gesunde Nahrung zu sich zu nehmen?

Meine Mutter und ich scherzten oft, dass ich nie einen Mann

zum Heiraten finden würde, weil sie ihn ja schon gefunden habe. Und das stimmt: Nicht, dass ich meinen Vater heiraten will, sondern dass ich schon mein Leben lang nach jemandem suche, der so liebenswürdig, großzügig und liebevoll ist wie er. Er würde alles für uns tun, insbesondere für seine Mädchen, aber der Anorexia gegenüber war er machtlos. Mich mit dieser unsichtbaren psychischen Erkrankung (und ihren nur zu deutlich sichtbaren Folgen) ringen zu sehen quälte ihn.

Ich erinnere mich daran, dass er mir »Leckerbissen« kaufen ging – als ob mich das hätte in Versuchung bringen können zu essen, als ob köstliche Speisen die Irrationalität der Essstörung hätten überwinden können. Ich ließ mich nicht »verlocken« – das ist etwas, das die Magersucht einfach nicht zulässt. Selbst nach einem langen Arbeitstag, selbst an den kältesten Winterabenden zog er seinen marineblauen Kaschmir-Wintermantel an und ging zu Fuß zur Camden High Street. Es bricht mir immer noch das Herz, wenn ich daran denke, wie er mit diesen Taschen voller Delikatessen von Marks & Spencer kam. Er trat ins Haus, brachte einen Schwall kalter Luft von den winterlichen Straßen herein, lächelte und nannte mich »Emsie«. Ich saß an unserem großen Holztisch in der Küche – dem Tisch, an dem Leonard und Virginia Woolf die Hogarth Press gegründet, dem Tisch, an dem sie *The Waste Land* von T. S. Eliot gedruckt hatten und an dem unsere Familie in den vergangenen 30 Jahren jede Mahlzeit eingenommen hatte. Dad fand mich dort schwarzen Kaffee trinkend, in der Nähe der Heizung zusammengekauert, während ich versuchte, mich aufs Übersetzen von Chaucer zu konzentrieren, um mich von meinem schmerzenden Hunger abzulenken. Dann packte er die grünen Tüten aus: französischen Käse – Brie und Camembert –, wunderbare Salate, noch warmes Brot, frische Pasta, feines Gebäck. Was man sich nur vorstellen kann, um mich zum Essen zu bewegen. Es roch so köstlich, und ich war so schrecklich ausgehungert, aber ich saß nur da und war entsetzt.

Ich glaube nicht, dass diese Furcht etwas mit den Essgewohnheiten in meiner Familie zu tun hatte. Gestern beispielsweise stand wieder ein Geburtstag an (im Februar und März gibt es in meiner Familie viele davon), was ein üppiges Geburtstagsessen im Hause meiner Eltern bedeutet. Ich sehe meinen Brüdern beim Essen zu oder auch meinem Vater, und es ist ganz anders als das Essverhalten meiner Freundinnen. Grundsätzlich scheinen Männer ihre Mahlzeiten zu genießen. Wenn ich ihnen dabei zuschaue, erinnert mich das an den eigentlichen Sinn von Nahrung – sie ist Energie für unseren Körper und Geist, eine angenehme Empfindung; einfach köstlich.

Oft beugen sie sich über ihre Teller und stürzen sich regelrecht darauf: eine richtig impulsive, schmutzige Sache wie bei der Raubtierfütterung. Und natürlich sehen sie dabei manchmal wie Höhlenmenschen aus: lecken sich die Finger, wischen Soße mit einem Stück Brot auf, essen in kleinen, konzentrierten Attacken, hauen einfach rein. Anders als die meisten Frauen, die ich kenne, geben sie nicht vor »nicht hungrig« zu sein oder spielen mit ihrem Essen herum. Sie machen keine regelmäßigen Pausen, in denen sie das Besteck beiseitelegen; sie reden auch nicht viel, während sie sich darauf konzentrieren, sich den Bauch vollzuschlagen. Auf der anderen Seite habe ich schon viele Frauen erlebt, die sehr überschaubare Gerichte bestellen – ein paar Happen Fisch und einen kleinen Salat als Beilage – und es dann schaffen, dessen Verzehr durch endlose Konversation in die Länge zu ziehen. Kein Wunder, dass man zu solchen Mittagessen große Gläser mit Weißwein braucht. Aus naheliegenden Gründen pflege ich diese Form des geselligen Lunchs nicht (schon lange haben Freunde es aufgegeben, sich mit mir zum Mittagessen zu verabreden), aber das Ganze wirkt ohnehin nicht sehr verlockend. Oft spaziere ich an Cafés und Restaurants vorbei, in denen Frauen vor Salattellern sitzen, und ich frage mich: Ist das alles, was sie bekommen? Ich fühle mich schlecht, wenn ich das denke: Aber werden sie dann nicht auf dem Heimweg schon wieder hungrig sein und sich irgendwo noch ein Sandwich mitnehmen wollen?

Grundsätzlich kümmern sich Männer meist kaum darum, was andere Männer bestellen – sie essen, und dann hören sie damit auf. Sie bestellen sich, worauf sie Lust haben, nicht das, was ihre Freunde nehmen. Im Allgemeinen achten Frauen viel mehr darauf, was ihre Freundinnen bestellen – und was noch wichtiger ist, darauf, was sie essen und was sie auf dem Teller liegen lassen (manchmal unter einem Salatblatt versteckt). Wenn Männer Pommes frites bestellen, dann essen sie sie auch – aber nicht, wenn sie keinen Hunger haben. Ich habe schon oft erlebt, dass Tom einen Hamburger nahm, der dann mit einem Berg Pommes serviert wurde. Das irritierte ihn nicht im Geringsten: Wenn er vom Burger allein schon satt ist, dann lässt er die Pommes frites einfach liegen. Er starrt sie nicht an und spielt damit herum, nimmt sich verstohlen eines und danach noch eins. Entweder isst er sie oder eben nicht, aber es ist keine große Sache.

Meine Brüder und mein Vater haben mich auch eine Menge übers Essen gelehrt. Genieß es und hör auf, wenn du satt bist. Mach kein großes Tamtam. Klar, das ist die Antwort auf Fettleibigkeit und

Anorexia und emotionsabhängiges Essen – ein natürliches Verhältnis zur Nahrung, in Übereinstimmung mit dem eigenen Appetit.

Wenn die Lösung bei Magersucht doch nur so einfach wäre. Ich kann es nur so erklären – je weniger du isst, desto mehr Angst bekommst du vor dem Essen; je länger du hungerst, desto süchtiger wirst du nach Hunger, nach dieser sauberen, leeren Euphorie.

Was gibt die Anorexia mir, worin besteht diese Euphorie? Sie beschert mir Endorphine, Adrenalin; sie schenkt mir ein reines, gesundes Gefühl, einen leichten Rausch, den Eindruck, etwas geschafft zu haben, ein Gefühl von Kontrolle. Der Hunger ist die Droge. Vergesst Kokain, vergesst Ecstasy, es ist der beste Rausch, den ich je erlebt habe. Eigentlich sollte das Hungern einen schwach und apathisch machen, nicht wahr? Bei Magersucht ist dem nicht so: Der Wahn hat mich stets dazu gebracht, schneller zu laufen, weiter zu radeln, länger aufzubleiben, mehr zu lesen und weniger zu essen. Je länger man es macht, desto eher kommt man zu dem Schluss, dass Anorektiker Übermenschen sein müssen: Ich weiß nicht, wovon ich all die Jahre lang gezehrt habe, aber es scheint nicht auszugehen.

Einmal berichtete mir ein Leser, er habe versucht, eine Woche lang genau das Gleiche zu essen wie seine magersüchtige Freundin (Obst und Gemüse), nur um zu sehen, wie das ist. Ich weiß nicht, worauf er damit hinauswollte: Wollte er ihr beweisen, dass sie nicht genug aß? Wollte er ihre Essgewohnheiten am eigenen Leib erleben? Am ersten Abend sei ihm schwindelig gewesen und er habe schlechte Laune gehabt – nach einem Tag mit nichts als Trauben und Karotten habe er ernsthaft befürchtet, auf dem Heimweg in der U-Bahn umzukippen. Er schrieb, dass er das Experiment schließlich zu ihrer beider Erleichterung abgebrochen habe.

Und dennoch überrascht es mich, dass nicht alle Menschen magersüchtig sind. Es ist sicher und berechenbar: Es hält, was es verspricht. In einer derart unvorhersehbaren Welt erscheint es mir als geradezu logische Lebensweise. Meine Einstellung zum Essen: reglementiert, organisiert, jeder Bissen ausgewiesen, erscheint mir nicht gestört oder abnorm. Es würde mich ängstigen, so zu essen wie andere das tun – einen Schokoladenkeks impulsiv und quasi unbemerkt; das außerplanmäßige Stück Geburtstagskuchen im Büro, das schnelle Sandwich im Stehen, während man auf den Bus wartet.

Wie könnt ihr so essen? All diese versteckten Extras – die fehlende Planung – empfinde ich als beunruhigend, als unberechenbar. Experten für Gewichtsverlust wissen das schon lange: wie leicht wir Menschen vergessen, was wir zu uns genommen haben, wie sehr wir unterschätzen, was wir im Laufe eines Tages tatsächlich verdrückt haben. Den Kern meines Problems bildet dieses Bedürfnis, Kontrolle auszuüben und natürlich die allgegenwärtige Angst loszulassen. Ehrlich gesagt denke ich jedoch, dass alle anderen die Kontrolle verloren haben. Ich kann mich nicht entspannen, wenn es um mich herum etwas zu essen gibt; für mich bedeutet das ein Risiko, eine blinkende rote Warnleuchte, eine Zeit der Wachsamkeit. Ich sehe Menschen Chips essen, während sie die Straße entlanggehen, oder an einer Bar in das Schälchen mit den Erdnüssen greifen, und ich fasse es einfach nicht.

Teil meines Weges der Besserung und Teil des Erwachsenwerdens besteht darin, dass ich meinen Irrtum erkennen muss. So einfach, so schwer. Wie sehr ich auch davon überzeugt sein mag, dass meine (restriktive) Einstellung zum Essen korrekt ist und alle anderen sich exzessiv und unkontrolliert verhalten, ich muss akzeptieren, dass die Welt das anders sieht. Alles, was ich für richtig halte – ist falsch. Der Zustand ist untragbar. Anorexia zerstört Beziehungen und ruiniert die Gesundheit. Sie hält dich in einem Kerker gefangen, den du dir selbst gebaut hast, und isoliert dich von deiner Familie. Ich habe genug Schaden angerichtet. Und ich werde diese Isolation für immer in mir tragen.

Von meinem 19. Lebensjahr an, als die Magersucht sich manifestierte, vermied ich körperliche Nähe zu meinen Eltern – sie wäre mir einfach unerträglich gewesen. Damals, in meinen Jahren in Oxford, lungerte ich zu den Mahlzeiten in der Küche herum, denn ich wünschte mir nach den Monaten selbstauferlegter Einsamkeit an der Universität die Wärme menschlicher Gesellschaft. Außerdem war ich gebannt von den Gerüchen und dem Anblick der Speisen, die ich nicht essen konnte. Nicht zuletzt suchte ich die Wärme des Herds. Wenn ich mich dann mit Mum unterhielt, streckte sie manchmal die Arme nach mir aus. Ich hätte so gern zugegeben, dass ich es müde war, gegen mich selbst zu kämpfen, dass ich mir wünschte, sie würde sich um mich kümmern, doch meine Furcht und Wachsamkeit machten mich starr und unnahbar. Ich musste doch stark bleiben. Denn wenn ich um Hilfe bat oder unachtsam war, selbst für einen kurzen Moment, dann fürchtete ich, gänzlich zusammenzubrechen. Meine Angst vor Schwäche und Bedürftigkeit ging mit der Befürchtung einher, gleichzeitig fett und gierig zu werden (und das gilt bis heute). So entstand eine physische und emotionale Distanz zwischen mir und den anderen, eine Distanz, die ich an sich nicht gewohnt war. Als Kinder hatten wir um den Platz zu Dads Füßen gezankt, wenn er uns die Gute-Nacht-Geschichte vorlas. *Eine Weihnachtsgeschichte* von

Charles Dickens pflegte er uns allen fünf jedes Jahr im Dezember vorzulesen. Es war unser diesbezüglicher Höhepunkt des Jahres. Ich drückte und umarmte meine Mum oft, gelegentlich sogar auch meine Brüder und Schwestern … doch die Anorexia machte mich dafür viel zu misstrauisch.

Selbst wenn meine Eltern mich heute umarmen, fragt sich eine leise Stimme in mir immer noch, ob sie mich damit überprüfen – nach der knochigen Wirbelsäule, den hervorstehenden Schulterblättern fühlen –, so, wie sie es damals machten, als ich mich unter all den Kleiderschichten versteckte.

Immer wenn ich über meine Familie und die Magersucht nachdenke, fallen mir die Geburtstage ein. Bei uns werden Geburtstage groß gefeiert – und nicht nur die von uns fünf Kindern und Mum und Dad, sondern inzwischen auch die des Mannes und der Kinder meiner großen Schwester (Charlie, Virginia, Isla und Theo) und der Frau und Kinder meines großen Bruders (Katrina, Leonard und Julian). Folglich versammeln wir uns ziemlich oft im Haus meiner Eltern, und unvermeidlicherweise gibt es bei diesen Gelegenheiten reichlich zu essen.

Außer den Geburtstagen gibt es noch die alljährliche Extravaganz zu Weihnachten (die zugegeben seit Ankunft der Kleinen immer lustiger wird). Manchmal schaue ich mich am Küchentisch bei uns zu Hause um und sehe diese geliebten Menschen Teller weiterreichen, sich gegenseitig klebrigen Karamellpudding oder Käsekuchen auftun, mit Brandy gefüllten Trifle oder Früchtekuchen, sich gabelweise mit Baisers füttern oder um den letzten Pfannkuchen streiten.

Wenn wir so alle beisammen sind, dann fühle ich mich am stärksten in meiner Krankheit gefangen. Ich möchte mitmachen, am Spaß teilhaben und mit den anderen essen, doch das ist schon so lange her, dass ich vergessen habe, wie das geht. Dann umklammere ich meinen Becher mit schwarzem Kaffee nur noch fester und fühle mich definitiv nicht als Teil der Familie. (Falls sie mir auch ein Stück Kuchen anbieten, erschrecke ich, und wenn niemand sich diese Mühe macht, bin ich wütend.) Ich möchte ein Teil dieser wilden, vergnüglichen Schlemmerei sein, doch es gelingt mir nicht.

Dann fühle ich mich wie der Totenkopf an der Festtafel. Sie ist so schwer zu beschreiben, diese Lähmung, wenn ich in Gesellschaft mit Essen konfrontiert bin: Das kann ein Stück kalorienarmer Zitronenkuchen oder auch nur ein kleiner Keks sein, eigentlich alles.

Vor wenigen Monaten, im Dezember, hatte meine Schwester Katie Geburtstag. Tom und ich waren übers Wochenende weg gewesen, um Hotels in Cornwall zu bewerten. Er setzte mich gegen drei Uhr nachmittags bei meiner Wohnung ab, wo ich duschte, mich umzog und um vier nach Camden radelte. Wir trafen uns alle zum Tee im Salon. Mum hatte einen fantastischen Kuchen gebacken: drei Lagen flaumiger, üppiger Biskuit, zusammengehalten von frischer Sahne mit Himbeeren, obendrauf Milchschokolade, die am Rand herabgelaufen war. Das Ganze sah unwiderstehlich lecker aus. Mir lief sogar regelrecht das Wasser im Mund zusammen.

Aber natürlich konnte ich nicht. Wir sangen »Happy Birthday« für Katie, sie pustete die Kerzen aus, und Mum verteilte dicke Tortenstücke, während ich einfach nur dasaß und mich elend fühlte. (Noch dazu hungriger als sonst, weil es in puncto Essen ein schwieriger Tag gewesen war und ich zu Mittag nichts hatte essen können.) Alle nahmen noch ein zweites Stück – selbst meine beiden Schwestern und Mum, die alle schlank sind.

Haben Sie jemals versucht, einen Menschen mit Essstörung dazu zu bewegen, ein kleines Stück Schokoladenkuchen zu essen, nur um seinen eigenen Geburtstag zu feiern? Es hat nichts mit Dickköpfigkeit zu tun: Solche Menschen können das einfach nicht. Können Sie sich vorstellen, dass jemand nicht in der Lage ist, sich so weit zu entspannen, dass er oder sie an der eigenen Geburtstagsparty teilnehmen kann? Nur ein winziges Stück Kuchen? Ich schaffe es nicht.

Aber abgesehen von Kuchen und Torten kann man daran wahrscheinlich ablesen, wie viel mir meine Familie bedeutet. Das ist ein wichtiger Aspekt meiner Motivation, die Anorexia zu überwinden. Ich bin es leid, ihnen das anzutun, bin es leid, ihre besorgten Blicke zu registrieren, wenn ich es wage, ein T-Shirt zu tragen ... ich weiß, dass es nach wie vor nicht in Ordnung ist, wie ich aussehe. Bei Katies Geburtstagsfeier beispielsweise hatte ich mir überlegt, ein neues Oasis-Top anzuziehen, das Tom mir in Cornwall gekauft hatte – einfach ein simples T-Shirt, himmelblau, mit kurzen angeschnittenen Ärmeln. Irgendwann wechselten Mum und Alice einen Blick, den ich nur zu gut kannte. Und dann erblickte ich mich selbst kurz in einem großen antiken Spiegel auf der anderen Seite des Zimmers. Während ich mit meiner Familie lachte und gestikulierte, sahen meine Hände aus wie riesige flatternde Dinger an den Enden von Armen, so dünn wie bei einer Vogelscheuche.

Ich möchte meine eigene Familie gründen, und ich möchte Wiedergutmachung bei der Familie leisten, die ich bereits habe. Schon viel zu lange spukt die Magersucht durch ihrer aller Leben.

Das Private ist politisch

Wenn ich das Coming-out zu meiner Essstörung so fürchtete und ich mich so lange bemüht hatte, diese geheim zu halten, warum um alles in der Welt entschied ich dann, in einer landesweit erscheinenden Zeitung darüber zu schreiben? Ich weiß, dass viele Leute mich für verrückt halten. Mir hat niemand eine Waffe an den Kopf gehalten; keiner hat mich gezwungen, das zu tun. Oder warum veröffentlichte ich den Artikel nicht zumindest anonym? Seltsamerweise fällt mir das erst jetzt ein – damals kam es mir nicht einmal in den Sinn, unter falschem Namen zu schreiben.

Etwas muss mich dazu bewogen haben, aber ich weiß nicht, was. Neigen wir heutzutage alle zur Selbstbezichtigung? Verspüren wir eine Art Zwang, unser Innerstes nach außen zu kehren? Eine Idee wird geboren, beginnt zu wachsen und entwickelt irgendwann ein Eigenleben. Noch als ich an dem ersten Artikel für die *Times* schrieb, ein paar Wochen vor Erscheinen der ersten Kolumne, war ich mir nicht sicher, ob ich ihn wirklich veröffentlichen würde. Stell dir vor, du würdest der Welt mitteilen, »ich bin Alkoholikerin«, »ich bin impotent«, »ich bin fresssüchtig« – oder was auch immer dein geheimes Problem ist. Da würde sich wohl jeder schrecklich bloßgestellt fühlen. Und eines ist sicher – ein Coming-out ist definitiv nicht so befreiend, wie es immer heißt.

Ich fand den Vorgang nicht im Geringsten kathartisch, sondern eher ziemlich verstörend. Aber es handelte sich um eine schwere gesundheitliche Krise, die nicht nur für mich von Belang war. Denn wie heißt es doch? Das Private ist politisch – und das trifft nirgendwo genauer zu als bei Frauen und ihrem Körpergewicht. Ja, ich war der Magersucht müde, aber ich war auch wütend; ich wollte das Thema Essstörung anschneiden und es auf die Agenda der Öffentlichkeit setzen (wenn auch in bescheidenen Dimensionen). Natürlich war es mein eigenes Manifest zur Genesung – eine Möglichkeit, mich selbst in die Pflicht zu nehmen –, aber das war nicht mein einziger Grund, es zu schreiben. In mancherlei Hinsicht wäre es mir lieber gewesen, es bei mir, meiner Familie und meinem Therapeuten zu lassen, aber ich meldete mich zu Wort, weil ich glaube, dass es ein dermaßen weit verbreitetes Problem ist.

Viel zu lange hat man Anorexia als albernen weiblichen Tick abgetan. Als etwas, das nur Teenager betrifft: der Kampf um eine perfekte Figur. Aber die Krankheit ist keine Frage des Lebensstils, sondern ein Killer. Die Fakten sind ernüchternd. Magersucht hat eine höhere Sterblichkeitsrate als jede andere psychische Erkrankung: Bis zu 20 Prozent der Betroffenen sterben daran, entweder an den medizinischen Folgen oder durch Selbstmord. Und selbst wenn du nicht daran zugrunde gehst, kann es deine Knochen und deine Fruchtbarkeit ruinieren. Bei den sogenannten genesenen Anorexia-Patienten ist die Rückfallquote hoch. Beat, die wichtigste Selbsthilfeorganisation gegen Essstörungen in Großbritannien, schätzt, dass 46 Prozent der von Anorexia Betroffenen wieder ganz gesund werden, bei einem Drittel bessert sich der Zustand zumindest, während 20 Prozent chronisch krank bleiben. Eine Genesungsquote von unter 50 Prozent also? Verglichen mit anderen Erkrankungen und deren modernen Behandlungsmethoden ist das ein erschreckendes Ergebnis. Und was die 46 Prozent betrifft, die wieder »ganz« gesund werden – im Ernst? Aus eigener Erfahrung und nach Gesprächen mit vielen ehemaligen Magersüchtigen glaube ich, dass man die Anorexia niemals gänzlich überwindet. Es bleibt eine tiefe Narbe, eine Denkweise für den Rest deines Lebens, egal wie »normal« zu essen und wie gut damit umzugehen du gelernt hast.

Und trotzdem ist es im öffentlichen Gesundheitswesen kein Thema mit Priorität. Die Debatte um Size Zero verdient den Namen nicht. Anders als Erkrankungen wie Lungenkrebs oder Herzinfarkt schaffen es Essstörungen kaum einmal auf die politische Tagesordnung. (Ich erwähne gerade diese beiden Krankheiten zum Vergleich, weil sie in gewisser Weise auch selbstverschuldet oder als »Fehler« der Betroffenen gelten mögen.) Wo sind die Spendensammlungen für Forschungsgelder, wo die Gesundheitsinitiativen? Wenn doch bekannt ist, dass Psychotherapien wirklich helfen können, warum stehen Patienten mit Essstörungen dann monatelang auf Wartelisten?

Weil es nicht wichtig genug ist. Das einzige Statement auf politischer Ebene in letzter Zeit, an das ich mich erinnere, war ein Kommentar von Lynne Featherstone zu molligen Frauen in der Fernsehserie *Mad Men*. Er steht immer noch auf der BBC-Website.

»Christina Hendricks ist absolut fantastisch«, sagt Gleichstellungsministerin Lynne Featherstone und verwies auf Hendricks Figur als Vorbild für Frauen.

Unter Verweis auf die übertrieben häufige Präsentation extrem magerer Models und die Auswirkungen auf das Körperbild junger Menschen fuhr Ms Featherstone fort: »Wir brauchen mehr Vorbilder dieser Sorte. Es gilt als eine solche Sensation, wenn es mal ein molliges Rollenbild gibt. Dabei sollte das nichts Ungewöhnliches sein.« (*BBC News*, Juli 2010)

Das war der Auslöser für zahlreiche Artikel, die Christina Hendricks' Figur analysierten – hat sie Größe 40 oder 42? – und natürlich ihre üppige Büste, angeblich Doppel-G. Natürlich lieben die Medien solche O-Töne – dazu liefert man Nahaufnahmen von Hendricks' Dekolleté und bekommt ein weiteres Mal Gelegenheit, das allgemeine Urteil über Frauenkörper zu verbreiten. Aber man hätte von einer Politikerin auch mehr erwarten können. Featherstones Negativurteil über magere Frauen und ihre Hymne auf mollige Role Models verkürzt und simplifiziert das Ganze. Es ist genau diese taktlose Sprechweise, die, wenn auch unbeabsichtigt, weibliche Ängste und Unsicherheiten in Bezug auf den eigenen Körper schürt (wie auch Online-Leserinnen des Artikels bemängelten.)

Und eine Aussage wie »ihre Kurven sind fantastisch« sind ja wohl kaum der richtige Weg, um mit einer Gesundheitskrise umzugehen, oder?

Eine der seltenen Gelegenheiten, bei denen Essstörungen in den Medien erwähnt werden, sind tragische Todesfälle – meist von Teenagern – oder Berichte über eine Prominente, die irgendwelche trashigen Blätter für zu dünn befinden (nachdem man sie zuvor als zu fett verspottet hat). Aber eine bestimmte Figur zu besitzen – ob mit Kurven oder skinny – ist nicht dasselbe wie eine psychische Erkrankung. Wenn in der Öffentlichkeit über Esstörungen debattiert wird, nimmt man oft an, Frauen würden hungern, weil sie wie die Supermodels aussehen wollen. Dabei geht es bei Anorexia um weit mehr als die gerade bei Moderedakteurinnen oder Designern angesagte Statur. (Die Vorführmodelle sind übrigens für alle außer Mädchen vor der Pubertät meist sowieso untragbar.) Viele Models, die auf dem Catwalk arbeiten, sehen im wirklichen Leben ziemlich bizarr aus, riesengroß wie Freaks und dünn – dafür hungern die meisten Magersüchtigen nicht.

Nein, Anorexia ist eine viel ernstere Angelegenheit, und das wahre Ausmaß des Problems wird immer im Verborgenen bleiben. Begriffe wie »epidemisch« oder »stiller Killer« werden von den Medien zwar zu achtlos verwendet, doch es ist eine Tatsache, dass wir über keine exakten medizinischen Daten verfügen, weil Essstörungen beschämend sind, im Stillen und oft unsichtbar passieren. Es liegt in der Natur dieser Erkrankung, dass sie im Geheimen bleibt – insbesondere Bulimie oder Binge Eating, weil die Betroffenen in der Öffentlichkeit normal zu essen scheinen und oft auch ein normales Gewicht halten.

Laut National Institute for Health and Clinical Excellence (NICE), dessen Zahlen gemeinhin als die genauesten gelten, leiden 1,6 Millionen Menschen in Großbritannien an einer Essstörung. Geschätzte zehn Prozent haben Magersucht, 40 Prozent Bulimie, während die übrigen zur Kategorie der Menschen mit einer nicht weiter spezifizierten Essstörung gezählt werden.

Diese Zahlen basieren allerdings auf den Daten der staatlichen Krankenhäuser, was bedeutet, dass sie all jene Fälle nicht erfassen, in denen die Betroffenen entweder keine professionelle Behandlung bekommen, nicht richtig diagnostiziert wurden oder sich einer privaten Therapie unterziehen. Und selbst die offiziellen Statistiken widersprechen einander: In einer Studie des staatlichen Gesundheitsdienstes NHS von 2007 hieß es, bis zu 6,4 Prozent aller Erwachsenen zeigten Symptome einer Essstörung (es handelte sich um die Adult Psychiatric Morbidity Survey). Kürzlich las ich in einem Artikel, dass angeblich 75 Prozent aller Amerikanerinnen ungesunde Gedanken, Gefühle oder Verhaltensweisen in Bezug auf Essen oder ihren Körper zugeschrieben werden (»Seventy-five per cent of Women Have Disordered Eating«, PsychCentral.com, 23. April 2008). 75 Prozent klingt viel, aber hier kommt es darauf an, was man unter gestörtem Essverhalten versteht (ganz abwegig scheint es nicht, wenn man an das in den USA verbreitete Übergewicht denkt).

Aber wie auch immer die richtigen Zahlen aussehen mögen, Essstörungen sind lebensbedrohlich. Und sie treffen überproportional viele Frauen: So sind nur elf Prozent der vom NICE veranschlagten 1,6 Millionen Betroffenen Männer. Seit ich begonnen habe, meine Kolumne in der *Times* zu schreiben, staune ich darüber, wie viele Frauen mir ihre eigenen Probleme gestanden haben; sie benutzen Essen, um sich zu belohnen oder zu bestrafen, sie sind permanent hungrig, sie halten dauernd Diät, brechen diese wieder ab und verachten sich selbst. Ich kenne sie, jeder kennt sie – vielleicht bist du sogar selbst eine von ihnen. Nicht zum Skelett abgemagert, nicht sterbend, vielleicht nicht einmal besonders dünn. Menschen mit Anorexia, Bulimie oder einer anderen Essstörung haben, unabhängig davon, wie viel sie wiegen, eines gemeinsam: Sie schämen sich für ihren Appetit, empfinden in Gegenwart von Essen Kontrollverlust, fürchten sich vor dem Essen und haben bei jedem Bissen ein schlechtes Gewissen.

Die meisten dieser Frauen erscheinen nicht in den offiziellen

Statistiken. Sie sind keine Klinikpatientinnen, sondern »normal«. Ich weiß, dass ich meine Anorexia vor mir selbst und vor denen, die mir am nächsten stehen, so lange wie nur möglich geheim gehalten habe: Erst der radikale Gewichtsverlust zwang mich, mit dem Leugnen aufzuhören. Ich kann mir nur vorstellen, wie viel schwerer es sein muss, um Hilfe zu bitten, wenn man heimliche Fressattacken hat und sich sowieso schon dafür schämt, maßlos in sich hineinzustopfen und danach zu erbrechen.

Ich will nicht alle Frauen in einen Topf werfen. Ich will nicht verallgemeinern und diejenigen, die nur eine Diät machen, mit denen gleichsetzen, die wie ich unter einer psychischen Krankheit leiden. Ich begreife sehr wohl, dass es nicht das Gleiche ist wie Magersucht, wenn man sich um eine Kleidergröße verkleinern möchte. Ich wünsche mir sogar, es wäre überflüssig, dieses Thema anzuschneiden, doch die Situation wird immer schlimmer anstatt besser: Viele von uns erleben täglich Selbsthass (oder zumindest eine gewisse Abneigung) gegen den eigenen Körper. Schönheitsideale werden immer stärker idealisiert und bizarrer. Einige unserer berühmtesten weiblichen Promis sehen immer mehr wie Barbiepuppen aus. Die routinemäßig retuschierten Models und Schauspielerinnen in Zeitschriften liefern Jungen und Männern einen völlig verzerrten Eindruck vom weiblichen Körper: riesige Brüste, perfekt trainiert, gebräunt, glatt und makellos.

Ich bin da sicher nicht weniger anfällig als jede andere. Was den Widerstand gegen den medialen Druck angeht, halte ich mich sogar für ziemlich robust: Ich weiß, wie man ein Bild mit Photoshop verändert, und durchschaue die Künstlichkeit, die hinter all dem steckt. Ich lese keine Klatschmagazine (außer in der Schlange vor der Supermarktkasse und beim Friseur), und ich habe nie versucht, wie eine dieser Prominenten auszusehen, mit Haarverlängerung und lasergebleichten Zähnen. Aber klar, auch ich rasiere meine Beine, zupfe mir die Augenbrauen, trage Make-up, Parfum und Deo. Aber ich kann dem Wahnsinn, der mich umgibt, nicht entrinnen, den unmöglichen Anforderungen, die an Frauen gestellt werden: Seid dünn, sexy, fruchtbar, schön.

Wir sind von diesen unrealistischen Abbildungen in Zeitschriften, im Fernsehen und auf der Kinoleinwand umgeben. Von Dauerbräune, haarlosen Extremitäten (warum haben Frauen damit begonnen, ihre Arme zu wachsen?) und faltenfreien Stirnen. Sicher bin ich nicht die Einzige, die Interviews mit berühmten Frauen daraufhin überfliegt, wie alt diese sind, und nicht die Einzige, die sich fragt, wie sie es schaffen, Kinder zu kriegen, und ob sie jemals etwas essen. Warum mache ich das?

In einem weit verbreiteten Interview aus dem Jahr 2006, mit dem sie ihre Strandkollektion promoten wollte, verriet die prominente Elizabeth Hurley, dass sie pro Tag nur eine einzige Mahlzeit und exakt sechs Rosinen isst, um so dünn zu bleiben, dass sie ihr Markenzeichen – hautenge weiße Jeans (sie besitzt 30 davon) – noch tragen kann. Dass jemand mit Anfang vierzig seine Rosinen einzeln abzählen muss, stimmt mich ein bisschen traurig, aber wie kann ich mir darüber ein Urteil erlauben?

Selbst wer mit Girly-Style nicht das Geringste am Hut hat und eine echte Zynikerin ist, kennt den Unterschied zwischen »denen« und uns und weiß, wie perfekt »die« und wie unzulänglich wir sind. Mal im Ernst, wie sollen wir uns fühlen, wenn wir menschlich sind, mit der natürlichen Schlaffheit der Haut oder Schwangerschaftsstreifen, vielleicht mit etwas Cellulitis an den Oberschenkeln und winterblass?

Selbst mein intellektueller Freund, der eigentlich nur Bücher liest, bleibt an den Fotos schöner Frauen in Zeitschriften hängen. Er blättert langsamer um, wenn auf einer Seite eine hübsche Schauspielerin zu sehen ist – klar macht er das, denn es ist eine natürliche Reaktion. Als aufgeklärter Feministin fällt es mir schwer, das zuzugeben, aber es verletzt mich. Am liebsten würde ich sagen: »Die sehen in echt nicht so aus« oder »das ist retuschiert«, aber das wäre ja lächerlich. Ich bin mir sicher, dass Tom meinen Körper mit all seinen Makeln nicht mit dieser vollendeten Perfektion vergleicht; er liebt mich wirklich so, wie ich bin. Aber trotzdem sind es diese digital gesteigerten Erwartungen an Weiblichkeit, die Jungs und Männer permanent vor Augen haben. Was für eine Enttäuschung müssen da unsere nackten Körper für sie sein.

Selbst außerhalb der unwirklichen Welt der Promis, wo die äußere Erscheinung alles ist, passiert so etwas auch den profiliertesten Frauen in den Medien. Man muss sich ja nur die Nachrichtensprecherinnen oder Reporterinnen ansehen. Miriam O'Reilly, die Moderatorin der Sendung *Countryfile*, wurde 2011 von der BBC gefeuert, weil man sie dort für zu alt hielt. Sie war damals 53. (Natürlich muss ich hier hinzufügen, dass sie erfolgreich gegen diese altersbedingte Diskriminierung klagte und inzwischen wieder bei der BBC ist.) Es gibt da draußen durchaus noch mehr intelligente ältere Frauen mit Würde: Anna Ford, Joan Bakewell, Kate Adie. Aber sie äußern sich freimütig über den Druck, den sie zu spüren bekommen, wenn sie ihre Positionen halten wollen. Mir ist auch aufgefallen, dass sie heutzutage häufiger im Radio als im Fernsehen zu Wort kommen.

Ist das ein feministisches Thema? Und ob. Ja, auch von Männern erwartet man, dass sie gut aussehen, aber längst nicht im selben Ausmaß. Dazu muss man sich nur Typen wie Jeremy Paxman, Andrew Marr oder Kenneth Clark ansehen. Keiner von ihnen ist bildschön – man könnte sogar sagen, sie erliegen dem Zahn der Zeit –, und doch werden sie für ihren Intellekt und ihre Erfahrung hoch geschätzt. Oder Boris Johnson, unser schäkernder, chaotischer Londoner Bürgermeister. Er macht eine Tugend aus seiner derangierten Erscheinung, mit seiner jungenhaften Strubbelfrisur und den zerknitterten Hemden, und Frauen finden das charmant. Selbst ich finde Boris ziemlich sexy. Reife männliche Schauspieler, Moderatoren und Politiker können übergewichtig und grau sein, während Frauen nach 45 praktisch abgeschrieben sind – oder liegt die Grenze inzwischen sogar schon bei 35? Und warum präsentiert mit Bruce Forsyth ein 80-jähriger die Tanz-Show *Strictly Come Dancing* im Fernsehen an der Seite des Exmodels Tess Daly, die gerade mal halb so alt ist wie er? Oder um es klarer auszudrücken: Warum führt er nicht mit einer gleichaltrigen Co-Moderatorin durch die Show?

Auch für mich als Frau Anfang 30 empfinde ich die Situation als schwierig. Keine kann dem Druck, bloß nicht altbacken oder übergewichtig zu wirken, entgehen; außerdem sollen wir natürlich nicht altern (wie viel schwerer wird das erst für die Mädchen, die jetzt noch Teenager sind). Frauen werden nach ihrem Aussehen beurteilt, Männer nicht. Genau darum ist das Private politisch.

Es gibt zahllose Beispiele dafür, wie Frauen und ihre Körper zu Objekten herabgewürdigt werden, Beispiele für Sexismus, der manchmal an Hass grenzt. Bei den Recherchen zu einem Artikel für die Zeitschrift *Grazia* befragte ich kürzlich einige Bekannte zwischen 50 und 60, welche Art Journalismus sie gern lesen, welche Themen sie interessierten oder ihnen Sorgen bereiteten. Die Antwort lautete: *alt und fett werden.*

Neben der Besessenheit von Körpergewicht treiben die Medien seit Neuestem auch Schwangerschaften um: ob ein Babybauch zu groß, zu klein oder genau richtig ist. In meinen Augen ist das nur eine weitere Spielart des alten Sexismus: eine voreingenommene Einstellung zum weiblichen Körper und zur weiblichen Figur. Kürzlich begann das Interview eines Journalisten mit Mariah Carey mit der Bemerkung: »Im echten Leben ist sie viel dicker als auf den retuschierten Aufnahmen für ihr Cover.« (Dabei verschwieg der Autor allerdings, dass die Sängerin gerade mit Zwillingen schwanger war.) Aber selbst dann gilt inzwischen die idiotische Anforderung, selbst im dritten Schwangerschaftstrimester noch glamourös aufzutreten (mit zehn Zentimeter hohen Absätzen). Dazu kommt außerdem die strenge Beurteilung, wie schnell Frauen nach der Geburt ihr altes Gewicht wieder erreichen. »Ich schnalzte geradezu in meine alte Figur zurück«, hört man gern von Unterwäsche-Models, die drei Wochen nach der Entbindung (ohne Schmerzmittel, zu Hause und in der Badewanne) schon wieder im Bikini auf dem Laufsteg posieren. Wochen vor der königlichen Hochzeit 2011 druckte die Presse hämische Bilder von der »schrumpfenden« Kate Middleton, dazu heuchelte man Besorgnis und spekulierte über eine mögliche Essstörung. Keinen prüfenden Blick verschwendete man dagegen auf den vorzeitigen Haarverlust ihres künftigen Ehemannes. Es gab sogar zahlreiche Webseiten zur Frage: *Ist Kate Middleton magersüchtig?* Der tägliche, beiläufige Sexismus ist so allgegenwärtig, dass wir uns daran gewöhnt und die Botschaft verinnerlicht haben: Unser Wert steht in direktem Zusammenhang zu unserer Attraktivität. In Bezug auf ihre äußere Erscheinung sind Frauen Freiwild, während das Aussehen der Männer nicht wirklich eine Rolle spielt.

So wird Jennifer Aniston mit ihren Anfang 40 regelmäßig als trauriger Single porträtiert – anscheinend unfähig, ein und denselben Mann für länger an sich zu binden. Dafür wird auf ihren »einsamen Hundespaziergängen« am Strand von Santa Monica ihre Bikinifigur eingehend geprüft. (Dabei führt sie vielleicht einfach nur den Hund aus!) Im Gegensatz dazu gilt der gut zehn Jahre ältere George Clooney als sorgloser Junggeselle. Und was Jugendlichkeit und Schönheit angeht, stecken Frauen in einer Zwickmühle. Wenn sie sich einer Schönheits-OP unterziehen, verspottet man sie – das Prozedere ist schockierend, das Ergebnis oft horrormäßig.

Aber Moment mal, gibt die kosmetische Chirurgie Frauen nicht sogar Kraft und Macht? Damit können sie sich doch die Brüste, Nasen oder Oberschenkel verschaffen, von denen sie immer geträumt haben, oder etwa nicht? Nein. Es geht hier nicht um eine andere oder verschönerte Figur, sondern um als Wahlfreiheit getarnte Gewalt. Warum zahlen diese Frauen denn Männern in weißen Kitteln Tausende dafür, dass sie ihnen die Nasen brechen, ihre Wangenknochen absägen, ihre Kiefer einspannen, ihre Bauchhaut tackern, ihre Lider zurechtschnippeln und ihren Haaransatz hochziehen? Haben Sie die Blutungen und Schwellungen gesehen, von dem Flüssigkeitsverlust, den Hautgeschwüren und Infektionen, den Nervenlähmungen gelesen? Ich glaube, es gibt nichts Traurigeres als diese gedehnten, schmerzerfüllten, erstarrten Mienen. Skalpelle und Botox – schneiden und vergiften. Wie konnte es für die Frauen bloß so weit kommen?

Tatsache ist, dass Frauen sich nicht einer Schönheitsoperation unterziehen, um schön zu bleiben. Sondern wie Naomi Wolf schon vor über 20 Jahren in ihrem Buch *Der Mythos Schönheit* schrieb, unterziehen sich Frauen solchen Eingriffen, weil sie darum kämpfen, weiter geliebt, anerkannt, angestellt, bewundert zu werden. Sie kämpfen gegen die Zeit, die ihnen davonläuft. Wenn sie natürlich altern, keine Diät halten und sich nicht die Haare färben, haben wir den Eindruck, sie »ließen sich gehen«. Sollten sie sich allerdings weiterhin jugendlich kleiden, entsteht bei uns der Eindruck »sie täten des Guten zu viel«, oder man stempelt sie als »mannstoll« ab. Arme Madonna, die es wagt, über 50 zu sein. Um nicht wie eine Frau im sechsten Jahrzehnt ihres Lebens auszusehen, betreibt sie auf geradezu wütende Weise Sport und wird von irgendwelchen Trash-Zeitschriften für ihre zu muskulösen Oberarme und jugendlichen Liebhaber verhöhnt. Als Demi Moores Ehe mit dem 15 Jahre jüngeren Ashton Kutcher zerbrach, reagierten die Medien geradezu schadenfroh. Natürlich hatte man mit nichts anderem gerechnet: Wie lange meinte eine 48-jährige Frau denn einem 33-Jährigen zu genügen? Als Hinweise auf seine Untreue auftauchten, wimmelte es im Internet gleichzeitig von Fotos einer elend und unglücklich aussehenden Demi, die noch dazu extrem dünn war.

Manchmal möchte man sagen: Lasst diese Leute doch einfach in Ruhe. Aber andererseits sind es ja hauptsächlich Frauen, die diese Magazine kaufen, die Editorials, Online-Kommentare und Klatschkolumnen verfassen. Daraus könnte man den Schluss ziehen, dass wir selbst unsere schlimmsten Feindinnen sind. Es gibt da draußen doch schon genug Altersdiskriminierung und Sexismus, warum legen wir in puncto Hass auf den eigenen Körper also noch nach?

∽

Meiner Ansicht nach verkörpert Victoria Beckham das Rätsel der modernen Weiblichkeit am allerbesten. Bitte nicht lachen, aber ich finde die ehemalige Posh Spice tatsächlich seltsam faszinierend. Sie ist nur wenige Jahre älter als ich, und als ich in den 1990ern ein Teenie war, galten die Spice Girls als die angesagteste Band. Ich erinnere mich noch an die Victoria von damals, dicker als heute, lächelnd, in einem Minirock, als sie sich mit David Beckham verlobte. Ich habe mitangesehen, wie sie abnahm, schwanger wurde, sich in diese lächerlichen Brautkleider zwängte (der Beginn der Hochzeits-Hysterie von Blättern wie *OK!* und *Hello!*), ein weiteres Baby bekam, dann noch eines, und von Jahr zu Jahr dünner wurde.

Wofür ist Victoria eigentlich so berühmt? Wie sie selbst zugibt, singt sie falsch – und ich wage nicht zu beurteilen, wie viel sie von der nach ihr benannten Modelinie selbst designt. Ich weiß nicht einmal, ob ich sie bewundere, mich mit ihr identifiziere oder einfach nur neugierig bin. Ich kann mich nicht erinnern, dass sie jemals nicht in der Zeitschrift *Heat* vorgekommen wäre, mit permanenten Updates zu ihrem Gewichtsverlust, ihrer Gewichtszunahme, Gewichtsirgendwas. Da waren diese unvorteilhafte Brustvergrößerung, Gerüchte über David Beckhams Affären. Und trotzdem macht sie weiter. Mir ist egal, dass sie nie für die Paparazzi lächelt (wer würde das schon?), und ich finde sie echt hübsch. Mir gefällt, dass sie und David nach wie vor verheiratet sind und die beiden glücklich miteinander wirken. Mir gefällt auch, dass sie anscheinend dauernd mit ihren Kindern unterwegs sind.

Am meisten faszinieren mich jedoch ihre Schwangerschaften. Kürzlich hat sie ihr viertes Baby geboren. Wie macht sie das bloß? Ich bin genauso groß und schwer wie Posh. Ich weiß auch, dass das ganze Fortpflanzungssystem bei jeder Frau individuell funktioniert, aber eines kann ich Ihnen verraten – bei dem Gewicht ist ein natürlicher Eisprung ganz schön unwahrscheinlich. Deshalb begreife ich nicht, wie sie ein Kind empfangen und austragen kann. Wie ist das möglich? (Mit Unmengen von Fruchtbarkeitsmedikamenten und einem enormen IVF-Aufwand, hat mir ein befreundeter Arzt mal erklärt, allerdings ist das natürlich seine private Vermutung.) In Anbetracht der Notwendigkeit, zunehmen zu müssen, um ein Kind zu bekommen, bin ich neidisch auf ihr Vollweib-Gebaren. Ich fühle mich sogar unzulänglich und bin frustriert. Wie kann es sein, dass Posh dünn und schick bleibt, während normale Frauen eine gewisse Menge Körperfett aufweisen müssen?

Apropos Fett: Victorias Essgewohnheiten sind natürlich auch stets ein gefundenes Fressen für den Medienhype. Eine ganze Industrie profitiert davon. Offenbar isst sie ja nur Fisch und gedämpftes Gemüse; oder auch nur noch Ananas; offenbar nimmt sie ein Sortiment von Waagen mit ins Restaurant und wiegt dort ihr Essen ab; offenbar halbiert sie jede Portion und lässt eine Hälfte in die Küche zurückgehen. Wer weiß, was Wahres dran und was pure Erfindung der Medien ist – aber die Botschaften in Bezug auf Essen, Figur und Diät sind jedenfalls sehr verwirrend.

Ein Fotograf und Exfreund von mir hat mir einmal erzählt, die lukrativsten Aufnahmen eines Paparazzo seien zum einen die sogenannten »Money Shots« unter die Röcke Prominenter (zum Beispiel wenn die Betreffende aus einem Auto steigt oder aus einem Nachtlokal purzelt) oder eine weibliche Berühmtheit beim Essen. »Es ist wirklich klasse, wenn sie kein Höschen trägt, und sogar noch besser, wenn sie einen Hamburger isst.«

∽

Im Grunde genommen sind, was Frauen betrifft, Altern und Essen irgendwie eine Schande. Das mag extrem klingen, aber es stimmt. Und wenn man nicht altern und nicht essen kann, dann wird das Leben ziemlich schwer. Selbst über 40 Jahre nach der Veröffentlichung von Germaine Greers *Der weibliche Eunuch* wird der Wert einer Frau immer noch sehr oft eher daran gemessen, wie sie aussieht, als daran, was sie tut. Gerade heute Morgen las ich im *Observer* ein Porträt von Christine Lagarde, der erst kürzlich gewählten Chefin des I W F. Darin ging es allerdings mehr um ihren Sexappeal, ihre durchdringenden blauen Augen und ihre langen Beine als um ihre neue, mit viel Macht verbundene Aufgabe. Lagarde ist Anfang 50 und mag Designerklamotten – na und? Es scheint keine Rolle zu spielen, ob Männer Falten oder graue Haare haben – denken wir nur an Brad Pitt, Tom Cruise oder Robert Redford. Uns ist egal, wie alt sie sind, und wir untersuchen auch nicht ihre Oberschenkel auf Anzeichen von Orangenhaut oder stellen Strandfotos mit und ohne Bierbauch nebeneinander.

Aber vor allem verschlagen uns Bilder, auf denen berühmte Männer sich mit Essen vollstopfen, nicht den Atem. Diese Besessenheit davon, was Frauen tatsächlich essen, schlägt sich in dem aktuellen Phänomen DIPE nieder. DIPE ist die (in Hollywood erfundene) Abkürzung für »Documented Instance of Public Eating«, also »dokumentierter Fall von Essen in der Öffentlichkeit«. Das ist sogar richtig witzig: In jedem Interview mit einer bekannten Schauspielerin oder einem Model dient DIPE zur Betonung ihres großen und gesunden Appetits. Da nutzt jeder Interviewer den ersten Absatz, um den riesigen Teller mit Pasta oder Schinken-Sandwiches zu schildern, den die Gute sich bestellt. Als eine Art seltsame Umkehrung wird nun das Bild der heißhungrigen Frau sexualisiert, die ihr Essen hinunterschlingt. Und das nach Jahren damenhaften Betragens und Bemühens, in der Öffentlichkeit bloß nicht gierig zu erscheinen. Obwohl sie schlanke Frauen wollen, bevorzugen Männer jene, die ihr Essen genießen. Frauen auf Diät sind einfach dermaßen langweilig. Also müssen Frauen jetzt zwar immer noch auf ihr Gewicht achten, doch das darf man ihnen nicht mehr anmerken. Und DIPE, dieses ganze Reinfuttern von gebackenem Huhn und Burgern, ist ein Code für: »Ich bin ein ganz normales Mädchen – und ich habe diesen wirklich schnellen Stoffwechsel, einen Riesenappetit und einen tollen Körper.« Natürlich stellt das eine kalkulierte Strategie dar, um sich ein bestimmtes Image anzueignen, und natürlich deprimiert es normale Frauen nur noch mehr, denn wenn wir Backhuhn und Burger mampfen, werden wir einfach nur fetter. Wie mein Exfreund mir erklärte, verkauft sich der Hamburger-Schnappschuss einer hübschen Schauspielerin rund um die Welt (Penélope Cruz isst nach jeder Oscar-Verleihung einen).

Egal, wie selbstsicher man sein mag, dies ist nun mal die Welt, in der wir leben, und die meisten Frauen können das nicht einfach ignorieren. Natürlich sind die Ursachen für Essstörungen komplexer und individueller, aber Promi-Kult, die Industrie der Schönheitschirurgie und blanker Sexismus lassen sich nicht ausblenden. Warum wären sonst hauptsächlich Frauen davon betroffen? Trotz der wachsenden Sorge um männliche Erkrankte – ich kenne selbst Männer mit Essstörungen, und der Anteil von laut Statistik elf Prozent darf sicher nicht vernachlässigt werden – sind nun mal die restlichen 89 Prozent Frauen.

Als ich mit 17 begann, etwas über die Frauenbewegung, Sexismus und Gleichberechtigung, über Frauenkörper und Hunger, über

Berufstätigkeit und Mutterschaft zu lesen, da eröffnete sich mir eine völlig neue Welt. Die feministischen Ikonen, die meine Ansichten darüber, was es bedeutet eine Frau zu sein, verändert haben – Germaine Greer, Betty Friedan, Naomi Wolf, Susie Orbach –, waren wütend und redegewandt. Sie schrieben, »das Private ist politisch«, und mir gefiel, wie das klang. Doch erst jetzt fange ich an, diesen Satz auch zu begreifen.

Welche Ironie, dass ich trotz meiner feministischen Prinzipien, meiner Unabhängigkeit und meines Aufwachsens in einer Familie mit starken Frauen letztlich bei der Magersucht landen sollte. In einem Zustand, in dem man schwächer kaum sein könnte.

Herzschmerz und
die Saat der Magersucht

Wenn ich sage, ich wüsste nicht, wo die Anorexia herkommt, dann ist das nicht ganz korrekt. Ich weiß, durch was sie im Alter von 19 Jahren bei mir ausgelöst wurde, aber die tieferliegenden Gründe dafür werde ich wohl nie ganz verstehen. Warum zum Beispiel sollte ich magersüchtig werden, während es meinen Schwestern und Schulfreundinnen nicht passierte? Fast jeder hat beim Erwachsenwerden Probleme und Themen, die einen umtreiben; manche werden alkoholabhängig, drogensüchtig oder ritzen sich die Arme auf – aber bei den meisten passiert das nicht. Also warum kam ich auf das Hungern als Methode, damit umzugehen? Ich muss an die Stelle in dem Film *Der Frühstücksclub* von 1985 denken, in dem es sinngemäß heißt: »Was für Gift nimmst du?« Vielleicht war ich genetisch dafür prädestiniert, eine Essstörung zu entwickeln, oder vielleicht war es nur eine Frage des Temperaments und der Umstände, wer weiß? Mit Sicherheit besitze ich einen suchtgefährdeten Charakter – ich konnte mich schon immer extrem schnell für Dinge begeistern.

Während ich das hier schreibe, ist mir klar, dass ich mich noch vergleichsweise glücklich schätzen darf. Meine Erfahrungen mit Anorexia waren verglichen mit anderen noch erträglich. Von außen betrachtet habe ich ein normales Leben geführt. Mein Gewicht war zwar eine Zeitlang gefährlich niedrig, aber das habe ich überwunden (und ich will auch nie wieder dorthin zurück).

Auch wenn die Anorexia fast jeden Bereich meines Lebens seit über zehn Jahren beeinträchtigt, bedeutete es ein Glück, dass die Krankheit sich erst verhältnismäßig spät manifestierte. Sie beraubte mich nicht meiner Kindheit oder frühen Jugend – und egal, wie es weitergeht, das kann ich mit Sicherheit behaupten. Ich kenne ein Mädchen namens Sukey, die im Alter von acht Anorexia und Bulimie entwickelte. Jetzt ist sie 24 und in vielerlei Hinsicht noch ein Kind. Sie hatte nie eine Periode, trug nie einen BH, hatte nie einen Freund. Die Angst vor der Pubertät, die der Magersucht oft fälschlicherweise zugeordnet wird, ist in ihrem Fall sehr konkret. Für sie ist jegliche Gewichtszunahme mit der Vorstellung verbunden, den Körper einer Frau zu bekommen. Und so steckt sie körperlich auf dem Niveau einer Achtjährigen fest, mit zerbrechlichen Knochen und dem weisen Gesicht einer alten Dame. Sie ist der traurigste Mensch, den ich je gesehen habe. Deshalb ist mir auch bewusst, was für Glück ich hatte: Auch wenn ich seit meinem 19. Lebensjahr mit der Anorexia kämpfe, war ich doch zumindest ein glückliches Kind und ein ebensolcher Teenager. Immerhin kann ich mich an die wilden Zeiten und den ganzen Spaß erinnern, den es machte, in Bezug auf Essen und Beziehungen ganz sorglos zu sein, sich zu betrinken und Döner zu essen und weibliche Rundungen zu haben und sich sexy zu fühlen. Wenigstens war ich nicht schon immer so neurotisch.

Aber wenn ich also normal und gesund aufwuchs, woher kam es dann? Stellt euch einen Eisberg vor, der zum Teil unter der Meeresoberfläche verborgen liegt und nur halb aus dem Wasser ragt. Stellt euch vor, die obere Hälfte wäre die Persönlichkeit in der Öffentlichkeit, das Gesicht, das man der Welt zeigt. Der Teil ist bei mir in Ordnung. Aber unter der Oberfläche, in der unteren Hälfte des Eisbergs, herrscht bei mir totales Chaos. Dabei muss es gar kein Eisberg sein – man kann sich auch ein Gebäude mit wackeligem Fundament oder ein Fahrrad mit lockeren Rädern vorstellen. In mir scheint es nichts Solides zu geben, das alles zusammenhält: In schwierigen Zeiten zerfalle ich; wenn etwas schiefläuft, suche ich die Schuld bei mir.

Wenn ich von Fundament spreche, meine ich nicht meine Kindheit. Ich hätte mir nämlich keinen sichereren Start ins Leben wünschen können. Die Ehe meiner Eltern ist bombensicher, und ich stand allen Familienmitgliedern immer sehr nahe. Die Schulzeit lief prima, die Pubertät auch. Es gab kein spezifisches Trauma, keine Grausamkeit oder Katastrophe, die mir einfiele und die ich für meine späteren Schwierigkeiten verantwortlich machen könnte.

Noch schwerer zu erklären wird die Sache, wenn ich bedenke, dass ich von Natur aus selbstbewusst bin – in vielerlei Hinsicht bin ich mit mir im Reinen. Von Anfang an hat mein Psychiater eine atypische Anorexia bei mir diagnostiziert, weil ich nicht den klassischen »verzerrten« Blick vieler Magersüchtiger habe. Im Gegenteil, ich bin gut informiert über die physischen, biologischen und kognitiven Aspekte dieses Zustands. Seit zehn Jahren arbeite ich im Bereich Psychologie für Zeitschriften und Zeitungen. Ich kenne die gesundheitlichen Risiken. Ich weiß, wie selbstzerstörerisch das Ganze ist.

Es gibt diese bekannte Darstellung von Anorexia: Eine sehr dünne Frau schaut in den Spiegel und sieht darin eine fette Frau zurückstarren. So bin ich nicht. Ich bin dünn, und wenn ich in den Spiegel schaue, sieht mich eine dünne Frau an.

Diese Erkrankung ist also nicht eindeutig zu erfassen: Ich kann nicht einfach mangelndes Selbstvertrauen dafür verantwortlich machen. Der obere Teil meines Eisbergs ist aufgeschlossen und lebenslustig. Mir macht es beispielsweise nichts aus, in der Öffentlichkeit zu sprechen; ich habe schon auf Hochzeiten etwas vorgetragen, zahllose Präsentationen im Rahmen meiner Arbeit absolviert – nach dem anfänglichen Lampenfieber macht mir das sogar Spaß. Ich kenne die Angst, »einen Raum zu betreten«, nicht, ich lerne gern neue Leute kennen, nicht einmal Vorstellungsgespräche machen mir etwas aus. Seit ich ein Teenager bin, verreise ich allein, und allein ins Kino zu gehen stört mich nicht. Ich glaube, dass meine Familie, Freunde und Kollegen mir attestieren würden, dass ich gesellig bin. Wie die meisten Leute weiß auch ich, dass ich mehr zuhören und weniger reden sollte, aber man kann Spaß mit mir haben, wenn auch nicht beim Essen, so doch zumindest bei Drinks und auf Partys.

Woran ich arbeiten muss, das ist der untere Teil. Komplimente, Beförderungen, klar, das kommt vor, und natürlich freue ich mich darüber; wie viele andere auch, habe ich schon einiges erreicht. Aber irgendwie scheint Erfolg an mir abzuperlen wie Wasser am Gefieder einer Ente. Irgendwie kann ich die Freude darüber nicht festhalten. Sobald ich jedoch eine Spur von Zurückweisung erlebe, ist es gelaufen. Dann geißle ich mich dafür, es überhaupt versucht zu haben, und hasse mich für mein Versagen. Ich sage mir, wie blöd es von mir doch war, jemals geglaubt zu haben, ich könnte es zu etwas bringen. Es ist wirklich schlimm, wie ich sofort über mich herfalle, mich selbst verspotte und verachte. Ich lasse den Versuch oder das Ereignis immer wieder in meinem Kopf ablaufen – die Beziehung, die in die Brüche ging, ein Zwischenfall im Büro – und frage mich, wie ich nur so blind sein konnte. *Habe ich nicht von vorneherein gesehen, dass das nicht funktionieren würde?*

Hatte ich ernstlich geglaubt, mir eine Chance auf diesen Job ausrech-
nen zu können? Bemerkte ich denn nicht, dass dieser Mann mich
nicht wollte?

Ich war nie in der Lage, ein Scheitern positiv zu betrachten. Ich kann nicht an Samuel Becketts Worte – Immer versucht. / Immer gescheitert. / Einerlei. / Wieder versuchen. / Wieder scheitern. / Besser scheitern – glauben, obwohl dieses Zitat an meinem Küchenschrank hängt. Ich habe auch nie viel Trost in den Plattitüden unverbesserlicher Optimisten gefunden: »Immerhin um eine Erfahrung reicher« oder »man lernt aus seinen Fehlern«. Ich bemühe mich zwar, die gute Seite zu sehen, und es ist gar nicht so, dass ich immer »gewinnen« muss. Ich fühle mich nur so verdammt schrecklich, wenn mir etwas misslingt.

Erinnert sich noch jemand an das Beziehungsbuch und den Film von vor ein paar Jahren mit dem Titel *Er steht einfach nicht auf dich*? Dieser Titel bringt genau auf den Punkt, was ich mir tief in meinem Inneren schon immer über mich gedacht habe.

Ich weiß, dass ich nicht die Einzige bin. Viele selbstbewusste Menschen sind chronisch unsicher; selbst Überflieger erklären oft, sie fühlten sich wie Betrüger und lebten mit der Furcht, »enttarnt« zu werden. Dieses tiefe Gefühl der Unzulänglichkeit ist verbreitet – und der wahre Wert oder das echte Talent von jemandem hat meist kaum Ähnlichkeit mit dem eigenen Selbstbild. Ehrlich gesagt glaube ich, dass die schlauesten Leute sogar pessimistisch, deprimiert und alles sein müssen, weil sie Realisten sind und sehen, wie die Welt wirklich ist.

Das hat alles mit dem Temperament zu tun, und ich denke, das mag erblich sein. Meine Mutter und ich sind uns in dieser Hinsicht sehr ähnlich: Werden wir aus irgendeinem Grund zurückgewiesen oder ignoriert (das höfliche Nein eines Herausgebers, eine Party, zu der wir nicht eingeladen sind), dann vermuten wir sofort, dass wir selbst daran schuld sind. Unsere eigenen Anforderungen (an unser äußeres Erscheinungsbild, Schlankheit) sind zu hoch, und wir verstehen Rückschläge oder Scheitern als ein Urteil über uns selbst. Ist es narzisstisch, das Leben so persönlich zu nehmen?

Eigentlich denke ich nicht, dass das Narzissmus ist. Ich meine, mir gehen solche Dinge nur zu tief unter die Haut, ich nehme sie zu persönlich. Das ist doch eher Unsicherheit als Narzissmus, nicht wahr?

Tom ist das absolute Gegenteil: Er ist grundsätzlich hoffnungsvoll. Sagen wir, er schreibt eine E-Mail an einen Redakteur und macht darin einen Vorschlag für einen Zeitungsartikel. Dann erhält er wochenlang keine Antwort und sagt trotzdem fröhlich: »Ach, wahrscheinlich ist er im Urlaub.« Ich habe ihn dazu schon mehrfach befragt, um zu verstehen, wie dieser Denkprozess bei ihm abläuft: Zweifelt er nicht an sich? Gibt er sich nicht die Schuld am Scheitern? Er meint, dass es in den meisten Fällen kein Scheitern wäre, sondern nur »miese Umstände«. Mit anderen Worten, er nimmt die Ablehnung nicht persönlich. Wenn er in dem besagten Fall also keine Antwort erhält, dann glaubt er wirklich, dass der Redakteur nicht da oder zu beschäftigt ist. Er zieht daraus nicht sogleich den Schluss, seine Schreibe sei Mist oder die Leute würden *ihn* nicht wollen.

Und doch ist es mit der Persönlichkeit nicht so einfach. Was mich betrifft, meine Gefühle für ihn, da ist Tom deutlich weniger sicher. Er ist sogar davon überzeugt, dass jeder männliche Bekannte entweder ein Exfreund oder ein künftiger Verehrer sein muss;

und mit seinen Anschuldigungen und Verdächtigungen hat er uns manchmal schon beide zur Verzweiflung getrieben. Trotz meines ganzen anorektischen Wahnsinns kann ich mit Eifersucht diesen Ausmaßes nichts anfangen – weder kann ich sie nachfühlen noch verstehen. Wenn jemand mich betrügen wollte, dann macht er das oder auch nicht. Aber in beiden Fällen brächte es mir doch nicht das Geringste, mir dergleichen auszumalen. Warum sollte man sein Leben mit jemand teilen und ihm dann untreu sein wollen? Wenn wir vernünftig darüber sprechen, sieht Tom das ein, aber Emotionen sind eben nicht immer vernunftgesteuert, das weiß ich auch. Wir sind beide teils selbstbewusst, teils unsicher, haben unsere Empfindlichkeiten und Schwächen, aber das gilt mit Sicherheit für alle Menschen. Tom ist in Bezug auf seine Arbeit von sich überzeugt, aber nicht wenn es um mich geht; als ob er sich tief in seinem Inneren weigern würde, mir und an meine Liebe zu glauben. Ich leide keine Eifersuchtsqualen – ich fühle mich seiner Liebe sicher –, aber ich zweifle täglich an meinen Fähigkeiten und mir selbst als Person. Praktisch von dem Moment an, wenn ich eine Idee in die Welt hinausschicke, bin ich bereits verzweifelt, und ich verbringe den Großteil meines Lebens in banger Erwartung der nächsten Niederlage.

Von daher bin ich in gewisser Weise selbstbewusst und in anderen Bereichen ein verunsichertes Wrack, wie viele andere Menschen auch, aber was soll daran derart schlimm sein? Was hat das alles mit Magersucht zu tun? Ich denke, entscheidend ist die Belastbarkeit. Wenn Dinge schieflaufen, und das tun sie unvermeidlich bei uns allen hin und wieder, dann braucht man diese innere Stärke. Man muss grundsätzlich davon überzeugt sein, in Ordnung zu sein. Man muss an sich glauben. Doch das tue ich nicht.

Ich habe zu wenig Bodenhaftung, so dass ich, wann immer das Leben kompliziert wird oder ich versage, ins Taumeln gerate.

Ich habe darüber schon viel nachgedacht. Und ich bin zu dem Schluss gekommen, dass ich anscheinend nicht im Geringsten an mich selbst glaube.

Die Magersucht begann als Reaktion auf eine dramatische Trennung. Ich war 19 und von da an im Prinzip im permanenten Krieg mit mir selbst.

Wenn du dir jahrelang selbst gesagt hast, dass du (tief in deinem Inneren) eine Versagerin bist, dann kommt eine Zurückweisung, wenn sie denn kommt, nicht mehr so überraschend. Aber es gibt Abstufungen von Schmerz. Und wie verletzend es auch sein mag, für einen Job abgelehnt zu werden, bei einem Examen durchzufallen oder seine Führerscheinprüfung nicht zu bestehen, Zurückweisung in der Liebe ist unvergleichlich.

Das ist schon seltsam mit der Liebe, Beziehungen und Trennungen. Ich höre Leute sagen, das sei nicht persönlich gemeint, man solle so was nicht persönlich nehmen. Das scheint mir erst recht verrückt. Falls es sich um eine ernsthafte Beziehung handelt, wie soll man das dann anders aufnehmen als absolut persönlich? Jemand hat sich in dich verliebt, ihr teilt eure Geheimnisse, derjenige schläft neben dir, schmeckt deine Haut, deinen Schweiß, deine Tränen – und dann sagt er: »Du bist nichts für mich.« Wenn eine Beziehung in die Brüche geht, dann kann man dafür niemand anderem als sich selbst die Schuld geben.

Ich hatte eine Menge Freunde und habe viele Trennungen erlebt, als Verlassende und als Verlassene. Ich war dabei häufiger diejenige, die Schluss machte, aber natürlich erinnere ich mich vor allem an die anderen Male: Die Gelegenheiten, wenn ich fallengelassen wurde, habe ich noch mit absoluter Schärfe im Gedächtnis – diese Demütigung –, nur über die anderen Trennungen hat sich schon der Nebel des Vergessens gelegt. In all den Jahren pflegte meine Mutter, jedes Mal wenn ich die Verlassene war, zu sagen: »Es lag an ihm, nicht an dir.« Sie hat zwar in den meisten Dingen recht, aber hier irrte sie sich. Denn natürlich liegt es an »dir«. Eine eindeutige Zurückweisung, was gäbe es da falsch zu verstehen? Die exakte Bedeutung, wenn einem jemand den Laufpass gibt, ist: Ich liebe dich nicht. Oder: Ich liebe dich nicht *genug*.

Also bitte, wir kennen doch alle die Wahrheit über die Liebe. Wenn man jemanden richtig liebt, dann wird man fast alles tun, um mit demjenigen zusammen zu sein, man würde sein Zuhause aufgeben, seine Seele verkaufen, hohe Berge erklimmen ... und wenn nicht, dann will man sich nur befreien.

Ich schätze, bis ich 19 war, hatte ich einfach Glück. Der eine oder andere Rückschlag, eine misslungene Fahrprüfung oder zwei, aber nichts, was mich in meinen Grundfesten erschüttert hätte. Wenn auf einer Skala von eins bis zehn für Niederlagen und Zurückweisungen die Fahrprüfungen eine Drei bekamen (ich konnte mir damals sowieso kein Auto leisten – und in London bekommt man ohnehin nie einen Parkplatz), dann war die Trennung, die ich durchmachte, eine Elf.

Ich höre an dieser Stelle einen Moment lang auf zu tippen und nippe an meiner Cola Light. Ich will eigentlich nicht an all das zurückdenken, aber ich möchte ehrlich darüber Auskunft geben, was meine Magersucht ausgelöst hat. Bei den meisten von uns gibt es im Leben doch jemand, den wir für immer lieben werden, selbst wenn es letztlich nicht geklappt hat (oder vielleicht gerade deswegen). Du weißt schon, der, der dich mehr verletzt hat als jeder andere, der, von dem du glaubtest, ohne ihn nicht leben zu können. Für mich ist dieser Mensch Laurence.

Die negativen Folgen dieser Beziehung haben fast mein Leben ruiniert. Und das hat nichts mit Schuldzuweisung zu tun, sondern es ist einfach die Wahrheit.

Während ich versuche zusammenzupuzzeln, was damals in New York und Oxford passierte, wird mir klar, dass eine gescheiterte Liebesbeziehung wohl nach keinem besonders vernünftigen Grund klingt, um das Essen einzustellen. Gut, mein Herz war ganz und gar gebrochen, aber das passiert den meisten Menschen irgendwann in ihrem Leben. Sich selbst hungern zu lassen ist trotzdem eine eigenartige Reaktion darauf, nicht wahr? Ich weiß nicht, warum Magersucht die Strafe war, die ich für mich wählte, sofern ich mir das überhaupt ausgesucht habe. Aber wenn man eine beliebige Person fragen würde, die mir damals nahestand, dann würde sie versichern, dass ich nach Laurence ein anderer Mensch war: stiller, offensichtlich dünner, in mich gekehrter.

Es mag eine abgedroschene Phrase sein, aber verglichen mit meinem Leben vor der Anorexia fühle ich mich heute wie ein Schatten meines früheren Selbst. Für mich wie auch für andere war unübersehbar, dass diese Beziehung irgendetwas in mir zerbrach. Gebe ich Laurence die Schuld daran? Nein. Er war ja in keinster Weise verpflichtet, unsere Beziehung fortzuführen. Er wusste nicht, dass ich danach eine Essstörung entwickeln würde. Außerdem sind Ursache und Wirkung hier nie genau zu definieren. Wahrscheinlich wurde die Saat für die Magersucht schon viel früher gelegt, in meiner Kindheit oder Pubertät. Deshalb lohnt es sich, noch ein paar Jahre weiter zurückzugehen, um zu erklären, wer ich war, bevor die Anorexia auftrat.

Ich war ein glücklicher Teenager und lebte in Nordlondon, wo ich die prestigeträchtige St Paul's Girls' School besuchte. Meine große Schwester Katie und meine kleine Schwester Alice gingen ebenfalls dorthin, meine zwei Brüder, Philip und Tristram, waren an der St Paul's Boys' School auf der anderen Seite der Themse. Unter den Ehemaligen von St Paul's waren John Milton, Samuel Johnson, George Osborne, Imogen Stubbs, Rachel Weisz und Harriet Harman, zahllose Schriftsteller und Politiker, Musiker und Schauspielerinnen. Die beiden Schulen sind berühmt dafür, äußerst erfolgreiche, hoch angesehene, geradezu beängstigend selbstbewusste junge Frauen und Männer hervorzubringen. Zu meinem Abiturjahrgang gehörten unter anderem: die Tochter von Michael Howard, John Majors Patentochter, Charles Darwins Urenkelin und ein paar Nichten von Lord Sainsbury. Abgesehen von ihrer vornehmen Herkunft galten die Mädchen von St Paul's als unglaublich reich und verzogen. Ich erinnere mich noch an den 17. Geburtstag meiner besten Freundin: Ihr brandneues schwarzes Range-Rover-Cabriolet wurde in Brook Green vorgefahren, während wir vor dem Schultor noch heimlich Zigaretten rauchten.

Im Gegensatz dazu war meine Familie unglaublich arm. Es mag nicht so klingen – gerade in Anbetracht der Privatschulen –, aber meine Eltern waren wirklich total abgebrannt. Wundersamerweise schafften sie es, mit einem Mini-Budget auszukommen: Das hieß Campen statt Hotel, Picknick statt Restaurant, und all unsere Schuluniformen waren aus zweiter Hand, geändert und aufgehübscht von meiner Mutter. Als unser Auto, ein uralter Triumph Herald, den Geist aufgab, mal wieder, und wir abgeschleppt werden mussten, mal wieder, schafften sie es, uns auch das als Abenteuer zu verkaufen.

Aber auch wenn es damals, in den 1980ern und 90ern, Stipendien gab (und wir profitierten durchaus von dieser finanziellen Unterstützung), begreife ich noch immer nicht, wie meine Eltern es schafften, uns alle fünf durch die teuerste Privatschule Londons zu bringen. Unsere Schulgebühren wurden zwar bezahlt, aber dann gab es ja noch alles andere: neue Bücher, Theaterkarten, Sportausrüstungen, endlose Zahlungsaufforderungen, mit denen sie zu kämpfen hatten. Meine Geschwister und ich waren Eindringlinge zwischen all dem Reichtum.

Ich fuhr auf keine einzige Klassenfahrt: nicht zum Skilaufen nach Verbier, zu Ausgrabungen nach Griechenland oder zur Rundreise durch China. Als Kinder verbrachten wir alle unsere Ferien in Europa – wir packten das Auto und den Wohnwagen voll und fuhren dann durch Frankreich und Italien. Wir fuhren und fuhren und parkten dann abends irgendwo – nicht auf einem Campingplatz, sondern auf einem abgelegenen Parkplatz oder an einem Maisfeld. Mum und Dad schliefen im Wohnwagen und wir fünf im Auto – zwei im Kofferraum, zwei auf dem Rücksitz und einer auf den beiden Vordersitzen. (Habt ihr schon mal versucht, quer über einer Handbremse zu schlafen?)

Ich bekam auch kein Cabrio zu meinem 17. Geburtstag (dafür ergatterte ich einen Wochenendjob bei Woolworth). Katie, Philip, Alice, Trim und ich machten uns jeden Tag mit den Linien Northern und Piccadilly auf den Weg von Camden Town nach Hammersmith, eine Bande Woolf'scher Gassenkinder, die unterwegs lasen, stritten und Curly-Wurly-Schokoriegel aßen.

Heutzutage gilt die St Paul's Girl's School als Brutstätte für Essstörungen, aber ich habe das nicht so in Erinnerung. Keine von uns schien besonders dünn oder auf ihr Gewicht fixiert zu sein, oder vielleicht bemerkte ich es nur nicht, weil ich mir damals überhaupt keine Gedanken übers Essen machte. Das ist erst 15 oder 20 Jahre her, und doch erscheint es mir wie eine andere Welt. Wir hatten all die Zeitschriften und Internetbilder gar nicht – da wurde noch nicht jeder Aspekt weiblicher Körper, Gesichter, Haare, Zähne, Zehen, Nägel, Falten, Hautfarben, Körperspannung, Cellulitis mit Argusaugen beobachtet. Botox gab es noch nicht, und ein Facelifting war etwas, das sich allenfalls verrückte alte Hollywoodstars mit 95 machen ließen.

In einer Welt ohne Magazine wie *Heat* oder *Closer* lasen wir unsere Lieblingshefte – *Just Seventeen* und *Mizz* – mit religiöser Inbrunst. Die Artikel handelten von glitzerndem Lidschatten und davon, wie man so tanzt wie Madonna – keine Diäten oder Fitness-Programme oder Regeln dafür, wie viel Frauen wiegen sollen. Hin und wieder liehen wir uns eine *Vogue* von der Mum von jemandem, aber selbst die Models waren damals nicht so dünn wie heute. Erinnern wir uns an die Supermodels: Cindy Crawford mit ihrem Leberfleck und Linda Evangelista mit den auffällig gefärbten Haaren. Soweit ich noch weiß, unterhielten wir uns über unsere Freunde, rauchten Silk Cut, schwänzten die Doppelstunden Lacrosse und terrorisierten unsere Chemielehrerin.

Ich kann mich an niemanden erinnern, der aufs Mittagessen verzichtet hätte, superdünn geworden wäre oder exzessiv Sport getrieben hätte. Es wurde auch nie wie unter Magersüchtigen gesprochen. Seltsamerweise erinnerte ich mich kürzlich in einer Sitzung bei meinem Psychiater an einen Vorfall in der Umkleide von St. Paul's: Es war gerade die morgendliche Pause, ich saß mit einer Gruppe von Freundinnen zusammen, und wir aßen alle Marsriegel und nippten an den Styroporbechern mit Kaffee aus dem Automaten. Ich weiß noch, dass dann ein Mädchen aufstand, in die Waschräume ging und ich sie kotzen hörte. Bis zu dem Zeitpunkt war sie völlig in Ordnung gewesen, und nachdem sie wieder da war, fragte sie, wer auf eine Zigarette mit nach draußen käme. Ich vermute, dass sie an Bulimie litt, aber begriff ich das damals?

Mit meinen A-Levels in der Tasche und einem Studienplatz in Oxford im Fach Englische Literatur machte ich mich mit meiner besten Freundin auf, den Sommer in Paris zu verbringen. Es war das Ende unserer Schulzeit und der Beginn vom Rest unseres Lebens: Wir schlenderten über die Brücken von Paris, lasen Camus, machten die Nacht durch und tranken viel Wein.

Im September kam ich nach London zurück und arbeitete bis Weihnachten Vollzeit bei Woolworth. Bis dahin war ich Chefin der Unterhaltungsabteilung, was bedeutete, dass ich immer am Sonntagmorgen, mit einem schrecklichen Kater, alle Kassetten und CDs gemäß den Top 40 Charts neu sortieren musste.

Mit ein wenig Erspartem auf der Bank konnte ich in mein freies Jahr aufbrechen. An Silvester stieg ich in einen Flieger nach New York. Heute kommt mir das seltsam vor, aber ich hatte tatsächlich nie zuvor in einem Flugzeug gesessen.

Mit meinen 18 Jahren landete ich also am JFK, und dann nahm die Geschichte ihren Lauf. Meine große Schwester Katie, die fünf Jahre älter ist als ich, lebte damals in New York und hatte mich eingeladen, ein paar Wochen bei ihr zu verbringen. Sie holte mich am Flughafen ab, und wir fuhren mit der Subway zu ihr nach Hause, zogen uns um und machten uns auf den Weg zur ersten von mehreren Neujahrspartys. Um zehn vor zehn (das war auf Party Nummer zwei oder drei, man bekam dort schon an der Tür kleine Gläser mit Sambuca angeboten), traf ich Laurence.

Das war nicht unsere erste Begegnung. Tatsächlich kannte ich Laurence – wir nannten ihn Laurie –, seit ich 13 war und er uns mit seinen Eltern in London besucht hatte. Er war ein Jahr älter als ich. Seine Mutter und meine waren eng befreundet, beide schrieben und unterrichteten, meine Mutter an der London University, seine an der New York University, und auf Konferenzen oder Forschungsreisen teilten die beiden sich oft ein Zimmer.

Wiedervereint mit meiner Schwester und zusammen mit Laurie und einer Horde Freunde zogen wir von einer Party zur nächsten. Trotz Alkohol und Jetlag habe ich ziemlich deutliche Erinnerungen an jenen ersten Abend in Manhattan. Ich erinnere mich lebhaft an ein chinesisches Essen (wie seltsam, dass ich damals noch in der Öffentlichkeit essen konnte) und daran, dass ich mit Laurie vor dem Restaurant am Broadway stand und mir eine Zigarette mit ihm teilte. Ich weiß auch noch, dass wir mehrere Taxifahrten unternahmen, kreuz und quer, von der Upper West zur Upper East Side. Dann war da noch eine Party auf einer Dachterrasse um Mitternacht, mit Musik und Feuerwerk, Blick über den Hudson und unser erster Kuss.

Ich weiß nicht, wie ich unsere Beziehung beschreiben soll: Unvermeidlich hat der spätere Schmerz viel von dem Glück, das wir zunächst erlebten, überschattet. Aber New York selbst – das hat mein Herz erobert. Es gibt einen Satz in Nora Ephrons Roman *Sod-brennen*, der mich an diese Zeit meines Lebens erinnert und daran, wie aufregend es war, diese Stadt zu entdecken. Sie beschreibt die New Yorker als immer hektisch unterwegs, auf der Suche nach Action, Liebe und dem besten Chocolate Chip Cookie der Welt. Ich hatte geplant, 14 Tage zu bleiben, und letztlich wurde es fast ein Jahr. Ich fand einen Job (in der Werbung), ein Appartement, so groß wie eine Schuhschachtel (an der Upper Eastside), und verliebte mich (zum ersten Mal so richtig). Ich aß auch viele Chocolate Chip Cookies.

Warum verliebte ich mich dermaßen in Laurie? Das war nicht meine erste ernsthafte Beziehung. Meine Jungfräulichkeit hatte ich mit 17 verloren, an einen sehr netten Jungen namens Jamie, der auch auf die St Paul's ging. Wir hatten uns in der gemeinsamen Poetry Discussion Group kennengelernt – dort gingen die Mädchen hin, um Jungs zu treffen, und umgekehrt. Er erklärte mir seine Absichten auf einer Weihnachtsparty im Twickenham Rugby Club. Ich weiß auch noch genau, wie sich das damals anfühlte – jemanden so sehr zu mögen und zu beten, dass er mich auch mochte.

Wir waren beide noch Jungfrauen, und nachdem wir monatelang zusammen waren, beschlossen wir, der Zeitpunkt wäre gekommen. Die Jungfräulichkeit drohte zu einer Last zu werden – mit 16 wurde man sie üblicherweise los, 17 war da schon grenzwertig. Ich war 17 ½ und Jamie fast 18. Wir borgten uns das Cottage seiner Tante in Devon übers Wochenende und schritten zur Tat. Um ehrlich zu sein war es eher linkisch als leidenschaftlich, aber man empfand Erleichterung darüber, es hinter sich zu haben. Danach gingen wir nach draußen und setzten uns auf die

Kaimauer. Jamie weinte, und ich musste daran denken, wie weh es getan hatte.

Insofern war Laurie also nicht der Erste. Aber es war meine erste richtig erwachsene Beziehung: Wir lebten praktisch zusammen, und ich war 5600 Kilometer von zu Hause entfernt. Laurie war der Meinung, das habe sich doch schon seit Jahren abgezeichnet (für mich machte die Arroganz einen Teil seines Charmes aus). Und keiner von uns hatte das Bedürfnis, dem anderen irgendwas vorzumachen. Das war neu, diese emotionale Offenheit und körperliche Nähe. In der Schule waren die Beziehungen unreif gewesen; Coolness war wichtiger als Ehrlichkeit. Wenn einen jemand anhimmelte oder abservieren wollte, dann passte man seine Gefühle entsprechend an. Laurie und ich verbargen unsere Gefühle nie voreinander: Wir liebten uns und steuerten in dieselbe Richtung.

Trotz einiger unvermeidlichen Dinge, der gemeinsamen Familiengeschichte und der Spannung, die sich bei unseren zu kurzen Begegnungen als Teenager entwickelt hatte, kamen wir auch als Erwachsene ziemlich gut zurecht. Es gab einige echte intellektuelle Gemeinsamkeiten und Interessen: Literatur, Sprachen, Reisen. Wir wetteiferten wie verrückt – ich würde in Oxford studieren, er an der Cornell. Anders als die meisten Amerikaner war Laurie viel in Europa herumgereist; er sprach fließend Französisch, Italienisch und Deutsch. Und auch wenn ich damals auf der Kaimauer enttäuscht gewesen war, der Sex mit Laurie war unwiderstehlich. Er war nicht konventionell hübsch – sehr groß, schlaksig, zerzauste braune Haare –, aber irgendwie großstädtisch und gutaussehend. Er kleidete sich wie der privilegierte jüdische New Yorker, der er ja auch war, in einem akademischen Anti-Look (ich denke, den hatte er sich in Europa zugelegt), immer mit zerknitterten

Hemden und Cordhosen. Er war der erste Veganer, den ich kennenlernte, und wir verbrachten Stunden mit Diskussionen über Tierrechte. Die Vorstellung, tote Tiere zu essen, war mir immer schon unangenehm gewesen – meine Mutter erinnert sich noch, wie ich als Kind einmal stundenlang vor einem Teller Sardellen saß: Ich konnte es nicht über mich bringen, diese kleinen silbrigen Fische in meinen Mund zu stecken. Jetzt, unabhängig und frei, mein Essen selbst zu bestimmen, passte das alles zusammen. Ich verschrieb mich zwar nie so strengem Veganismus wie Laurie – ich trage zum Beispiel Lederschuhe und trinke Milch –, aber bis heute habe ich kein Fleisch und keinen Fisch mehr gegessen.

Nichts dauert ewig. Ich musste New York verlassen, zurückkehren und mein Studium beginnen. Ich erinnere mich an den Abschied von Laurie am Abflug-Terminal von JFK: Ich erinnere mich an meine Sorge um ihn; es schien undenkbar, dass wir voneinander getrennt überleben könnten. Und beide hatten wir keinen Zweifel daran, dass wir auch mit dem Atlantik zwischen uns zusammenbleiben würden. Wir schrieben uns unzählige lange Briefe und Postkarten und faxten uns täglich. Wir besorgten uns einen Vertrag für günstige Ferngespräche – nur 20 Pence pro Minute in die USA –, und wir richteten uns E-Mail-Accounts ein, die damals noch allerneueste Technologie waren.

Zehn Wochen später, wir planten bereits unser Wiedersehen – ich sollte zu Weihnachten nach New York fliegen und er mit mir über Silvester zurück nach Oxford kommen –, erhielt ich unerwartet einen Luftpost-Brief. Er schrieb darin, diese Fernbeziehung würde »nicht funktionieren«, er brauche eine Freundin in seiner Nähe, und es sei besser für uns beide, einen Neuanfang zu machen, jeder für sich allein.

Der Schmerz war unbeschreiblich. Ich blieb fünf Tage am Stück in meinem Wohnheimzimmer. Ich erinnere mich daran, dass ich Wasser direkt aus der Leitung trank und am Boden vor dem Fenster saß, während ich zollfreie amerikanische Zigaretten rauchte. Ich ging nicht zu den Vorlesungen und nicht einkaufen (es war das erste Mal in meinem Leben, dass ich ohne Essen auskam). Ich weiß nicht mehr, ob ich geweint habe, nur noch, dass ich mich total leer fühlte – es ging nicht in meinen Kopf, dass ich fortan ohne ihn leben sollte. Dann duschte ich, schloss die Tür wieder auf und machte mich daran, mich selbst zu zerstören.

Alles zerbricht

Wie soll ich diese Jahre in Oxford beschreiben? Ich werde nicht mit der Schönheit der verträumten Turmspitzen oder den Stechkahnfahrten auf dem Cherwell anfangen. (Zum einen bin ich keine Dichterin, zum anderen ist das schon viel schöner in *Wiedersehen mit Brideshead* geschildert.) Ich will auch nicht mit den Büchern kommen, die ich gelesen, den Aufsätzen, die ich geschrieben habe, den inspirierenden Vorlesungen und den Bibliotheken, den Parks, den Gassen und Wohnheimen und den klingenden Glocken kommen ... Das habe ich mir zwar alles bewahrt und in meine Erinnerungen an Oxford eingewoben, aber es hat nichts mit dieser Geschichte zu tun.

Jene drei Jahre, zwischen meinem 19. und 21. Lebensjahr, hätten eigentlich eine Zeit des Wachstums für mich sein sollen; stattdessen waren sie eine Zeit des Schrumpfens und des Beinah-Zusammenbruchs. Und trotzdem habe ich sie als glücklich in Erinnerung. Es kommt mir heute selbst seltsam vor, weil ich in meinem ganzen Leben nie mehr gefroren habe und hungriger war als damals, aber ich erinnere mich, trotzdem glücklich gewesen zu sein.

Aus dem Funken, den das Ende meiner Beziehung zu Laurie geschlagen hatte, war ein Feuer geworden. Wegen meines grundsätzlich fehlenden Selbstvertrauens gab ich mir selbst die Schuld. Ich richtete den Schmerz nach innen, ich verachtete mich dafür, verlassen worden zu sein, daher war die Bestrafung der nächste logische Schritt. Ich glaube, das passiert auch bei Menschen, die sich selbst verletzen: Sie ritzen sich von außen die Haut auf, um den Schmerz in ihrem Inneren zu lindern. Diesen Impuls verstand ich sehr gut, obwohl ich mich nie absichtlich selbst verletzte. (Kaum schreibe ich das, da erhalte ich in derselben Woche die E-Mail eines Psychiaters, der mich daran erinnert, dass »Anorexia auch eine Form der Selbstverletzung« ist. Mein Gott, das sorgt dafür, dass ich mich ziemlich unbehaglich fühle.)

Hungern war eine Möglichkeit, mit dem Schmerz umzugehen, den ich empfand, und ein Weg zur Selbstkontrolle. Eindeutig war ich Laurie zu viel gewesen. Zu geschwätzig, zu emotional, zu fleischig. Kurz gesagt, zu fett. Ich glaubte das, obwohl ich durchschnittlich groß und schwer war, genau im Normalbereich gemäß dem Body-Mass-Index. Wenn ich mir heute Fotos von damals ansehe, finde ich, dass ich eine hübsche Figur hatte.

Aber weil ich nicht wusste, wie ich mit dem emotionalen Chaos umgehen sollte, suchte und fand ich eine körperliche Lösung. Natürlich war mir nichts davon bewusst, aber ich konnte damals auch kaum einen einzigen klaren Gedanken fassen. Stattdessen dachte ich die ganze Zeit über an Laurie. Dieses überwältigende Gefühl von Verlassenheit und Erniedrigung. Ich hasste mich, nicht ihn. (Es ist mir nie gelungen, ihn zu hassen.)

Hungern ist eine gute Methode, um alles zum Schweigen zu bringen. Wenn du so wenig isst, dann bleiben dir keinerlei Reserven, um besonders emotional oder dramatisch auf das Leben zu reagieren; man findet zu einer relativ gleichmütigen Existenz. Und außerdem ist es auch harte Arbeit: Dauernd hungrig zu sein, das erfordert Konzentration, man darf sich nicht vergessen und irgendwas essen, man darf nicht nachlassen und zeigen, dass man etwas zu essen oder eine Umarmung braucht. Man darf sich nicht vom eigenen Appetit überwältigen lassen. Man verdient es schließlich nicht zu essen.

Wenn die Magersucht beginnt, ist es wie bei jeder beliebigen Diät. Man verliert nach und nach an Gewicht, beständig, ein halbes oder ein Kilo pro Woche. Es ist befriedigend zu sehen, dass die eigene Anstrengung sich bezahlt macht: ein simples Spiel aus Aufwand und Entlohnung. Man widersteht dem Croissant oder dem Brownie, die man sonst beim Cafébesuch mit Freunden gegessen hat, man schleppt sich jeden Morgen ins Fitnessstudio, und dann fängt es an, sich zu rentieren. Weniger Kalorien rein, mehr Kalorien raus: die Zahlen auf der Waage werden kleiner. So einfach ist das.

Es mag in der Theorie einfach klingen, aber praktisch ist es nicht so leicht, mit dem Essen aufzuhören. Menschliche Wesen – selbst übermenschliche Anorektiker – sind nun mal darauf programmiert, zu jagen, zu sammeln und zu verzehren; Kalorien bedeuten Leben und Überleben. Es kostet viel Energie, den natürlichen Impuls der Nahrungsaufnahme zu unterdrücken, sich stündlich, täglich die Nahrung zu versagen, obwohl man permanent hungrig ist. Und hierin besteht eines der größten Missverständnisse im Zusammenhang mit der Krankheit: die Annahme, Magersüchtige würden kein Essen mögen. Eine der Fragen, die ich dauernd beantworten muss: »Warum magst du Essen denn nicht?« Ganz ehrlich, ich hasse Essen nicht. (Fürchten, ja, aber hassen, nein.) Ich verbringe den Großteil meines Lebens damit, mir darüber Gedanken zu machen – vielleicht meide ich es deshalb so beharrlich.

Was ich mag? Ach, Speisen, die ich seit Jahren nicht mehr gegessen habe: Muschelnudeln mit flüssiger Butter und geriebenem Cheddarkäse; dicken Vollkorntoast dick mit Konfitüre bestrichen; Tagliatelle mit Pesto; fettige Pommes mit Salz und Essig; Pfannengerichte, vegetarische Currys und alles chinesische Essen; frisch gebackenes Baguette, abgebrochen und dazu ordentliche Stücke von einem reifen Brie, dazu kräftiger Rotwein; Ofenkartoffeln und Baked Beans; Tacos und Bohnenmus und Enchiladas und siebenschichtige Burritos von Taco Bell in Florida; neue Kartoffeln, dampfend heiß in Knoblauchbutter – die leckeren Sachen, in denen wir alle gern schwelgen. Spätabends dann noch Schokolade und händeweise bunte M&Ms mit Erdnüssen. Und die Käsemakkaroni, die meine Mutter uns gekocht hat, als wir klein waren.

Während ich das schreibe, staune ich über die Erinnerungen, die zurückkommen, ich kann die Aromen fast schmecken, all die Sachen, die ich essen würde, wenn es keine Regeln gäbe. Und doch bin ich gleichzeitig auch unbeteiligt, weil ich mir nicht vorstellen kann, sie jemals wieder zu essen. Ich kann einfach nicht dulden, dass ich mir das gestatte. Ich nenne sie Erinnerungen, weil es schon so lange her ist, dass ich sie geschmeckt habe. Manchmal gehe ich an einem kalten Wintertag langsam an dem Stand von Cornish im U-Bahnhof vorbei und würde von dem Geruch, der dort herausdringt, am liebsten ohnmächtig. (Kann ein Duft fett machen?) Diese Pasteten und Pies – ich gebe zu, dass ich in einer Million Jahre keinen Pie essen könnte – duften, wenn man so ausgehungert ist, so köstlich nach Kartoffel, Käse und sonst was. Ich weiß noch, wie gut Fish and Chips früher schmeckten. Als Kinder, in unseren Familienurlauben, teilten wir uns eine Riesenportion Pommes auf der Rückbank im Auto. Das fettige Papier, die salzig knusprigen Kartoffelstücke, der Geschmack auf den Lippen, die Wärme des Essens ...

Wenn ich mir ansehe, was ich aufgelistet habe, stelle ich fest, dass meine Lieblingsgerichte ganz einfach, fast Kinderspeisen sind. Es kommt mir vor, als hätte ich es versäumt, einen erwachsenen Geschmack zu entwickeln, weil die Anorexia auftrat, als ich gerade erwachsen wurde.

»Aber was isst du denn dann eigentlich?« Das ist die zweite Frage, die einem jeder stellt, wenn man eine Essstörung hat. Hauptsächlich Obst und Gemüse: Äpfel, Orangen, Bananen, Brokkoli, Spargel, Spinat. Viel Müsli und probiotischen Naturjoghurt. Manchmal, als Leckerei, Vollkornpitabrot und kalorienarmen Hummus. Kürzlich, vielleicht ausgelöst durch die ersten Frühlingstage, habe ich ein paar neue Sachen ausprobiert: tollen Vollwert-Couscous von Marks & Spencer, dreierlei Bohnen und Tomatensuppe. Tom und ich waren in seinem Garten draußen und haben ein paar April-Zwiebeln gesetzt. Neues Leben, eine neue Jahreszeit – das erinnert mich daran, dass ich mich auf meine Herausforderung konzentrieren muss, ich muss die Palette meiner Nahrungsmittel erweitern.

Damals in Oxford aß ich sehr wenig. Für mich begann die Magersucht tatsächlich so: erst die Süßigkeiten weglassen, dann alle Dickmacher, dann ganze Mahlzeiten auslassen, sehen, wie die Zahlen auf der Waage kleiner werden und die Jeans immer lockerer sitzen. Meine Gefühle waren ein einziges Chaos, doch ich war auch nicht annähernd in der Lage, mir das einzugestehen. Verglichen mit der Trennung war die Anorexia erträglich: Das Unbehagen aufgrund des permanenten Hungers war nichts im Vergleich zum Schmerz meines gebrochenen Herzens. Und außerdem fühlte ich mich schrecklich im Unrecht: Ich war abgewiesen worden, und das war mein Fehler. Mir das Essen nicht zu gestatten war ein Anfang.

Ich kann ehrlicherweise keine klare Grenze zwischen einer Diät und Magersucht ziehen. Aber es muss da eine unsichtbare Schwelle geben, nur weiß ich nicht, wann ich diese überschritten habe. Ich vermute, hier liegt der Kern des Problems: Warum die meisten Leute eine Diät machen können (und danach entweder dünn bleiben oder wieder zunehmen), während andere in den Wahnsinnsstrudel einer ausgewachsenen Essstörung geraten. Ich weiß nur, dass es bei mir, kaum dass ich mit dem Abnehmen angefangen hatte, sehr rasch mit der Anorexia losging. In all dem begrabenen Schmerz und der Scham schien ich etwas gefunden zu haben, das funktionierte. Ich konnte es kontrollieren. Von da an schritt die Selbstvernichtung immer schneller voran.

Als ich an der Uni begann, wog ich gut 60 Kilo. Als ich sie wieder verließ, knappe 35.

෬෧

Meine Erinnerungen an Oxford sind ambivalent und intensiv. Wenn ich zurückschaue, kann ich Dinge nicht nach Ereignissen oder Daten zuordnen, sondern gemäß meinen Gefühlen.

Im ersten Jahr: Partymaus, viele Boyfriends, nicht viel Arbeit, an den Wochenenden mit Freunden am Balliol und Corpus Christi College gekifft, begonnen, Gewicht zu verlieren, gut ausgesehen. Im zweiten Jahr: viel dünner, mit dem Fitnesstraining angefangen, wenige enge Freunde, mehr Alkohol als Essen. Im dritten Jahr: Rückzug in die Bibliothek und mein Zimmer, obsessiver

Sport, ununterbrochenes Arbeiten, Lesen, Gedichte schreiben, fast nichts essen, viele Arzttermine.

Jene Abwärtsspirale – meines Körpers, meines Geistes, meiner Lebenstüchtigkeit – passierte einfach mit mir und war anders als alles, was ich je erlebt hatte. Es ist irgendwie berauschend und beängstigend zugleich zuzusehen, wie alles den Bach runtergeht. Ich hatte alles und nichts im Griff. Ich weiß nicht, was ich mir dabei dachte; ich versuchte nicht, mich zu Tode zu hungern; ich erinnere mich an keinen Schlachtplan. Ich wollte nicht sterben, aber ich wusste, dass ich in großen Schwierigkeiten steckte. Ich wusste auch nicht, wo das enden sollte.

Aber ich fühlte mich nicht nur wie in einer Falle, sondern hatte auch Schmerzen. Mit null Fett – weder dem normalen subkutanen Körperfett noch Fett durch entsprechende Nahrung – kämpft man permanent ums Überleben. Alle Magersüchtigen reden vom Frieren, und ich empfand diese Winter in Oxford als unglaublich hart. Kürzlich habe ich aus Neugier mal auf der offiziellen Seite des Wetterdienstes nachgesehen, ob die dort aufgezeichneten Temperaturen aus den drei Dezembern Ende der 1990er tiefer waren als sonst; dem war natürlich nicht so. Also warum fror ich dann schlimmer, als ich es je für möglich gehalten hätte?

Ich erinnere mich an einen Abend, als die Geburtstagsparty einer Freundin im Maxwell's, einer Cocktailbar in der Stadtmitte, gefeiert wurde. Es wimmelte von Studenten und war gut geheizt, aber die Kälte war mir bis ins Mark gedrungen, und ich hatte einfach nicht genügend Fleisch auf den Knochen, um mich warmzuhalten. Da saß ich also in Rollkragenpulli, Jeans und Stiefeln zwischen Freundinnen in Trägerhemdchen und dünnen Kleidchen und fror erbärmlich. Es hatte mich all meine Kraft gekostet, überhaupt zu kommen, und ich versuchte auch zu bleiben, aber ich konnte mich auf kein Gespräch konzentrieren, und meine Fingerspitzen waren taub. Irgendwann schlüpfte ich hinaus in die finstere Nacht und ging ganz allein die gut drei Kilometer an der Schnellstraße entlang nach Hause. Ich hätte auch den Bus oder ein Taxi nehmen können, aber das wäre »fettes« Verhalten gewesen. Anorexia ist ja ein Prozess permanenter Selbstbestrafung; kleine alltägliche Grausamkeiten, die Unfähigkeit, nett zu sich selbst zu sein und zu sagen: *Du bist müde, du frierst, steig doch in ein warmes Taxi.* Zurück in meiner Wohnung im Studentenheim an der Iffley Road ließ ich mir ein Bad ein, das so heiß war, wie ich es eben noch aushielt. Ich weiß noch, wie weh es tat, mich hineinzusetzen, weil mein Steißbein so hart an den Wannenboden und meine Ellbogen und Knie an den Wannenrand stießen. Ich war von den leichtesten Stößen mit blauen Flecken übersät. An jenem Abend, während ich in dem dampfenden Wasser lag, so bleich und leicht wie Papier, musste ich an meine Freunde denken, die sich gerade im Maxwell's mit karaffenweise Sea Breeze betranken. Das war so eine Art Wendepunkt, als ich so im Wasser lag und mich fragte, wie viele weitere Winter ich wohl noch überstehen würde.

Nach Monaten der Selbsttäuschung und Täuschung der Ärzte, wenn ich dieselben paar Pfund zu- und wieder abnahm, kam ich schließlich zu folgendem Entschluss: Ich musste versuchen, ein bisschen zuzunehmen. Ich konnte sehen, wie krank ich wirkte, obwohl ich inzwischen kaum noch in den Spiegel schaute. Mir drohte ernstlich die Einlieferung in ein Krankenhaus. Ich bekam

Prozac verschrieben – dazu später mehr, und obwohl es nicht sofort passierte, begannen diese kleinen grün-weißen Pillen doch nach und nach, das chemische Ungleichgewicht in meinem Gehirn auszubalancieren. Noch schlimmer war, dass die Sorge meiner Mitmenschen mir zusetzte. Ihre Betroffenheit war nicht mehr mittel, sondern groß – Warnstufe Orange. Es gab Telefonate zwischen meinen Tutoren, Eltern und Freunden. Ich begann, im Studentenheim zu arbeiten, damit ich niemanden sehen musste. Ich war damals fast 21; meine Güte, ich wollte nicht, dass sich jemand um mich kümmerte. Ich musste in Oxford bleiben und meine Prüfungen absolvieren. Eine Gewichtszunahme war der einzige Weg, um einen Klinikaufenthalt zu vermeiden und die Kontrolle über mein Leben zu behalten.

Dann passierten an einem Wochenende im April, sechs Wochen vor Beginn des Examens, zwei Dinge. Am Samstagabend bekam ich Besuch von meinem Exfreund Steven. Er war für ein paar Tage bei seinem Bruder, und manchmal trafen wir uns, wenn wir gerade Singles und beide in London waren oder wenn ich nach Manchester bzw. er nach Oxford kam. Wir hatten uns ungefähr sechs Monate nicht gesehen, und mir war klar (wie es mir in diesen Jahren ständig auf schreckliche Weise klar war), dass Leute, die ich eine Zeitlang nicht getroffen hatte, dazu neigten, von meinem Gewichtsverlust entsetzt zu sein. Steve war ein unbeschwerter Typ, und wir standen uns auch nach der Trennung, die damals zwei Jahre her war, noch ziemlich nahe. Meist genehmigten wir uns zusammen ein paar Drinks, endeten dann im Bett oder auch nicht, aber es war immer unkompliziert gewesen. Er kam gegen 19 Uhr und brachte eine Flasche Weißburgunder mit. Wir lümmelten eine Zeitlang auf dem Bett in meinem Zimmer herum, tranken den Wein und erzählten uns Neuigkeiten. Das Radio lief, und dann kam »unser« Lied: *Let's Stay Together* von Al Green. Da sprangen wir auf, um zu tanzen, weil wir angeschickert waren und um der alten Zeiten willen. Es ist ein relativ langsames Lied, und ich fand es einfach schön, sich so nah zu sein, sich kaum zu bewegen, sondern nur zu halten, und es war auch schön, dass Steve mich küsste. Nach vielleicht einer Minute legte ich meine Hand an seine Wange und fühlte Tränen in seinem Gesicht. Er weinte.

Er küsste mich nicht aus Verlangen oder Leidenschaft, das war alles verschwunden. Der nette, attraktive Steve legte die Arme um mich und spürte nur ein Skelett. Ich habe versucht, die Worte auszulöschen, die er sagte, aber den Blick seiner Augen kann ich nicht vergessen – eine Mischung aus Entsetzen und Trauer. Er fragte, was mit mir passiert sei, und ich sagte, ich sei okay, woraufhin Steve nur meinte, das sei ich nicht, und gegen Mitternacht ging.

Von diesem schrecklichen Erlebnis gequält stand ich am Sonntagmorgen noch früher auf als sonst und ging über die Straße ins Fitnesstudio an der Iffley Road (dort lief Roger Bannister als Erster die Meile in vier Minuten). Das Studio war noch verlassen, und so steckte ich meine Ohrstöpsel ein und verbrachte meine übliche Stunde auf dem Laufband, danach machte ich noch ein paar Kilometer auf der Rudermaschine. Auf dem Weg nach draußen hielt mich der Manager am Empfangstresen auf, um kurz mit mir zu sprechen. Es täte ihnen leid, erklärte er, aber man hätte entschieden, meine Mitgliedschaft zu kündigen. Aus gesundheitlichen Gründen, erklärte er. Man würde mir natürlich die Gebühr für die bereits bezahlten Monate erstatten. Man habe den Eindruck, ich würde es womöglich übertreiben und sollte meinem

Körper eine Ruhepause gönnen. Nie in meinem Leben war ich so gedemütigt worden.

֍

Also Selbsterhaltungstrieb, Eitelkeit, Verzweiflung, Prozac, Stolz? Aus welchen Gründen auch immer – langsam, schmerzlich langsam – schaffte ich es jedenfalls, etwas zuzunehmen. In dem letzten Sommer in Oxford gelang es mir, das Krankenhaus zu vermeiden, meine Prüfungen abzulegen und einen guten Abschluss zu erzielen. Es war unglaublich hart, wieder mit dem Essen anzufangen, aber als ich es tat, wurde das Leben auch leichter. (Das ist schwer vorstellbar, wenn man selbst nie so tief gesunken ist, aber jedes Gramm extra wirkt sich schon auf deinen Gemütszustand und dein Wohlbefinden aus.)

Ich wog inzwischen gute 41 Kilo, was schon deutlich besser war als knappe 35. Den Sommer über reiste ich allein – nach Ägypten und Italien –, arbeitete als freie Journalistin in London und hatte eine interessante Beziehung mit einem Psychologieprofessor. Außerdem zwang ich mich weiterhin zu essen. Brot, Pasta, lauter einfache, nicht bedrohliche Sachen. Kleine Mengen zwar, aber genug, um mein Gewicht zu halten.

Jeder Bissen war ein verdammter Kampf. Jedes Mal, wenn ich an Essen dachte, empfand ich Gier. Ich glaubte, es nicht zu verdienen. Es war die Hölle. Doch als ich im September nach meinem Studienabschluss meinen ersten Job in einer Werbeagentur antrat, war ich stabil. Immer noch sah ich ziemlich dünn aus, aber ich war aus der Gefahrenzone. Zurück im Land der Lebenden.

So blieb ich jahrelang. Immer knapp unter 45 Kilo. Das bedeutet »funktionale Anorexia«: Man führt ein normales Leben, geht

einem Beruf nach, hat ein Zuhause; das erhält man sich »neben«
der Essstörung. Ich wechselte aus der Werbung in die Verlagsbranche und begann, dort meine Nische zu finden. Erst miete-
te ich mir ein kleines Einzimmer-Appartement in Camden Town,
dann kaufte ich mir eine Einzimmer-Wohnung in der Nähe von
Elephant & Castle. Das ist zwar nicht gerade das Stadtviertel mit
der saubersten Luft, aber ich liebte die kleine Wohnung in einer
Sackgasse nicht weit von der Überführung des ehemaligen Bahn-
hofs Bricklayers' Arms. Ich erinnere mich noch an den Tag, als der
Kauf abgewickelt war – ein Dienstagmorgen, an dem ich wie immer bei der Arbeit war. Der Kauf hatte sich monatelang hinge-
zogen, und meine erste Begegnung mit Hypothekenberatern und
Gutachtern und Notaren war erwartungsgemäß mühsam gewesen, bis dann endlich der Makler anrief: »Das Geld ist überwiesen,
die Wohnung gehört Ihnen. Kommen Sie doch vorbei und holen
Sie sich die Schlüssel ab, wann immer es Ihnen passt.«

Ich sprang sofort auf mein Fahrrad und fuhr vom Büro in
Euston in die Borough High Street. Der Makler staunte nicht
schlecht, mich zu sehen, nachdem er den Hörer doch mehr oder
weniger gerade erst aufgelegt hatte. Kurz darauf besaß ich die
Schlüssel, und die Wohnung war mein. Ich war dort noch nie
ohne den Makler gewesen. Mit einem Gefühl wie eine Einbreche-
rin schloss ich die Tür auf. Die Wohnung war leer und voller Sonnenlicht – nur die alten Holzdielen und ein riesiger Kühlschrank.
Ich holte den Champagner aus meinem Rucksack, steckte das
Kabel des Kühlschranks ein und legte die Flasche hinein. Dann
schickte ich meinem damaligen Freund (einem polnischen Fahr-
radstuntman) und meinen Schwestern SMS: Habe die Schlüssel! Kommt ihr um 19h zum Anstoßen? Danach radelte ich ins

Büro zurück und ging für den Rest des Nachmittags meiner Arbeit nach.

(Übrigens war das ein interessantes Beispiel für Anorexia in Aktion. Kapiert man, was hier passiert ist? Ich war um 6 Uhr aufgestanden und ins Büro geradelt, acht Kilometer. Dort trank ich meinen schwarzen Kaffee und aß meinen Apfel, danach vielleicht im Laufe des Vormittags noch eine Banane. Mittags mit dem Fahrrad zum Makler – so vermied ich auch gleich die Gelegenheit zum Essen; immer bin ich »zu beschäftigt« dafür – vom Makler zur Wohnung, von dort zurück zur Arbeit, dann radelte ich am Ende des Tages nach Hause, duschte, zog mich um und trank in der neuen Wohnung Champagner, um zu feiern … Da kamen 33 Kilometer mit dem Rad zusammen, dazu ein normaler Arbeitstag, die ganze Hektik und Aufregung und nichts zu essen außer Obst. So lebte ich damals – und an manchen Tagen, wenn ich traurig oder beschäftigt oder unausgeglichen bin, dann mache ich es immer noch so. Wenn ich die Wahl zwischen dem Fahrrad und der U-Bahn habe, idealerweise mit einer weiten, anstrengenden Strecke, dann radele ich. Bietet sich die Chance, eine Mahlzeit auszulassen, dann nutze ich sie. Manchmal entscheide ich das nicht einmal bewusst; irgendwie bin ich einfach schon darauf programmiert. So äußert sich die Magersucht: mit zu viel Aktivität bei zu wenig Nahrung – und sich dabei permanent ums Essen drücken.)

Ich lebte drei Jahre lang in der Wohnung am Elephant & Castle, und mein Gewicht blieb in dieser Zeit relativ stabil. Mein Essverhalten war allerdings alles andere als normal – ich aß kaum im Büro, selten in Gegenwart anderer Menschen, aber meine Kollegen schienen sich daran gewöhnt zu haben. Ich schloss mich ihnen an, wenn sie am Freitag nach der Arbeit in den Pub gingen, aber nie für ein Sandwich im Park um die Mittagszeit: Alkohol war okay, Essen nicht. Wir waren ein gutes Team, alle in den Zwanzigern, junge Lektoren und Grafikerinnen. Ich glaube, ich galt als ein wenig verschlossen, distanziert – oder vielleicht mache ich mir da auch etwas vor. Vielleicht wussten alle, dass ich magersüchtig war, und redeten von mir als der Dünnen mit der Essstörung (was ich nicht hoffe). Aber wie auch immer, es war eine glückliche Zeit, und ich arbeitete mich im Verlag nach oben.

Als ich mich schon zu einer erfahreneren Lektorin entwickelt hatte, ging ich sowieso seltener mit den Gleichaltrigen im Büro etwas trinken, so dass es leichter wurde, gemeinsames Essen zu vermeiden. Unglücklicherweise musste ich allerdings gleichzeitig öfter andere einladen – Autoren zum Mittagessen usw. Falls jemand glaubt, eine Essstörung beschränke sich nur auf die Mahlzeiten, liegt derjenige falsch. Essen durchdringt jeden Bereich unseres Lebens – unsere Freundschaften und Paarbeziehungen (man bekocht einander, dann gibt es noch die Familienessen, Süßigkeiten usw.) und auch die Arbeit. Ich kann gar nicht sagen, wie sehr die Anorexia mich in meiner Karriere eingeschränkt hat. Fast wöchentlich steht ein neues furchterregendes Event an, eine Besprechung mit Sandwiches von einem Caterer, eine Büroparty, ein Geburtstag, ein Abschied oder Getränke und Snacks, warum auch immer. Und immer ist dabei irgendwelches Essen im Spiel, das es zu meiden gilt.

Ein spezielles Geschäftsessen hat sich mir ins Gedächtnis gegraben. Es liegt inzwischen Jahre zurück, und ich bin mir nicht sicher, warum ich gerade dieses noch so klar in Erinnerung habe, wo doch jeder beliebige und noch so nichtige Anlass (der mit Essen verbunden war) mir traumatisch erschien. Ich hatte gerade erst beschlossen, zuzunehmen und »die Magersucht aufzugeben«, ein weiterer halbherziger Versuch, der zum Scheitern verurteilt war. Es war damals sowieso erst der erste Tag meines Neuanfangs, den ich wochenlang vor mir hergeschoben hatte. Ich war zu dem Zeitpunkt Lektorin für den Bereich Psychologie und sollte einen neuen Autor zum Essen ausführen. Normalerweise hätte ich ein Treffen zum Kaffee in einer hübschen Patisserie arrangiert – und dann zum Ausgleich üppige Mehlspeisen bestellt –, doch zwei vorgesetzte Kollegen sollten ebenfalls mitkommen und hatten ein feudales Essen vorgeschlagen. Ich konnte mich also nicht aus der Affäre ziehen.

In einem italienischen Restaurant nicht weit vom Verlag war ein Tisch für uns reserviert. Meine Angst hatte sich wochenlang aufgestaut – in der Nacht vor dem Termin tat ich kein Auge zu. Ich muss mindestens fünfmal auf der Website des Lokals gewesen sein, die Speisekarte auf mögliche Fallen durchgesehen und mir überlegt haben, was ich nehmen könnte. Es war ein wunderschöner Wintertag, strahlend sonnig und klirrend kalt, der erste Sonnenschein in London seit Wochen. Bevor wir aufbrachen, winkte die Lektorin, die neben mir saß – ein hübsches Mädchen und eine gute Freundin –, mir zu und meinte: »Ich hoffe, der Termin läuft gut, Em, aber bestimmt ist es ein gutes Mittagessen gratis.« Das hörte ich in der Arbeit andauernd, aber ich begriff es nicht. Leute sagten: »O Mann, saublöde Büroparty – ich geh nur wegen des Essens hin.« Diese Auffassung erstaunte mich jedes Mal wieder – ich hätte alles getan, um das Gratis-Essen auf den Gratis-Events zu vermeiden: Krankheit vortäuschen, aus dem Fenster klettern, was auch immer!

Jeden Tag sah ich Leute im Büro zusammen Mittagessen gehen,

locker, fröhlich. Ich wunderte mich immer, wie unkompliziert das aussah. Im Laufe der Jahre habe ich getan, was ich konnte, um das Essen mit anderen zu vermeiden: Ich schmuggelte Bananen in Schränke mit Büromaterial, aß trockenes Brot in Toilettenkabinen und Joghurt auf Parkbänken im Regen. Wenn ich unter Menschen bin und keine Möglichkeit sehe, mich zurückzuziehen, dann verzichte ich einfach ganz aufs Essen.

Und das ist nur die praktische Seite – gar nicht zu reden vom sozialen Aspekt, den Entschuldigungen, Ausreden und Ausweichmanövern, die so verdammt ungesellig wirkten. Ich habe über die Jahre wirklich ein paar gute Freundschaften bei der Arbeit geschlossen, aber es gab da immer diese Barriere, die verhinderte, sich auch nur mit einem dieser Menschen eng zu befreunden. Und ich weiß, dass alle das seltsam finden. In Büros ist die Mittagspause die Gelegenheit, bei der Freundschaften geschlossen und vertieft werden, wo aus Kollegen Verbündete werden: Es ist die einzige Gelegenheit, um während des Arbeitstags mal rauszukommen und über den gemeinen Chef zu lästern oder einander etwas anzuvertrauen. Wenn ich die anderen alle sah, wie sie sich zum Mittagessen zusammentaten, dann fragte ich mich, warum zur Hölle ich es mir nur so schwer machte. Wäre es nicht leichter und schöner, sich ein gutes Sandwich zu kaufen und es vor aller Augen zu essen – im Sommer auf dem Rasen oder an meinem Tisch im Büro oder in einem Straßencafé? Oder mit Freunden? Es war Jahre her, dass ich so etwas zuletzt gemacht hatte.

Das erklärt vielleicht meine schlimmen Vorahnungen vor dem erwähnten Geschäftsessen. Ich weiß noch, wie sehr ich mir wünschte, der Termin wäre bereits vorbei. Wir saßen an einem runden Tisch am Fenster, alles war mit glänzendem Tafelsilber und cremefarbenen Stoffservietten eingedeckt. Dann erschien der Autor: Man stellte sich vor, schüttelte Hände, und der Kellner teilte die Speisekarten aus. Aber ich war vorbereitet, oder etwa nicht? Ich wusste, was ich bestellen würde, obwohl natürlich das Risiko bestand, dass man die Karte geändert hatte.

Ich erinnere mich an die Panik, die mich überfiel: Es schien mir unsinnig früh, um sich zum Mittagessen zu setzen; die Vorstellung von einem kompletten Menü entsetzte mich. Die anorektische Stimme wirkte auf mich in der vornehm gedämpften Atmosphäre des Lokals sehr laut. Jetzt etwas essen – wo du es dir noch nicht einmal verdient hast? Bestimmt ist es noch mitten am Vormittag! Es war 13.30 Uhr. Normalerweise hätte ich mir um die Zeit einen Apfel oder eine Banane erlaubt, aber ein komplettes gekochtes Menü in einem Restaurant? Warmes Essen um diese Zeit? Egal, ich bestellte mir eine Cola Light und der Autor einen Orangensaft (er musste noch fahren), während meine zwei Kollegen sich eine Flasche Rotwein kommen ließen.

Der Kellner brachte unsere Vorspeisen (grünen Salat ohne Dressing für mich), und wir besprachen das neue Buch. Dann kamen die Hauptgerichte: Steaks für alle anderen und Pasta Arrabiata für mich. Es war eine Riesenportion Spaghetti, was mich aus unerfindlichen Gründen wütend machte. Es kam mir so unfair vor, dass es, selbst wenn ich die Hälfte davon verdrückte, aussähe, als würde ich nicht ordentlich essen. Das ärgerte mich, gerade jetzt, wo ich mich anstrengen wollte, normal zu sein, und es ärgerte mich sogar mehr als die Tatsache, dass es so verdammt viel Essen war. Es schmeckte köstlich (das hatte ich vergessen), und ich war so hungrig (wie immer), und all meine Ängste bezüglich Fressgier bestätigten sich. Ich wusste, dass ich wahrscheinlich auch die dreifache Portion Spaghetti hätte verschlingen können, denn die Wahrheit lautet: Ich bin ein Fresssack.

Irgendwie überstand ich jedenfalls dieses Essen, und es war okay, weil die anderen alle Männer waren. Die meisten Männer sind nicht gerade sensibilisiert für gestörtes Essverhalten: Sie merken nicht, wenn man ein Brötchen aus dem angebotenen Korb nimmt, damit herumspielt, es in zwei Hälften bricht und dann zerkrümelt auf dem Brottellerchen des eigenen Gedecks liegen lässt. Sie sehen es nicht, wenn du das Olivenöl-Dressing in die Hand nimmst, aber nichts davon über deinen Salat verteilst. Hoffentlich fanden sie es nicht befremdlich, dass ich den Kellner dreimal daran erinnerte, keinen Parmesan über meine Pasta zu streuen.

Wie sehe ich aus, wenn ich in Gesellschaft esse? Ich fühle mich, als würde ich mich bucklig über den Teller lehnen, angespannt, der innere Konflikt, der in meinem Kopf herrscht, deutlich sichtbar. Konnten sie die anorektische Stimme in meinem Kopf hören, wie sie bei jeder Gabel voller Fett und Kalorien schrie: gefräßig, gefräßig! Ich glaube nicht, dass sie das konnten.

Mein Essen an Tag eins meines Neubeginns: grüner Salat, kein Dressing, Spaghetti mit Tomatensoße. Damit hatte ich nicht zu sehr gesündigt – war das nicht sogar ziemlich gesund? Unbeschreiblich, dieser Geschmack von richtigem Essen, wenn man sonst nur Äpfel gewohnt ist. Selbst während ich versuchte, das Gespräch wieder auf das geplante Buch zu bringen (sie redeten über Fußball), waren meine Geschmacksknospen von all den verschiedenen Aromen überwältigt: frische soßengetränkte Nudeln, Olivenöl, Pesto, Pinienkerne, saftige Kirschtomaten, jede Gabel fettglänzend, tropfend, fett. Mein Körper gierte so nach Fett, dass mir fast schwindelig wurde.

(Ich weiß noch, wie ich meiner kleinen Nichte Isla ihr erstes Stück Schokolade gab und sie von dem neuen Geschmack wie betrunken war. Dabei knabberte sie nur an der Ecke eines Schokoladenkekses, aber ihre Augen leuchteten auf, und ein seliges Lächeln erschien auf ihrem Gesicht. Unser Körper ist darauf programmiert, auf Fett zu reagieren: Das liegt nicht nur an mir und meiner unstillbaren Fresssucht; das ist kein Vergehen.)

Welche Erleichterung, als dieses Geschäftsessen vorbei war! Ich wollte nicht vor den Resten meiner Pasta sitzen, denn was wäre gewesen, wenn ich weitergegessen hätte? Natürlich würde ich das nicht tun – ich hatte exakt die halbe Portion aufgegessen und danach mein Besteck beiseitegelegt. Aber was, wenn ich noch mal ansetzen und alles bis auf die letzte köstliche Nudel wegputzen würde? So fühle ich mich in Restaurants immer, wenn sie die Teller nicht abräumen. Solange die Pasta vor mir stehenblieb, konnte ich nicht aufhören, mir den Kopf darüber zu zerbrechen, ob ich mehr oder weniger als die Hälfte gegessen hatte. Und darüber, wie ölig die Arrabiata gewesen war. (Noch tagelang sollten sich meine Lippen von dem vielen Öl fettig anfühlen.)

Die Pein eines gewöhnlichen Business-Lunchs: die schlaflosen Nächte und das Bestellen unbekannter Speisen und das Essen vor anderen – konnte es sein, dass Leute so etwas wirklich genossen? Situationen wie diese bringen mir die sehr realen Unterschiede im Kopf einer Magersüchtigen zu Bewusstsein: Ich kann mir einfach nicht vorstellen, dass es Spaß macht, sich in aller Öffentlichkeit etwas zu essen zu gönnen. Selbst jetzt noch, wenn Tom, beispielsweise beim Frühstück, in seinen Kalender schaut und entdeckt, dass er mit irgendwelchen PR-Leuten zum Mittagessen verabredet ist, staune ich, wie spontan er damit umgeht, später mit Fremden auswärts zu essen. »Wenigstens einen Fünfer bei Pret à Manger gespart«, sagt er dann, und ich frage mich, ob ich es schaffen werde, in diesem Punkt jemals so cool zu sein.

Nachdem das Hauptgericht abgetragen worden war, fühlte es sich an, als sei eine Last von meinen Schultern genommen. Es klang total vernünftig, dass ich kein Dessert bestellte, nachdem ich erklärte, angenehm satt zu sein. Ich bestellte dafür einen schwarzen Filterkaffee ohne Koffein. Nachdem ich die Schrecken des Essens hinter mir hatte, fühlte ich mich beschwingt. Ich setzte mich gerader hin, kontrollierter, professioneller. Ich wandte mich an meinen Autor, und wir begannen, die Bedingungen des Vertrages zu besprechen.

Ich gebe das nicht gerne zu, wie schrecklich die Anorexia alles beeinträchtigt und so verdammt anstrengend macht. Aber ich bin stolz darauf, dass ich trotzdem in meiner Verlagskarriere über zehn Jahre lang gut vorangekommen bin. Man kann sich über meinen Horror vor öligen Spaghetti amüsieren (selbst ich lächle heute darüber), aber man stelle sich vor, wie kompliziert dadurch für mich Events bei der Arbeit, Partys und Konferenzen waren. Ich aß eben nicht bloß einen Happen mit einer Kollegin, einem Kunden, sondern musste mich in aller Öffentlichkeit meiner schlimmsten Phobie stellen. Da versuchst du, dich professionell zu unterhalten und deine Rolle zu spielen, doch in deinem Inneren kreischt die Anorektikerin bei jedem Bissen wie irre.

Ob dieses schöne Mittagessen wirklich ein Neubeginn war? Mein Pasta-genährter Kickstart zur Heilung? Nicht wirklich. Es war ein Kickstart ins Nichts, höchstens in Jahre mit derselben Nahrungsphobie. Nach dem Essen schwieg mein Körper für den Rest des Nachmittags. Er schien befriedigt – ein Gefühl, das ich ganz und gar nicht gewöhnt war. Ich weiß noch, dass ich nichts spürte: keine Hungerschmerzen, kein Verlangen nach Essen. Mein Magen verrichtete friedlich seine Arbeit, schätze ich, verdaute die Nährstoffe (oder was auch immer ein voller Bauch mit all dem Fett macht). Zurück im Büro beunruhigte mich diese Stille; das war, als fehle eine Dimension. Nichts besaß Schärfe.

Selbst das Nach-Hause-Radeln an jenem Tag war anders: Ich fühlte mich nicht ausgelaugt, also warf ich mich nicht in die Kurven und raste nicht im Zickzack durch den Londoner Verkehr. Ich empfand sogar beträchtliche Geduld und blieb, wie es sich gehörte, an roten Ampeln stehen. Gemütlich fuhr ich dahin, betrachtete Häuser, Bäume und Passanten. Die Sonne ging gerade unter, und der Abend war mild. Ich hielt auf der Brücke im Hyde Park an und schaute über den Serpentine. Es waren noch ein paar blaue Boote auf dem Wasser, und ich überlegte fast, von meinem Rad zu steigen und mich mit einem Notizbuch auf die Wiese plumpsen zu lassen. Ich brauchte mich nicht zu hetzen, um nach Hause zu kommen, wurde mir plötzlich bewusst, ich konnte genauso gut noch die Abendsonne genießen. Ich konnte auch bei einem Café anhalten, mir ein kaltes Bier oder ein Glas Wein al fresco gönnen. Ich konnte irgendwas Spontanes, Ungeplantes tun. Doch das machte ich nicht. Das passte nicht zu mir und fühlte sich falsch an. Wenn mein Hunger gestillt ist, gibt es nichts, worauf ich mich verlassen könnte, nichts, was in mir übrig wäre; dann stürzt die ganze Welt auf mich ein. Zu viele Möglichkeiten und Dinge, die ich nicht kontrollieren kann. Ich wollte meinen Hunger zurückhaben. Er fokussiert mich, hält mich wachsam, sauber und leer. Sattheit dagegen ist faul und befriedigt und selbstgefällig. Ich fühlte mich fett und diffus und treibend. Mein Körper war so still.

Doch damit werde ich mich abfinden müssen, wenn es mir gelingt, diese Krankheit zu besiegen. Wenn ich anfange zu essen (ausreichend, regelmäßig), ja, dann werde ich mich so fühlen. Ich muss darauf vertrauen, dass, wenn der Hunger verschwindet, er von etwas anderem ersetzt wird, von etwas Bedeutsamerem als meinem Magen, der schmerzt, weil die Magensäure sich in die Schleimhäute frisst, etwas Bedeutsamerem als den andauernden Gedanken ans Essen. Das Sättigungsgefühl, das alles andere aus dem Lot bringt, muss für mich irgendwie normal werden. Ich muss weiteressen, wie schwer es mir auch fallen mag, weil mir die Ausreden ausgehen und die Zeit davonläuft.

Meine Spaghettiängste dauerten bis weit in die Nacht. Nach genau zwölf Stunden lag ich hellwach im Bett und starrte in die Dunkelheit. Ich machte das Licht an und setzte mich auf die Bettkante; ich fühlte mich ängstlich und besiegt. Nachdem ich zu Hause war, hatte ich wegen des Mittagessens – diesem halben Teller Pasta – das Abendessen ausfallen lassen. Deshalb war ich ab Mitternacht natürlich so hungrig, dass es mir nicht gelang einzuschlafen. Das war so vertraut, der nagende Schmerz in meinen Eingeweiden, die immer wiederkehrenden Gedanken. Ich musste mich damit abfinden, dass ich, noch bevor ich richtig begonnen hatte, bereits wieder gescheitert war. Aber eigentlich war ich sogar erleichtert, wieder in die ausgebreiteten Arme meines schlimmsten, besten Freundes zu sinken: Hunger.

Mehrfaches Scheitern ist so typisch für den Heilungsprozess – darum sind die Rückfallquoten bei Magersucht auch so hoch. Natürlich weiß ich, dass das sinnlose Zeitverschwendung ist, all die Stunden, die ich damit verbrachte zu überlegen, was ich essen oder nicht essen würde, was ich gegessen oder nicht gegessen hatte. Man mogelt, lässt Mahlzeiten aus und weiß genau, dass man sich doch nur selbst betrügt. Mir ist es unmöglich, diese innere Stimme zum Schweigen zu bringen, die Kommentare dazu, wie verfressen es ist, sich Nahrung zu gönnen. Ich war schon immer energiegeladen, hundertprozentig, leicht manisch. Hunger sollte einem doch keine Energie verleihen, aber paradoxerweise ist es so: Du bist immer leer, rastlos, auf der Suche nach etwas, das dich ausfüllt, immer nervös.

Das war also ein weiterer Fehlstart gewesen. Aber der Punkt ist, dass ich das schon erlebt hatte, im Laufe der Jahre sogar viele Male. Nach der Einschätzung von Suchtexperten ist die Wahrscheinlichkeit, am Ende Erfolg zu haben, umso größer, je häufiger man versucht, etwas aufzugeben (Alkohol, Drogen, Zigaretten). Ich habe mich schon vorher auf den Weg der Besserung gemacht: Ich weiß genau, wie es ist, mit dem Essen zu beginnen und dann die Nerven zu verlieren und wieder aufzuhören. Von New York nach Oxford nach London, in diesen Jahren zwischen 19 und 29 habe ich, ohne zu übertreiben, fast jeden Tag so empfunden. Ich kam der Selbstzerstörung ganz nah und versuchte dann, das Steuer herumzureißen; langsam, ganz langsam begann ich, wieder mehr zu essen. Und während ich das tat – taumelnd und mit vielen Rückschlägen –, bemerkte ich, dass auch der Rest meines Wesens wieder zum Leben erwachte.

◦◦

Damals, zur Jahrtausendwende, um die Zeit, als besagter Lunch stattfand, hatte ich gerade eine Beziehung mit Greg begonnen. Er war ein Mann, der leider verheiratet war und auch Kinder hatte. Wie ich Skorpion – total labil, aber einer der nettesten und intelligentesten Männer, die mir je begegnet sind. Wir konnten die ganze Nacht wach bleiben und uns bei Rotwein und Zigaretten unterhalten. Wir stritten viel, lasen zusammen Gedichte und hörten gemeinsam Musik. Eines Abends brachen wir einfach auf und fuhren kilometerweit aus London hinaus und in die Berge von Snowdonia; am nächsten Morgen mussten wir, um zur Arbeit zu kommen, die ganze Strecke wieder zurück. So war es mit Greg: immer aufregend, aber nie entspannt. Er war 44 und ich 24. Wir waren am gleichen Tag, mit genau 20 Jahren Abstand, geboren. Ich weiß nicht, was ich mir davon erwartete, falls ich überhaupt jemals darüber nachdachte, auch wenn Greg davon sprach, für immer zusammenzubleiben. Inzwischen hatte ich mich zu einem Gewicht von knapp 48 Kilogramm gezwungen, aber es war ein beständiger Kampf. Die Anorexia blieb mein schändliches Geheimnis, aber ich lernte, damit zu leben, trotzdem zu funktionieren. Ich kochte mir immer noch keine normalen Mahlzeiten. Ich kochte überhaupt nicht, aber ich aß: Obst, Salat, Brot.

Während ich so einigermaßen ins Gleichgewicht fand, verlor Greg seines. Im Jahr 2002 brachte er sich um. Ich denke immer noch an jedem einzelnen Tag an ihn. Unsere Beziehung war für mich die erste seit New York, in der ich begonnen hatte, etwas weniger wachsam zu sein. Manchmal fühlten wir uns wie Bruder und Schwester oder wie Vater und Tochter oder wie Zwillinge; so nahe standen wir einander. Ich werde niemals genau wissen, was in den letzten Stunden vor seinem Tod passiert ist oder was ihn letztlich zu diesem Schritt bewogen hat. Ich vermute, das ist auch der Grund dafür, warum es so schwerfällt, einen Suizid zu akzeptieren: Es gibt keine Erklärung, kein letztes Abschiednehmen. Und natürlich kann ich nur Vermutungen anstellen. Greg hatte jahrelang unter einer klinischen Depression gelitten und war in seinen letzten Monaten von einer beträchtlichen inneren Unruhe getrieben. Er machte sich Vorwürfe wegen seiner Familie, seiner Vergangenheit, unserer Beziehung; dazu kamen noch Alkohol, die falschen Medikamente, und alles zusammen zerriss ihn. Selbstmord ist ein Akt der Feigheit, aber er kostet zugleich enormen Mut. Der Philosoph Friedrich Nietzsche argumentierte, das Individuum habe volles moralisches Recht, sich das Leben zu nehmen, aber ich bin mir da nicht so sicher. Nicht, wenn man bedenkt, was man zurücklässt. Ich erinnere mich, dass mir mal jemand sagte: Ein Suizid ist deshalb tragisch, weil nichts ihn unterbindet ... Rückblickend verstehe ich, warum Greg nur noch diesen Ausweg sah, obwohl es für jeden falsch ist, sich in solcher Verzweiflung zu töten. Warum habe ich das nicht kommen sehen? Warum habe ich niemanden um Hilfe gebeten? Ich habe ihm vergeben, doch mir werde ich das nie verzeihen. Es gibt ein Gedicht von Emily Brontë, *Remembrance*, Erinnerung. Das enthält alles, was ich Greg je habe sagen wollen:

Kalt in der Erde – und der tiefe Schnee auf dich gehäuft!
Weit, weit entfernt, kalt im düsteren Grab!
Hab' ich vergessen, meine einzige Lieb', dich zu lieben,
Schließlich getrennt durch die alles trennende Woge der Zeit?

Ich erinnere mich noch an den Anruf im Morgengrauen, als man mir mitteilte, man habe seine Leiche gefunden, an diesem schönen Septembertag. Die Blätter färbten sich rot und golden, und in der Luft spürte man die erste Kühle. Dann die Autopsie und am darauffolgenden Wochenende die Hochzeit meiner großen Schwester und Gregs Beerdigung, an der ich nicht teilnehmen durfte. Wochen später erklärte sich der dortige Pfarrer bereit, mir heimlich die Stelle zu zeigen, an der er begraben lag. Dort neben seinem frischen Grab zu sitzen, das war einer der schlimmsten Momente meines Lebens: Es schien mir schlicht unmöglich, dass sein Körper wirklich dort sein sollte, nur ein paar Handbreit unter mir.

Es folgten Wochen, Monate, in denen mein Kopf die reinste Hölle war: Fragen, Schuld, Trauer und Liebe prallten dort aufeinander, ohne Trost, ohne Antworten. Ich konnte mich nie von ihm verabschieden. Ihn kein letztes Mal im Arm halten.

Heute sagen meine Eltern, sie seien überzeugt gewesen, dass Gregs Tod mich in die schlimmste Magersucht zurückfallen lassen würde. Das passierte einerseits, aber andererseits auch wieder nicht. Ich verlor damals tatsächlich eine Menge Gewicht – das pinkfarbene Brautjungfernkleid für die Hochzeit meiner Schwester musste wieder und wieder enger gemacht werden, während die Pfunde nur so purzelten. Auf Katies Hochzeitsfotos sehe ich blass und dünn wie ein Blatt Papier aus. Aber ich erinnere mich nicht daran, bewusst Essen gemieden zu haben, also glaube ich, dass das nicht die Magersucht war, sondern ein totaler Appetitverlust aufgrund der Trauer. Selbst heute kann ich noch nicht an diese Zeit zurückdenken, ohne Panik zu empfinden. Die Trauer um Greg war wie eine Panikattacke, die sich über Monate erstreckte – verstörend und unerbittlich.

Lange Zeit wollte ich auch sterben. Greg hatte mich zwei Jahre lang heftig geliebt (manchmal hatte ich seine Liebe sogar als geradezu klaustrophobisch empfunden), aber vor allem hatte er mich beschützt. Meine vorherigen Freunde waren ungefähr so alt gewesen wie ich, Greg jedoch 20 Jahre älter. Er hatte sich in einem anderen Lebensabschnitt befunden; er war stark, hatte mir ein Gefühl von Sicherheit geschenkt. Ohne ihn fühlte ich mich verängstigt und einsam. Ich dachte, ich könne nicht weiterleben. Doch sein Selbstmord hat mich auch etwas gelehrt, woran ich mich seither immer klammere: dass ich meine Familie nicht auf diese Weise zerstören könnte. Ich würde nicht das gleiche Chaos hinterlassen. Die Eltern meines Vaters haben Selbstmord begangen, und er ist nie darüber hinweggekommen. Obwohl ich Greg von ganzem Herzen liebte, obwohl ich verstand, dass ihm keine andere Wahl geblieben war, obwohl ich weiß, dass er tapfer gewesen ist, halte ich Suizid dennoch für eine zutiefst egoistische Handlung. Was auch immer geschieht, diesen Ausweg werde ich nicht einschlagen. Selbstmord ist für mich keine Option.

Ich denke, dass diese Einstellung – dass du weiterleben musst, egal, was passiert – mich gerettet hat. Nach fast einem Jahr in so einer Art Zwischenstadium bekam ich endlich wieder Boden unter die Füße. Als Gregs Tod sich zum ersten Mal jährte, begann ich langsam, mich umzusehen und zu erkennen, dass das Leben einen weiteren Versuch wert sein könnte. Mit dieser neuen Hoffnung nahm ich auch wieder ein bisschen zu und dann noch ein bisschen. Seither befinde ich mich in einem labilen Gleichgewicht, zwischen 45 und 50 Kilogramm. Und da stehe ich ungefähr auch heute. Anfang April, mitten im Frühling, Gregs liebster Jahreszeit.

Habe ich Jahre vergeudet? Bedaure ich das alles? Ach bitte … Ich kann mich kaum zwingen, darauf zu antworten. Ich möchte glauben, dass nichts umsonst ist. Das Leben ist, selbst nach diesem Suizid, selbst mit Magersucht, trotzdem noch lebenswert. Es gab Glück und Trauer, viel Arbeit und Beziehungen und Bücher und eine Therapie. Ein Jahr unbearbeiteter Trauer, die ich versuchte auszublenden. Wenn ich die Zeit zurückdrehen könnte, würde ich natürlich manches anders machen: Ich hätte bemerkt, was mit Greg passierte, ich hätte Hilfe gesucht. Aber ich war auch erst 24. Und es gibt sowieso keine Möglichkeit, etwas rückgängig zu machen. Er hat eine Frau und Kinder zurückgelassen, und deren Verlust war so viel größer als der meine.

Weil wir schon von endenden Beziehungen sprechen, auch bei der Geschichte mit Laurie gab es noch ein Postskriptum. Neun Jahre nach unserer Trennung, ich war inzwischen 28, trafen wir uns in London. Seine Mutter hielt einen Vortrag in der Stadt, und unsere Familien verabredeten sich zum Abendessen, auf ein gutes italienisches Mahl. Ich aß wie die anderen Knoblauchbrot, Salat und Pasta – ich wollte verzweifelt normal wirken. Nur hatte ich im Unterschied zu den anderen schon Tage vorher für dieses Event Kalorien gespart.

Nach dem Essen blieben Laurie und ich noch in diesem Restaurant in Bloomsbury. Wir tranken noch ein paar Gläser Wein an der Bar, saßen die ganze Nacht lang plaudernd am Russell Square, spazierten dann zur Themse hinunter und sahen uns den Sonnenaufgang an, bevor ich ins Büro musste. Es war so wundervoll, wie ich erwartet hatte – mit Laurie reden und spazieren gehen. Der alte Zauber wirkte wieder.

Nach dieser kurzen Begegnung lud er mich für ein langes Wochenende nach New York ein. Auch das war bittersüß: perfekt und doch herzzerreißend zugleich. Wir gingen ins New York City Ballet, trafen uns mit alten Freunden zum Brunch, unternahmen lange, nostalgische Spaziergänge durch den Central Park, tranken Rotwein im Blue Note, unserem Lieblings-Jazzclub. Ich empfand es als magisch, wieder in Manhattan, wieder bei Laurie zu sein: Ende 20 gefiel er mir noch besser als damals, als Teenager. Doch es wurde klar, dass es für ihn nicht mehr als ein paar lustige gemeinsame Tage waren. Er hatte eindeutig keine langfristigen Pläne die Zukunft betreffend, in denen ich vorkam. Ich flog an einem Montagmorgen zurück nach London, und mein Herz war gebrochen. Es mag verrückt klingen, aber ich hatte wirklich das Gefühl, die Stücke davon in Händen zu halten. Noch in derselben Woche verlor ich zwei, drei, vier Kilo – mein Körpergewicht befand sich im freien Fall.

Ich erwähne das nur, weil es vielleicht unglaublich scheint, dass er mich nach neun Jahren immer noch so schlimm verletzen konnte. Als ich mich diesmal von ihm verabschiedete, in dem Wissen, er würde mich nie so lieben wie ich ihn, da kehrte die Anorexia mit Macht zurück, wie eine alte Gewohnheit. Ich erinnere mich, auf dem Holzfußboden meiner Wohnung nahe Elephant & Castle gelegen und mit meiner Mutter telefoniert zu haben. Ich weinte so heftig, dass die Tränen, die von meinem Gesicht herunterliefen, auf den Dielenbrettern neben mir Seen bildeten. Es war zu Ende, jetzt wusste ich es endlich, und ich habe ihn seither nicht wiedergesehen.

Das war vor über sechs Jahren. Heute ist Laurie verheiratet und hat zwei Töchter. Nach dieser letzten Begegnung sollte es noch über vier Jahre dauern, bis ich Tom kennenlernte, und mindestens fünf, bis ich mich auch nur bereit fühlte, über das Gesundwerden nachzudenken.

Manchmal finde ich den Versuch, die Vergangenheit zu verstehen, erdrückend. Meine Zwanziger waren zweifellos eine schwierige

Phase. Meist wegen des zähen, täglichen Kampfes gegen die Stimme in meinem Kopf, die mir (immer) sagt, ich sei verfressen und verdiene kein Essen. Die Stimme warnt mich, ich würde in dem Augenblick fett, in dem ich in meiner Wachsamkeit nachließe. Gut, verglichen mit der Überquerung des Indischen Ozeans in einem Ruderboot oder mit der Überwindung einer Krebserkrankung sind die Kämpfe ums Essen rein gar nichts – wegen eines Joghurts extra oder einer weiteren Scheibe Toast. Aber es ist diese unerbittliche innere Stimme, die Magersucht zu einem solchen Kampf macht.

Und jetzt, wenn ich ein Baby bekommen möchte, muss ich diese letzte kolossale Anstrengung unternehmen. Ich muss aus diesem Hinterland des Untergewichts raus, aus dieser »Nicht-Wohlfühl-Zone«, muss mich zurück in die Welt der Brüste, Perioden, der Fleischigkeit und des Frauseins schleppen. Ich konnte das schon einmal, da wird es mir doch wohl wieder gelingen, oder? Angesichts dieser Herausforderung versuche ich, mir in Erinnerung zu rufen, was beim letzten Mal funktionierte. Doch alles, woran ich mich erinnern kann, ist der Schmerz bei jedem Käsesandwich (ja, Käse!).

Was hält mich noch zurück? Ich könnte schon so kurz vor einem Durchbruch stehen. Es heißt, wenn man übergewichtig ist, fällt es am schwersten, noch die letzten paar Pfunde loszuwerden. Ich glaube, wenn man sie zunehmen will, ist es genauso.

Manchmal finde ich es beängstigend, dieses Buch zu schreiben. Die meisten Nächte liege ich wach und frage mich, wie es wohl ausgehen wird. Sie wissen, wie es enden sollte, nicht wahr?

Während ich schreibe, versuche ich immer noch täglich, mich dazu zu bringen, mehr zu essen und weder in Panik zu geraten noch aufzugeben. Inzwischen ist April, seit ich mich auf diesen Weg gemacht habe, sind fast sechs Monate vergangen. Ich habe zugenommen, und das ist aufregend und bedrohlich zugleich. Ich müsste jetzt 49, vielleicht auch schon 51 Kilo wiegen, da bin ich mir nicht sicher, weil ich es nicht über mich bringe, mich zu wiegen. Aber so weit bin ich zuvor nie gekommen, daher bedeutet es eine enorme psychologische Hürde für mich. Ich fühle mich riesenhaft, meine Kleider sitzen eng; nachts ist mir zu warm, und irgendwie komme ich mir größer vor als sonst. Aber es ist ein Fortschritt – genau das muss passieren. Ich fahre mit dem Rad kreuz und quer durch ganz London und fühle mich tatkräftig, ich habe mehr Energie, und ich merke, wie mein Körper beginnt, auf die Veränderung zu reagieren.

Ich könnte unmittelbar vor einem Durchbruch stehen, ermuntert auch Tom mich, näher dran, als ich es selbst vermute. Ich weiß, er hat recht: Ich muss stark sein und darf nicht nachlassen ... Manchmal ist die Angst so groß. Angst vor Veränderung, vor Fett, vor Kontrollverlust. Ich merke, wie ich gelegentlich die Zähne zusammenbeiße oder die Fäuste balle. Ich muss die Nerven behalten. Wenn ich jetzt aufgebe, wozu war das dann alles gut?

Ich schwanke zwischen Optimismus und Panik: An manchen Tagen bin ich aufgeregt, an anderen verzweifelt. Ich stehe unter Spannung, abwartend. Wie eine Bombe, kurz bevor sie explodiert. Ich weiß, dass das ein normaler Teil der Genesung ist und ein Auf und Ab unvermeidlich. Letzte Woche zum Beispiel kam die Sonne heraus, und alle redeten davon, dass der Winter jetzt endlich vorbei sei. Also beschloss ich, es sei an der Zeit für einen Frühjahrsputz, und verbrachte den Abend damit, Schachteln mit Unterlagen, Kontoauszügen und Briefen zu sortieren. Dabei entdeckte ich einen Ordner mit Überweisungsberichten der letzten zehn Jahre, die meisten von meinem Psychiater Dr. Robinson an meinen Hausarzt. Sie zu lesen war deprimierend. »Emma hat einen BMI von 17 erreicht, die Amenorrhoe ist jedoch geblieben«; »sie hat 1,5 kg verloren, scheint aber weiterhin gesund werden zu wollen«; »die Knochendichtemessung ergab eine weitere Verschlechterung, Ergebnisse anbei«.

Auf einmal kam es mir vor, als habe eine Nadel meinen Frühlingsoptimismus zum Platzen gebracht. Zum ersten Mal fühlte ich mich besiegt. Ich dachte: *Das schaffe ich nicht.* Der Beweis lag vor mir ausgebreitet, schwarz auf weiß: die ganzen Arztberichte, Konsultationen und Gewichtsprotokolle, meine Unfähigkeit, einen normalen BMI zu erreichen; Grafiken mit Zickzacklinien, die Auf- und Abwärtsbewegungen dokumentierten, winzige Verluste und winzige Zunahmen (die mir damals so immens vorkamen), ein Kilo mehr und dann einige weniger, ein Schritt nach vorn und zwei zurück.

Ich dachte über all die Mühe nach, die mich das gekostet hatte, all die vergeudete Zeit. Das wird niemand je verstehen, und wozu auch? Jahr um Jahr ohne Essen, und alles, was ich vorzuweisen habe, ist dieser hoffnungslose Stapel Arztbriefe. Ich habe der Anorexia die letzten zehn Jahre geopfert und bin damit nirgendwohin gekommen. Wie ich so hoffnungslos auf dem Boden in meinem Wohnzimmer saß, erinnerte ich mich an die Warnung einer Psychotherapeutin bezüglich der Akzeptanz der eigenen Grenzen: »Wenn es nur eine Frage von Vernunft und Durchhaltevermögen wäre, dann wären Sie inzwischen wahrscheinlich schon gesund. Vielleicht geht es einfach um mehr als pure Willenskraft.«

Ich fühlte mich wirklich besiegt. Es kam mir vor, als hätte ich mir selbst etwas vorgemacht. Ich dachte, ich sei auf einem guten Weg, das hier zu überwinden, dachte, es sei endlich mein Neubeginn. Aber vielleicht ist der Grund dafür, warum ich nicht schon gesund geworden bin, dass ich es einfach nicht kann. Niemals werde ich mich davon befreien, egal, wie sehr ich es auch versuche.

Ich ließ den Frühjahrsputz sein und zog mich in die heiße Badewanne zurück. Dabei zitterte ich angesichts der erschreckenden Erkenntnis. Wenn ich dieser Krankheit nicht Herr werden kann, was dann? Ich brauche immer ein Ziel vor Augen, aber jetzt war ich orientierungslos. Während ich in dem nach Grapefruit duftenden Schaum untertauchte, fragte ich mich: Ist Akzeptanz vielleicht ein Zeichen von Reife? Menschen leben auch mit anderen Herausforderungen: Schizophrenie, bipolaren Störungen, Depressionen. Vielleicht muss ich lernen, mit der Magersucht zu leben und Frieden mit mir selbst zu schließen. Schließlich ist es ja nicht die Anorexia an sich, die mich quält, sondern der permanente Kampf gegen sie. Bestimmt ist es doch möglich, auch glücklich zu werden, wenn man nicht perfekt ist, oder?

Aber was wird dann aus dem Traum, mit Tom eine Familie zu gründen? Ich wünsche mir unser Baby so sehr. Meine Gedanken rasten und weigerten sich, die Niederlage zuzugeben. Ich brauchte einen Plan. Also stieg ich aus der Wanne, wickelte mich in ein Handtuch und klappte meinen Laptop auf. Ich googelte »Fruchtbarkeitsmedizin, IVF, Adoption«.

Später am selben Abend schrieb ich meine wöchentliche Kolumne und beschloss, darin absolut ehrlich zu sein. Ich erklärte meine Verzweiflung, gestand, dass ich zuvor schon so viele Male gescheitert war und fürchte, auch jetzt wahrscheinlich wieder zu scheitern. Die Reaktionen begannen schon Stunden nach der Veröffentlichung einzugehen:

20. April 2011, 17.58 Uhr

Hi Emma – Na schön, du erlebst also gerade einen kleinen Rück-schlag. Das bedeutet nicht, dass du es nicht schaffen kannst. Du bist nicht anorektisch – du hast da nur diese negative Stimme na-mens Anorexia, die dein Leben durchdringt. Du kannst die Ver-antwortung für dein Leben übernehmen – du kannst es ändern. Es gibt viele junge Frauen wie du, denen es gelungen ist, ein Kind zu bekommen – das hat ihr Leben verändert und sich mehr als ge-lohnt. Also verbann diese negative Stimme aus deinem Kopf und mach weiter. – Es ist ein Privileg, dich auf deiner Reise begleiten zu dürfen. Du bist so mutig und aufrichtig. Vielleicht solltest du es mal mit kognitiver Verhaltenstherapie oder Hypnotherapie versu-chen. Was auch immer, damit du wieder weitermachen kannst. Du schaffst das!!
J. M.

20. April 2011, 20.22 Uhr

Ich wünsche dir das Allerbeste für dein persönliches Comeback. Ich verbrachte den Großteil meiner Zeit zwischen 40 und Anfang 50 damit, gegen meine Anorexia anzukämpfen. Jetzt bin ich 57, und obwohl mich immer noch Gedanken über Magersucht um-treiben, kann ich jetzt trotz allem essen, trinken UND LEBEN. Eine große Motivation war für mich mein Enkel, der jetzt zwanzig Mo-nate alt ist. Ich wollte gesund sein, in der Lage, meiner Tochter zu helfen, meinen Enkel zu genießen und das Großmutter-Sein zu ge-nießen. – Außerdem wollte ich ich selbst sein. Pass auf dich auf, Emma. Sei nachsichtig mit dir – und stolz auf dich.
V. B.

21. April 2011, 11.51 Uhr

Du darfst jetzt einfach nicht aufgeben. Die Anorexia mag immer in deinem Kopf bleiben, aber das bedeutet nicht, dass deine harte Arbeit umsonst gewesen sein muss und du nicht zunehmen kannst. Glaub nicht, dass du es diesmal nicht schaffen wirst, die Magersucht zu überwinden, nur weil du in der Vergangenheit daran gescheitert bist; du machst große Fortschritte und wirst es schaffen, auf natürlichem Weg dein eigenes Kind zu bekommen. Such jetzt nicht den einfachsten Weg und entscheide dich für IVF usw. Wir stehen alle hinter dir.
C. J.

                                             ❦

Gerade als ich so kurz davor war, das Handtuch zu werfen, veränderte sich etwas, und meine Stimmung hellte sich auf. Der Sonnenschein half genauso wie die Zuschriften der Leser; ich war zurück im Ring ... Mir ist aufgefallen, dass es im Leben oft so kommt: Wenn wir schon fast aufgeben wollen, geschieht irgendwas. Ja, ich fühlte mich geschlagen, und ja, ich hatte begonnen, über Fruchtbarkeitsmedizin zu recherchieren. (Auch wenn das in der Zuschrift der zitierten Leserin stand, ist es nicht »der einfachste Weg«; sich IVF oder anderen Methoden einer medizinischen Befruchtung zu unterziehen kann sowohl emotional als auch körperlich anstrengender sein als eine natürliche Empfängnis.) Aber ich habe natürlich auch großartige Unterstützung erfahren. Was mich daran erinnerte, dass noch eine Menge Kampfgeist in mir steckte. Mein Freund Mike aus Kanada mailte mir:

Du brauchst über IVF (noch) gar nicht nachdenken – für mich klingt das nach einem Rückzieher. Dabei gab es doch schon mal eine Zeit in deinem Leben, als du nicht magersüchtig warst; zu diesem Zustand musst du wieder zurückfinden. Dieses wunderbare Baby muss aus dir selbst kommen, es braucht deine Gene, das bist du dir selbst schuldig.

Aus der Schweiz meldete sich meine Freundin Sunray per Mail:

Deine momentanen Gefühle sind nicht abartig, sondern ganz normal! Aber du musst einen Weg finden, es zu schaffen, egal, wie sehr du dich davor fürchtest. Denn das Problem wird nicht von selbst verschwinden. Du willst eine Familie – das muss deine Waffe sein. Benutze sie, um stur zu bleiben. Deinem künftigen Baby zuliebe musst du die Ängste überwinden ...

Auf *TimesOnline* schrieb eine Frau:

Ich befinde mich auf der entgegengesetzten Seite des Gewichtsspektrums und versuche beispielsweise, keinen Kuchen (und ähnliche Sachen) zu essen. Wir fürchten uns aus ziemlich den gleichen Gründen davor: Ein Bissen, und ich weiß, ich werde die Kontrolle verlieren. Machen Sie sich jetzt noch keine Gedanken über IVF, denken Sie lieber immer an das Baby und essen Sie weiter.

Ich zog das Medikament Clomifen ernstlich in Erwägung. Also, wenn schlanke Schauspielerinnen und Models sich das Zeug wie Smarties einwerfen können, warum dann nicht auch ich?, dachte ich mir. Falls es mir wirklich nicht gelingt, das nötige Gewicht zuzunehmen, um schwanger zu werden, und da ich ja zweifellos nicht jünger werde, muss es doch auch noch andere Möglichkeiten geben, nicht wahr? Zum Glück lehnte mein Hausarzt das ab. Er erinnerte mich daran, dass Medikamente zur Steigerung der Fruchtbarkeit für die Behandlung von Unfruchtbarkeit gedacht sind. »Sie sind nicht unfruchtbar, Sie sind untergewichtig«, meinte er. Und er hatte recht. Ich kann dem Thema Gewicht nicht ausweichen. Ich vermute, dass ich mit Clomifen schwanger werden könnte, weil es einen Eisprung auslöst. Aber wer weiß, ob mein Körper dann in der Lage wäre, das Kind auch auszutragen?

Und dann erhielt ich eine E-Mail von meinem ehemaligen Psychiater, Dr. Robinson.

Jemand hat den Genesungsprozess mal mit der Oscar-Verleihung verglichen. Man weiß nicht, ob man es geschafft hat, bis der eigene Name aufgerufen wird. Dann verwandelt sich alle Angst auf einen Schlag in Lampenfieber, und die Gefühle sind erst einmal für eine Ewigkeit in Aufruhr. Ich rate Ihnen, machen Sie weiter, bis Ihnen Ihre Eierstöcke signalisieren, dass Ihr Körper gesund genug ist, um ein Kind auszutragen und zu stillen.

Selbstverständlich war meine Kolumne in der darauffolgenden Woche sehr viel optimistischer. Ich hatte sie auf meinem Balkon in der Frühlingssonne sitzend geschrieben. Ich erinnere mich noch genau an den Abenteuergeist, die Euphorie, die in jedem einzelnen Wort steckte.

Ich möchten Ihnen schildern, wie sich das anfühlt, diese letzten paar Monate: Es war wie eine Wiedergeburt. Mein Körper erwacht. Alles ist eine neue Erfahrung: Geschmackserlebnisse, Berührungen, Emotionen. Und meine Aufrichtigkeit erschreckt mich selbst. Seit ich erwachsen bin, habe ich immer getan, als ginge es mir gut *(ich bin nicht hungrig, wirklich nicht, ich habe gerade gegessen)*, aber jetzt habe ich die Karten auf den Tisch gelegt, und alle können sehen, dass es mir überhaupt nicht gut geht. Ich habe etwas getan, das ich sonst niemals gemacht habe: Ich habe um Hilfe gebeten. Das hier ist für alle, die mir schreiben und an mich glauben: Ich lese all eure Nachrichten und könnte vor Freude zerspringen, weil ich glaube, dass ihr vielleicht recht habt.

Bekenntnisse der Freundin eines Reisejournalisten

Wow, was für ein toller Job!« Das ist die Bemerkung, die ich (gleich nach »Und was isst du dann überhaupt?«) am häufigsten zu hören bekomme. Und ja, Toms Job ist toll – er ist Reisejournalist und Hoteltester für eine landesweit erscheinende Zeitung, so dass wir kreuz und quer durch die Weltgeschichte reisen, fantastische Inseln, Strände und Städte erkunden dürfen. Selbst wenn wir uns mal in Großbritannien befinden, verbringen wir fast jedes Wochenende außerhalb Londons, um noch ein hippes Hotel für seine wöchentliche Kolumne zu besuchen.

Tom und ich genießen es, dauernd in Bewegung zu sein. Wir unterhalten uns und erkunden etwas und schmieden Pläne für die Zukunft: unsere Bücher, unsere Kolumnen, unsere Reisen, unser Baby. Während er Hotels rezensiert, habe ich mich zur inoffiziellen Spa-Expertin entwickelt und unterziehe mich (bereitwillig) Schönheitsbehandlungen, über die ich ihm dann berichte. Das sind mal Facials, mal Body Wraps, Maniküren und Pediküren, Augenbrauen-Styling, heiße Steine und massenhaft Massagen. Witzig, dass ich jetzt in den tollsten Spas ein und aus gehe, nachdem ich es mir als Stipendiatin an der St. Paul's nicht einmal leisten konnte, mir blonde Strähnchen in die Haare färben zu lassen. Meine jüngste Entdeckung: Wimpernfärben: Da malt man die Wimpern mit etwas an, das so gut ist wie wasserfeste Mascara, nur ohne das Risiko, dass etwas verschmiert, oder nerviges Abschminken.

Zweifellos hat Tom als Reisereporter und Journalist einen Traumjob – obwohl wir uns manchmal auch wünschen, ein Wochenende zu Hause in London verbringen zu können, ohne Fahrerei oder Gespräche mit Hotelmanagern oder Ein- und Auspacken unserer Sachen. Strenggenommen bin ich mit meiner wöchentlichen Kolumne jetzt auch Journalistin – aber wie immer fühle ich mich wie eine Schwindlerin. Vermutlich bin ich immer noch in der unsicheren Phase, in der ich nicht weiß, wie ich mich oder meine Tätigkeit beschreiben soll. Diese Phase ist sicher allen vertraut, die die tägliche Büroroutine hinter sich gelassen haben. Vor gut neun Monaten habe ich meinen Vollzeitjob in der Verlagsbranche aufgegeben, nach zehn Jahren in verschiedenen großen Unternehmen, aber diese typische Partyfrage »Und was machst *du* beruflich?« lässt mich immer noch zögern. Erst letzten Monat, als der Termin für die Steuer im April näher rückte, musste ich ein Formular zur Selbsteinschätzung meiner Einkünfte im Inland ausfüllen, und mein Stift blieb in der Luft hängen, als ich zu dem Feld »Beruf« kam.

Den Vollzeitjob zu kündigen war eine echte Herausforderung, sowohl in finanzieller Hinsicht, als auch was meinen Lebensstil betraf. Manchmal empfand ich das ebenso als Prüfung wie meinen gleichzeitigen Versuch, die Magersucht zu bezwingen. Ich denke, uns ist eigentlich gar nicht klar, wie sehr wir uns über unsere Rollen im Berufsleben definieren und wie eng unser Selbstvertrauen damit verknüpft ist, welcher Organisation, welcher Bande wir uns zugehörig fühlen und dass wir uns nützlich vorkommen. Insgesamt war es jedoch ein befreiender Schritt, den ich nicht bedaure.

Nach zehn Jahren Arbeit für verschiedene Firmen meine ich mir die Chance verdient zu haben, mal etwas Neues zu probieren, an einer Karriere als Autorin zu bauen, von der ich schon immer geträumt habe. Nach nur einem Monat als Freischaffende hatte ich bereits eine Literaturagentin, nach sechs Monaten war mein erster Roman fertig. Die regelmäßige Kolumne in der *Times* war da nur noch der Zuckerguss auf dem Kuchen.

Und das Reisen funktioniert für uns beide gut: Als Autoren brauchen Tom und ich nur unsere Laptops. Ich mache mir nicht mehr die Mühe, meinen Koffer wegzuräumen – wenn wir von einer Reise zurückkommen, lasse ich ihn einfach im Gästezimmer stehen. Und meinen Pass habe ich immer bei mir. Oft passiert es mir, dass ich in einem fremden Zimmer, in einem fremden Bett aufwache und nicht weiß, wo ich gerade bin. Als grüne Semi-Veganerin, die überall mit dem Rad hinfährt, alles recycelt, nicht Auto fährt und nur selten die Zentralheizung aufdreht, weiß ich natürlich, dass diese Beziehung nicht gerade umweltfreundlich ist. Zu unserer Verteidigung möchte ich vorbringen, dass wir innerhalb Europas immer den Zug nehmen und unsere Flüge absagen. Wegen der CO_2-Bilanz hasse ich Fliegen; wenn es möglich wäre, würde ich keinen Fuß mehr in ein Flugzeug setzen.

Eine Bekannte, die als Gynäkologin im St. Thomas' Hospital arbeitet, riet mir kürzlich, wenn ich ein Baby wolle, sollte ich langsamer machen. »Du musst dich entspannen, um empfängnisbereit zu sein. Lass das Reisen, das Radfahren, bleib nicht mehr die ganze Nacht lang auf, um zu schreiben.« Prinzipiell verstehe ich das, aber ich weiß nicht, wie ich es praktisch umsetzen soll: Langsamer machen, das würde eine grundlegende Veränderung meines Lebensstils bedeuten.

Was die Artikel von anderen angeht, lese ich aufgrund unserer eigenen Erfahrungen gern zwischen den Zeilen: So macht es mich beispielsweise neugierig, wenn der Restaurantkritiker A. A. Gill seine Partnerin »die Blondine« nennt. *Gefällt es ihr wohl, dauernd essen zu gehen? Darf sie die Restaurants aussuchen?* Fragt sich außer mir jemand, was die bessere Hälfte des Journalisten oder der Journalistin wohl meinte, wenn er in einer Zeitung einen Reisebericht liest?

Viel Jetlag als Vorspeise (und dämliche Jetlag-bedingte Streitereien). Und Flughäfen und Mietwägen und Spa-Behandlungen und Weinlokale und Hotel-PR und Sonnenbrand und Touristeninformationen. (Tom ist besessen von Tourismus-Informations-Büros. Sobald er eines entdeckt, egal, wo wir uns befinden, muss er rein und jede verfügbare Broschüre mitnehmen.) Auch viele Kirchen und Strände, Kunstgalerien und Museen.

Und in meinem Fall viele Tricksereien, um das Essen zu vermeiden. Es ist gar nicht so einfach, eine Essstörung zu haben, wenn man die Freundin eines Reisejournalisten ist.

෧෨

Es gibt so viele Möglichkeiten, nicht zu essen. Man kann es geradeheraus ablehnen: »Ich bin nicht hungrig« oder »ich werde später etwas essen«. Dann gibt es noch elegantere Methoden, in denen ich brilliere, bei denen jeder Grund recht ist, um nicht zu essen.

Heute Morgen, in einem Hotel in Edinburgh, verließ ich den Frühstückstisch, ohne zu essen, weil die Orange auf meinem Teller voller Kerne, dazu noch leicht sauer war und zu viel weiße Haut an sich hatte, um gut schälbar zu sein. Die Äpfel waren Granny Smith und vorgeschnitten, während ich sie im Ganzen bevorzuge, die Bananen waren zu grün. Und so weiter und so fort (während

Tom gelassen sein Porridge und seinen Toast mit Erdbeermarmelade aß). Ich weiß nicht, warum ich nicht etwas anderes essen konnte, aber die Orange war ein Desaster, und meine innere Stimme (Schuld und Furcht) keifte mich an, und damit war es mir völlig unmöglich. Irgendwas in meinem Gehirn schaltet dann um; ich glaube es ist etwas Chemisches, und dann habe ich mich nicht mehr unter Kontrolle. Man hat mir auch schon gesagt, dass essen in der Tat helfen würde, diese Gefühle zu besänftigen, aber ich kann das nicht bestätigen.

Wie Tom mir später berichtete, habe ich gesagt: »Ich kann jetzt nichts essen, diese Orange hat mich zu sehr gestresst. Vergiss es. Ich nehme nur Kaffee.«

Zu gestresst von einer Orange? Das war doch nur eine weitere Ausrede. Kürzlich hatte ich Probleme mit dem Besteck. Wenn eine Gabel zu groß ist, kann ich sie nicht benutzen. Wenn wir unterwegs sind, kann ich nicht mit einem Plastiklöffel essen – meist habe ich daher einen kleinen Löffel in meiner Handtasche, aber manchmal vergessen wir den. (Mir ist aufgefallen, dass ich anscheinend einen Löffeltick habe: Zu Hause in meiner Schublade habe ich gerade 19 perfekte Silberlöffel gezählt.) Auch die Teller müssen stimmen – kleine stören mich nicht, aber von so großen, wie man sie für Abendessen gern verwendet, kann ich nicht essen. Und die Temperaturen: Ich bringe nichts runter, was zu heiß ist, aber eiskalt ist auch unmöglich. Ebenso verhält es sich mit der Textur: zu hart geht nicht (Brot), und zu weich ist genauso hoffnungslos, vor allem wenn es um Pasta geht. Mein Vater ist der Spaghetti-König, denn er kocht sie immer perfekt *al dente*. Dafür muss er nicht einmal probieren – er kann es daran, wie das kochende Wasser im Topf brodelt, »hören«.

Die Konsistenz von Obst ist ebenfalls entscheidend für mich: Harte, grüne Bananen sind nicht gut, aber überreife (zu süße) sind ebenfalls ungenießbar. Dasselbe gilt für Äpfel: angeschlagene oder matschige sind unmöglich; Trauben müssen glänzend und fest sein, kernlos. Dann die Mischung von süß und pikant – überall scheinen Rosinen aufzutauchen, und ich finde getrocknete Früchte in Kombination mit Salzigem abartig. Ich verstehe auch nicht, wieso Marks & Spencer begonnen hat, seinen bis dato perfekten Vollkorncouscous mit Granatapfel zu versetzen, denn jetzt muss ich jedes einzelne Kernchen herauspicken. Wenn ich Speisen sehe, die »falsch« sind, dann denke ich einfach: Na schön, ich werde mich nicht darum kümmern. Vergiss es. Baked Beans müssen kalt aus dem Kühlschrank kommen, mit einem kleinen Löffel, am liebsten aus einer kleinen Dose.

Das klingt so nonchalant, aber in der Praxis ist es weniger amüsant. Im Grunde genommen kann ich kein normales Essen wie ein normaler Mensch zu mir nehmen. Genau das bedeutet Anorexia. Für mich sind diese Regeln total logisch, doch sie sind eigentlich nur ein weiterer Trick, um das Essen zu vermeiden. Ich weiß, dass das für Tom ungeheuer anstrengend ist und mich vom Gesundwerden abhält. »Ich weiß genau, was du magst, Em«, erklärt er mir. »Es muss rein und frisch und vollkommen unberührt sein. Ich kann nach einem Blick auf ein Frühstücksbuffet sehen, ob wir ein Problem haben werden.« Da hat er recht. Mein Essen muss bestimmte Voraussetzungen erfüllen – und wenn man so viel reist wie wir, dann ist das nun mal selten der Fall.

Ich weiß, dass ich wirklich pingelig klinge. Aber das sind nun mal die Regeln, die mich und meinen Alltag beherrschen. Ich würde mich selbst nicht als pingelige Esserin bezeichnen: Es geht weit darüber hinaus. Wenn man mir etwas vorsetzt, das ich nicht kenne, das nicht so zubereitet ist, dass ich es essen kann, dann ist das kein kindisches Benehmen, sondern ich *kann* es wirklich nicht essen. Dieses Gefühl der Ohnmacht, wenn Gerichte nicht »richtig« sind, während du hungerst, das ist schwer zu vermitteln ... Die meisten Leute werden gereizt, wenn sie Hunger haben, oder? Man muss sich solchen Hunger und die entsprechende Gereiztheit vorstellen, aber noch vergrößert, wenn du wirklich seit Stunden nichts gegessen hast und wenn es dann nichts gibt, das du essen kannst. Ich kann das nur als Ess-Wut bezeichnen.

Tom und ich haben entsprechende Szenen und Koch-Aufträge und Missgeschicke schon auf der ganzen Welt erlebt. Letzten November, nicht lange nachdem ich angefangen hatte, die Kolumne zu schreiben, besuchten wir Tansania:

Ich umklammere die Tischkante ganz fest und zwinge mich, nicht auszurasten. Das Verlangen, den vollen Teller durchs Restaurant zu schleudern, ist überwältigend. Am liebsten würde ich danach noch den Tisch umstoßen und gegen die Stühle treten. Stattdessen stehe ich auf, versuche, nicht über mein langes Kleid zu stolpern, und gehe hinaus, während T und die Kellner mir nachstarren.

Was passiert da gerade mit mir? Ich gebe zu, dass ich schon immer aufbrausend war, aber diese plötzlichen Zornausbrüche, diese Ess-Wut, ist ganz neu für mich. Hat es mit dem Aufgeben der Anorexia zu tun? Mir kommt es vor, als würde ich die stren-

ge Kontrolle, die ich bislang über das Essen ausübte, woanders-
hin verlagern. Oder ist das wohl zu vereinfachend gedacht?
Vielleicht sind meine Gefühle so außer Kontrolle, weil ich außer Kontrolle bin. Aus welchem Grund auch immer sind meine
Launen jedenfalls allgegenwärtig, und ich weiß nicht mehr, wer
ich bin oder was ich tun soll. Ich bin wütend und verängstigt.
So begann unser erster Abend in Afrika.

༄

Ich meine, es war gar keine so große Sache, aber stell dir vor,
du leidest unter Jetlag, bist sterbenshungrig und gierst nach etwas Nahrhaftem; du bestellst gedämpftes Gemüse und Reis und
checkst mehrmals, ob sie verstanden haben, was das bedeutet –
»gedämpft, nicht gebraten, bitte«, und dann bringt man dir Karotten und Reis, beides in Butter schwimmend, und als Beilage noch
frittierte Süßkartoffeln.

Wie konnte ich etwas essen, das in Butter schwamm? Ich konnte
nicht, lautete die schlichte Antwort. Ich hatte nicht um irgendetwas
Besonderes gebeten; ich wollte nur nicht, dass sie ein Durcheinander mit meinem Essen anstellen. Ist das ein Beispiel für die Denkweise von Magersüchtigen? Spricht das für Kontrollzwang und Un-
vernunft?

Für mich läuft es immer wieder auf das Thema Kontrolle hinaus.
Ich habe mit der Anorexia spät begonnen – bis zu meinem 19. Lebensjahr hatte ich mit dem Essen keinerlei Probleme. Nichts zu
essen war dann eine Möglichkeit, mich für meine Unzulänglichkeit zu bestrafen, dafür, dass ich verlassen worden war. Unglücklicherweise zeitigt die Magersucht erstaunlich rasch Erfolge. Du

hungerst, du wirst dünn; du besitzt die Kontrolle. Ja, endlich hast du die Kontrolle über irgendetwas! Wenn du erst richtig dünn bist, dann hast du natürlich überhaupt keine Kontrolle mehr. Im letzten Jahr an der Uni hatte ich fast die Hälfte meines Körpergewichts verloren. Auf so einem Niveau bleibt einem keine Vernunft mehr übrig: Das Gehirn ist nur noch ein Muskel wie alle anderen, und er baut genauso ab wie alle anderen. Ich lief um drei oder vier Uhr morgens durch Oxford, allein, frierend, rauchend.

Doch die Anorexia war meine Methode, die unkontrollierbare Welt da draußen zu kontrollieren, eine Möglichkeit, andere Menschen auszuschließen. Auf diese Weise sage ich: »Ich brauche eure Liebe nicht, ich traue eurem Essen nicht, ich will nicht dazugehören.« Es ist eine Ablehnung der Welt da draußen. Ehrlich gesagt hatte ich eigentlich nie vor, mich abzuschotten – ich stand doch auch mal mitten im Leben ... Aber wenn man so schlimm verletzt worden ist, dann ist es sicherer, für sich zu bleiben.

Wenn jetzt Tom versucht, sich um mich zu kümmern, und ich das ablehne, dann geht es nur um Kontrolle, nicht wahr? Wenn er mich mal wieder bittet, bei ihm einzuziehen, dann fühle ich mich nicht geliebt, sondern bedroht. Total vereinfacht ist Essen ja nichts anderes als Nahrung und Fürsorge, und anscheinend bin ich nicht immer in der Lage, diese zu akzeptieren oder ihr zu vertrauen. Falls ich mich mal entspanne und Tom erlaube, mich zu umsorgen – indem er ein heißes Schaumbad für mich einlässt oder mir das Frühstück ans Bett bringt –, dann ist das ein wundervolles, friedliches Gefühl, als wäre ich wieder ein behütetes Kind.

Tom möchte, dass ich die Magersucht besiege, weil er mich liebt, nicht weil ich schwach bin. Warum kann ich das nicht akzeptieren? Warum fällt es mir so schwer, jemanden in mein Leben zu lassen – warum fühlt es sich wie ein schlimmer Kontrollverlust an? Und warum kann ich, wenn man mein Essen vermurkst hat, es nicht einfach trotzdem essen?

In Tansania lebte ich von Ananas. Eine ganze Woche lang. Als wir zurückkamen, waren meine Mundhöhle und meine Zunge so vereitert, dass ich kaum noch sprechen konnte.

In Tansania, Kenia oder anderen afrikanischen Ländern, die wir bereist haben, werden die meisten Gerichte in Öl, Butter oder Ghee zubereitet. So kocht man dort eben; das ist eine Frage der Kultur, und es kann sehr schwer sein, jemanden dazu zu bewegen, es anders zu machen. Wir wurden von Spitzenköchen und Privatleuten verwöhnt, von Butlern in Villen und bei romantischen Barbecues am Strand, mit Essen auf Daus unterm Sternenzelt und bei Candle-Light-Dinners auf unserer Veranda. Gemüse (mein bevorzugtes Essen) ist in Afrika nie ein Problem: Es gibt köstliche Karotten, Brokkoli und Bohnen in Hülle und Fülle. Aber irgendwo zwischen Küche und Tisch passiert Schreckliches damit. Ich habe aufgehört, die Abende zu zählen, an denen, nachdem ich einen Teller gedämpftes Gemüse bestellt hatte – manchmal schrieb ich es sogar mit ganz klaren, höflichen Anweisungen auf: *Bitte nur dämpfen, bitte nicht braten und keine Butter dazugeben* –, das Gemüse in Öl schwimmend serviert wurde.

Karotten in Butter? Von Öl glänzender Brokkoli? Das kann ich einfach nicht.

Ich weiß, was jetzt jeder denkt: So eine Verschwendung. Was für eine schreckliche, zwanghafte Frau; was für eine langweilige Art zu reisen. Das stimmt alles, und selbst mein Freund würde dem wahrscheinlich zustimmen. Ich erinnere mich daran, dass ich, als er auf den Seychellen ein Curry aus Fruchtfledermaus probierte (während ich langweiligen grünen Salat ohne alles nahm), traurig darüber war, nicht mitmachen zu können. Denn eindeutig das Beste an Reisen in fremde Länder ist doch die fremde Küche. Aber für eine Magersüchtige gibt es nichts Erschreckenderes als unbekanntes Essen.

Als wir vor wenigen Wochen auf dem Weg in einen Skiurlaub durch die italienischen Alpen fuhren, erinnerten wir uns an einige unserer Abenteuer im Jahr zuvor. Wir sprachen von den Pavianen in Kenia (das Hotel wurde von ihnen regelrecht gestürmt, und sie klauten meine Bananen) und davon, wie wir auf der Suche nach Magermilchjoghurt kreuz und quer durch Barbados gekurvt waren. Endlich entdeckten wir importierten Joghurt von Müller-Milch in einem Supermarkt in Bridgetown und kauften den kompletten Bestand auf. Ich aß ihn, obwohl ich mutmaßte, er sei gar nicht mager (er schmeckte verdächtig vollfett). So verzweifelt war ich.

Tom erinnerte sich an die Probleme, die wir in Sansibar mit den Brötchen hatten. Wir waren gerade erst in einer winzigen sechssitzigen Propellermaschine aus Dar es Salaam auf den Gewürzinseln gelandet und kühlten uns im Tauchbecken ab und versuchten, ein Abendessen zu bestellen. Es war an jenem ersten Abend an die 40 Grad heiß, und auf der Karte des Zimmerservice gab es nichts, was ich hätte essen können. Tom bemühte sich verzweifelt, etwas für mich zu finden, also machte er sich auf, um mit dem Küchenchef zu reden. Vielleicht konnten sie irgendeinen einfachen Hummus oder Tzatziki zusammenrühren, und vielleicht gab es Brötchen. Diese Speisen sind für mich »sicher«, obwohl ich die

Unsicherheit ausländischer Versionen hasse. – Wie genau hat man das wohl zubereitet?

Der arme Tom stand also schweißtriefend und von der Reise erschöpft in dieser Küche und versuchte, den tansanischen Köchen zu erklären, wie man Brot backt. In Sansibar hat man es anscheinend nicht so mit dunklem Brot, folglich war ihnen die ganze Idee fremd. Wir dachten: Wasser, Mehl zu Klumpen formen – wenn das überhaupt stimmt? Wer weiß schon, woraus und wie man Brot backt? – Dann noch irgendwie kneten und im Ofen backen. Schließlich wankte er mit einem Silbertablett zurück zu unserer Villa, auf dem winzige, verbrannte Mehlklumpen lagen. Wir brachen beide in hysterisches Gelächter aus. Es war eigentlich nicht der Moment für Scherze (ich war richtig hungrig!), aber als er dann noch meinte, die Dinger sähen aus wie schwangere Maltesers, da löste sich die ganze Anspannung.

Ich will nicht detailliert davon berichten, wie wir in einer Hotelküche in Kenia versuchten, Joghurt zu machen. Ich weiß auch gar nicht, wie man Joghurt herstellt (oder Brot, wie gesagt). Das hat doch irgendwas mit Hefe und Fermentierung und Ruhen oder Aufgehenlassen oder so zu tun. Wie auch immer, Tom und ich hatten keinen Schimmer von den nötigen Mengen oder der Technik, und die Ergebnisse waren eine Katastrophe: drei große Auflaufformen mit saurer Vollmilch, die jeden Morgen an unseren Tisch gebracht wurde. Kein Joghurt. Das Zeug war warm, als käme es direkt aus einer Kuh, und gestockt. (Gott weiß, wie sehr ich Marks & Spencer vermisste.)

Langsam wird mir klar, dass ich es versäumt habe, kochen zu lernen. Als andere mit Rezepten experimentierten und an der Uni Einladungen zu exquisiten Abendessen gaben, da hungerte ich. Essen war für mich nie diese Art von Abenteuer, und ich habe mir auch nie ein Kochbuch gekauft. Außer man zählt das Diätkochbuch *The Food Doctor Diet* mit. Wenn ich mir heute meine Regale ansehe, dann stelle ich fest, dass ich im Laufe der Jahre einige Kochbücher geschenkt bekommen habe: *Einfache Vegetarische Küche, Gesund Indisch Essen*, aber ich habe nie auch nur eines davon aufgeschlagen. Viele Magersüchtige verbringen ja Stunden in der Küche, um exquisite Gerichte für andere zuzubereiten, aber ich halte mich nicht gern zwischen Lebensmitteln auf. Auch in den Sonntagszeitungen überblättere ich die Kochseiten sofort (diese Abbildungen komplizierter Speisen stoßen mich ab).

Ich interessiere mich einfach nicht fürs Kochen. Unverfälschte, kalte Nahrungsmittel sind mir lieber als heiße Gerichte. Ich bevorzuge Müsli mit frischer Biomilch oder eine Dose Baked Beans direkt aus dem Kühlschrank. In meiner Wohnung hier habe ich bei meinem Einzug vor drei Jahren eine Küche einbauen lassen. Die Vorbesitzer waren mit ihren Raten in Rückstand geraten, nur so konnte ich mir eine Wohnung in Islington leisten. Als Teil ihres Racheplans haben sie die eingebaute Küche herausgerissen und einfach mitgenommen. Also ließ ich mir diese schicke Küche in Silber und schwarzem Chrom installieren und habe bis heute nicht einmal das Blatt mit der Gebrauchsanleitung aus dem Ofen genommen.

Eine der Antworten auf meine Kolumne, die mich am meisten verletzt haben (ziemlich zu Anfang, als ich noch nicht abgebrüht war), lautete: »Wie wollen Sie je ein Baby ernähren, wenn Sie nicht einmal in der Lage sind, sich selbst zu ernähren?« Mit anderen Worten, kümmern Sie sich erst einmal um Ihre eigene Einstellung zum Essen, bevor sie versuchen, ein Baby aufzuziehen. Stimmt das? Kann ich, weil ich eine schlechte Köchin bin, keine gute Mutter sein? Ich habe Magersucht, bedeutet das, ich kann mich nicht um mein Kind kümmern?

Wer weiß denn schon, was gute Eltern auszeichnet; wer weiß, wann jemand »bereit« für ein Kind ist. Tom und ich haben kürzlich viel darüber gesprochen. Er wird bald 40. Und bei ihm ist der Wunsch danach, Vater zu werden, ganz unvermittelt aufgetreten. Frauen mögen ja biologisch darauf programmiert sein, einen Kinderwunsch zu entwickeln: Von Anfang an sind wir für Empfängnis bzw. deren Verhütung zuständig, also denken wir vermutlich früher darüber nach und diskutieren es auch häufiger als Männer. Selbst wenn der Kinderwunsch bei einer Frau nicht besonders ausgeprägt ist, kann sie sich den düsteren Warnungen vor abnehmender Fruchtbarkeit kaum entziehen. Aber vielleicht ist das erwähnte »Bereitsein« auch nur ein Ablenkungsmanöver: Ich habe meine Brüder und Schwestern beobachtet, Freunde und Kolleginnen, jüngere und ältere, von denen viele nicht gerade die geborenen Eltern waren, und sie kommen alle zurecht; sie kriegen ihre Kinder und lieben sie. Am Ende ist es noch immer gut ausgegangen.

Ich glaube auch nicht, dass irgendein Paar je hundertprozentig bereit sein kann. Und natürlich sind Tom und ich das nicht; daran gibt es nichts zu beschönigen, es wird eine Reise ins Unbekannte sein. Aber nicht nur ich verspüre diesen Kinderwunsch – Tom spielt hier nicht nur mit, um mich glücklich zu machen. Ich kann es in seinen Augen sehen, und ich glaube ihm, wenn er mir versichert, wie sehr er sich ein Kind mit mir wünscht. Und wir sind uns darin einig, dass unsere Bereitschaft nie größer sein wird als jetzt.

(Ich weiß, dass ich hier voreilig bin. Noch bin ich ja nicht einmal schwanger, das ist genau der Knackpunkt. Und bevor ich nicht genügend Gewicht zugenommen habe, wird das wohl auch nicht passieren.)

Aber dann ... was ist mit all den Reisen? Lässt sich ein Baby wirklich mit diesem rastlosen Lebensstil vereinbaren? Frei und ungebunden, an jedem Wochenende ein anderes Hotel, alle paar Wochen ein neues Land? Meine Essstörung ist nicht das Einzige, was hier bedroht ist. Ich glaube, wir müssen akzeptieren, dass ein Baby uns zwingen wird, das Tempo etwas zurückzunehmen. Babys brauchen Stabilität und Routine – verdammt, *ich* brauche Stabilität und Routine –, und in diesem Tempo weiterhin Stempel im Pass zu sammeln, das wird vermutlich nicht machbar sein.

In der Vergangenheit waren unsere Versuche, das Tempo etwas zu drosseln, nur von mäßigem Erfolg gekrönt. Wir kommen von einer großen Reise zurück – nehmen wir die zwei Wochen Südafrika letztes Jahr zu Weihnachten, kurz bevor ich das denkwürdige Kit-Kat aß –, und wir sagen, wir machen mal eine Pause vom Reisen, verbringen mehr Zeit zu Hause, genießen London und treffen uns endlich mal wieder mit Freunden. Der Vorsatz hält nie lange. Ich weiß noch, dass wir nach Kapstadt einige Wochen lang keine Reisen oder Hotels buchten und konsequent zu Hause blieben. Doch dann erwischte ich Tom dabei, wie er im Reiseteil des *Sunday Telegraph* hängenblieb. Dann begannen wir beide, Reportagen über

160

neue Hotels aus der Zeitung zu reißen, und es dauerte nicht lange, da packten wir schon wieder, um in einem entlegenen Winkel des Berner Oberlandes Ski zu fahren. Fernweh ...

Vor ein paar Tagen hörte ich einen Neurowissenschaftler und Psychologen auf Radio 4 über einen möglichen Zusammenhang zwischen Autismus und Anorexia sprechen. Zunächst erschien mir das an den Haaren herbeigezogen, doch je länger ich zuhörte, desto faszinierter war ich. Konnte an dieser neuen Studie etwas dran sein? Konnten die Unfähigkeit, Beziehungen einzugehen (charakteristisch für das gesamte Autismus-Spektrum), und der dissoziative Zustand der Anorexia, das Leugnen des Hungers, die Distanz zum eigenen Körper, miteinander zu tun haben? Die Wissenschaft ist hier noch nicht sehr weit gekommen, aber es scheint mir nicht so weit hergeholt: Aus irgendeinem Grund fühle ich mich meinem Körper ausgesprochen fern; und ich reagiere auf Hunger anders als die meisten Leute. Wie ich schon versucht habe zu zeigen, geht es hier um mehr als um eine schiefgelaufene Diät. Ich sehe andere Menschen essen und habe den starken Eindruck, dass mein Gehirn einfach anders verkabelt ist.

Das brachte mich auch dazu, übers Reisen nachzudenken und darüber, warum Tom und ich ständig in Bewegung sind. Worum geht es beim Reisen eigentlich wirklich? Natürlich ist es aufregend, neue Orte zu sehen und etwas über die Welt zu lernen; das ist ein großartiges Privileg und ein Abenteuer. Es inspiriert uns beide, und es öffnet einem die Augen für ganz unterschiedliche Menschen, Sprachen und Kulturen. Aber es ist auch eine tolle Möglichkeit, die Auseinandersetzung mit den eigenen Problemen zu vermeiden.

Unablässige Bewegung scheint mich zu beruhigen; ich kann

nicht lange stillsitzen; Joggen, Radfahren und Schwimmen helfen mir, mit dem Geschrei in meinem Kopf klarzukommen. In der Nacht reibe ich meine Füße sanft aneinander, rubbel, rubbel, stundenlang, um mich selbst zu beruhigen; ich presse die Hände fest unter mein Kinn, um mich im Bett sicher zu fühlen (Tom nennt das Einkuscheln), und bewege sie nachts ständig hin und her, auf der Suche nach Sicherheit. Meine Mutter hat ein Foto von mir, das ein paar Stunden nach meiner Geburt im Hammersmith Hospital gemacht wurde: Darauf habe ich meine Hand zu einer winzigen Faust geballt und unter mein Kinn geschoben – anscheinend tue ich das also schon immer. Als Kind schaukelte ich mich gern selbst in den Schlaf (auch ein typisch autistisches Verhalten), und selbst heute empfinde ich rhythmisches Schaukeln noch als beruhigend.

Ich frage mich, ob dieses Bedürfnis nach Geschwindigkeit und diese andauernde Reiselust eine milde Form von Abhängigkeit darstellen. Oder macht mir etwas solche Sorgen, dass ich nicht stillhalten kann?

Auf der anderen Seite genieße ich aber auch das Heimkommen: nach Wochen auf fremden Straßen, Langstreckenflügen und in fremder Umgebung, immer wachsam, aus dem Koffer lebend, vom Wohlwollen einer Flugzeugbesatzung oder einer Hotel-Crew abhängig – endlich wieder die Vertrautheit der eigenen vier Wände. Ich genieße es, die Wohnungstür aufzusperren (und die Erleichterung darüber, nicht ausgeraubt worden zu sein), meinen Koffer nach oben zu wuchten, die Post durchzusehen, Reklame von Pizzadiensten und die *Hackney Gazette* auszusortieren, die Schmutzwäsche in die Waschmaschine zu stecken, zu duschen und mich hinzulegen, sauber und erschöpft. In mein eigenes Bett.

Endlich zu Hause. Das Heimkommen gehört noch ganz zum Reiseerlebnis.

Als also die schon erwähnte Gynäkologin mir riet, mein Tempo zu verringern, zu Hause zu bleiben, mich auszuruhen, da wusste ich schon, dass es dazu nicht kommen würde. Tom und ich sind Reisende. Da wird unser Baby wohl auch mitmüssen.

Wunderheilung

Liebe Emma, ich habe Ihre Kolumne mit Interesse verfolgt. Ich bin Hypnotherapeutin in einer Klinik und arbeite mit Patienten, die sich Herausforderungen stellen, bei denen der Geist die Materie überwinden muss. Wären Sie vielleicht an einer kostenlosen Sitzung interessiert, mit der ich Sie gern unterstützen würde? Ich denke, das könnte Ihnen ein sicheres Umfeld bieten, um einige machtvolle Veränderungen zu erfahren ...

Machtvolle Veränderungen, ja? Ein weiterer Tag mit einer weiteren E-Mail aus heiterem Himmel, um mir Hilfe anzubieten. Nach all den Jahren, in denen ich diese Dinge strikt für mich behalten habe, staune ich darüber, wie viel Unterstützung man bekommt, sobald man darum bittet.

Wie schon erwähnt, meinte meine Freundin, die Gynäkologin ist, eine gemächlichere Lebensweise könnte der Schlüssel zur Heilung sein. Mein Achtsamkeits-Guru rät mir, ich solle aufhören, mich zu entschuldigen, und mich nicht mehr schuldig fühlen. Meine Mutter sagt, ich muss mehr Käse, gesunde Fette und Öle zu mir nehmen, und mein Freund sagt, ich solle bei ihm einziehen. Eine Frau mailt mir aus Paris, ich solle wieder anfangen, Fleisch und Fisch zu essen, ein Profi-Radsportler aus Schottland verrät mir, »sieben Töpfe Quark pro Woche« seien sein Mittel zur körperlichen Rehabilitation gewesen. Meine kleine Schwester erzählt mir von EFT, Emotionaler Freiheits-Technik, meine Tante von EMDR (Eye Movement Desensitization Therapy). Manche Leute schwören auf Meditation, Yoga oder Ayurveda, andere empfahlen mir Nahrungsergänzungsmittel. Ich besuche einen sechswöchigen Kurs gegen Schlaflosigkeit, gehe wöchentlich zur Akupunktur und konsultiere einen homöopathisch arbeitenden Arzt. Ich versuche, meine morgendlichen Visualisierungen zu machen, ich überfliege *Jetzt! Die Kraft der Gegenwart*, ich ackere mich durch einen 600-Seiten-Schinken mit dem Titel *Miraculous Healings*, ich schnuppere in Neurolinguistisches Programmieren hinein.

Lauter Wundermethoden, doch das Schwerste ist und bleibt für mich: zu essen.

Im Laufe der Jahre habe ich all diese Dinge versucht, und noch viel mehr … und wie schon gesagt, glaube ich nicht, dass es eine Patentlösung gibt. Wer schon mal versucht hat, mit dem Rauchen aufzuhören, kennt vielleicht dieses Zuviel an Unterstützung – und hat am Ende doch zur nächsten Zigarette gegriffen. Die Wahrheit ist, dass die ganze Hypnose, die Bücher von Allen Carr und der Nikotinkaugummi nichts nützen werden, wenn du weiterrauchen *willst*. Ich habe von meinem 16. bis zu meinem 29. Lebensjahr geraucht und hätte nie gedacht, dass ich es schaffen würde aufzuhören. Der einfache Grund dafür war, dass ich das Rauchen liebte. Ich habe mal gehört, wir würden als Raucher oder Nichtraucher geboren. Meine große Schwester Katie beispielsweise ist eine fanatische Nichtraucherin, und man kann sie sich nicht mal mit einer Kippe in der Hand vorstellen, während meine übrigen Geschwister alle Raucher oder Exraucher sind. Bei meinen Eltern ist es auch so: Dad ist ein bekehrter Nichtraucher, aber in seiner schlimmsten Zeit rauchte er Zigaretten, Zigarren, Pfeife, Stumpen und nahm auch noch Schnupftabak. Er hat vor 40 Jahren aufgehört, aber er gibt zu, dass er manchmal nach dem Essen das Rauchen zu einem Glas Brandy vermisst. Meine Mum ist dagegen wie Katie und hat nie auch nur eine einzige Zigarette probiert.

Für mich war der Wendepunkt beim Thema Rauchen der Moment, als ich begann, es aktiv nicht zu mögen. Ich hatte es satt, wie ein Aschenbecher zu stinken und eine Ausgestoßene zu sein, die mit anderen paffenden Losern in der Eiseskälte draußen stehen musste; dazu noch die ständig steigenden Preise, ein ekliger Husten und dieses Gekeuche am Morgen. Ich hatte 13 Jahre gebraucht, um so weit zu kommen, und war immer noch nikotinabhängig (die Substanz hat mehr Suchtpotenzial als Heroin), aber ich hatte begonnen, das Rauchen wirklich zu hassen, und ich wollte Exraucherin werden, noch bevor ich den Versuch machen konnte aufzuhören.

Bei einer Essstörung verhält es sich genauso – du musst sie satt haben, bevor du bereit bist, sie aufzugeben. Trotz all der Unterstützung und Ratschläge der ganzen Welt beginne ich doch zu glauben, dass die einzige und wichtigste Voraussetzung für eine Heilung ist, es zu wollen, sich wirklich, wirklich von der Anorexia befreien zu wollen.

Es ist Ende April, und ich schreibe die Kolumne in der *Times* jetzt seit fast sechs Monaten. In dieser Zeit haben mir viele Mädchen gemailt und mich um Rat gefragt – als ob ich in der Lage wäre, anderen zu helfen! Ich kann ihre Logik verstehen, aber es wirkt ein bisschen, als würde man einen Junkie in der Reha zu Rate ziehen (vor allem wenn ich gerade selbst einen richtig schlechten Tag hatte und meine morgendliche Banane verweigert und den Apfel, der mein Mittagessen sein sollte, halbiert habe – und dann soll ich Tipps fürs Zunehmen erteilen). Ich bin mir aber gar nicht sicher, ob sie wirklich Rat wollen – wenn man 21 ist und sein eigenes Körperfett und seine Muskeln verbrennt, wenn man jung und dünn und schön ist, dann fühlt man sich unantastbar –, aber ich wünschte, ich könnte sie davon abhalten, das durchzumachen, was ich durchgemacht habe. Oft ist ganz klar, dass sie nur jemanden brauchen, dem sie die schlimmsten Sachen erzählen können: wie sie nach jeder Mahlzeit kotzen, dass ihr Rachen blutet, von schlimmstem Abführmittelmissbrauch (bis zu 100 Tabletten pro Tag), den Selbstverletzungen und den Klingen.

Und hin und wieder geht es auch um einen Todesfall. So bekam ich gestern diese E-Mail:

Liebe Emma,
nachdem ich deine Artikel in der Times *in den letzten paar Monaten verfolgt habe, möchte ich dir meine besten Wünsche für deinen Kampf gegen die Magersucht aussprechen. Ich habe deine mutige Einstellung und Entschlossenheit bewundert und hoffe, du kannst es schaffen, diese schreckliche Krankheit zu besiegen. Ich bin mir sicher, das ist mit vielen Höhen und Tiefen verbunden, doch deine Berichte klingen bislang sehr positiv.*
Meine Tochter hat zehn Jahre lang an Anorexia gelitten, so wie du, doch dem permanenten Kampf war sie nicht gewachsen und verschwand vor ein paar Monaten, während sie Urlaub vom Krankenhaus hatte. Man fand sie sechs Wochen später in dem Fluss nahe an unserem Zuhause; sie war schon an dem Abend, als man sie vermisste, mit dem Auto dorthin gefahren. Unsere Trauer ist

immer noch überwältigend, und wir wünschten, sie hätte es in den Zustand geschafft, in dem sie gegen diese Krankheit hätte ankämpfen können. Wenigstens wissen wir jetzt, dass sie endlich Frieden gefunden hat.

Wir wünschen dir das Allerbeste, und ich hoffe von Herzen, dass du diese Krankheit besiegen und dein wunderbares Ziel, Mutter zu werden, erreichen kannst.

Hochachtungsvoll,

Mrs V.

Es war ein sonniger Dienstagmorgen, für Ende April ungewöhnlich heiß. Ich hatte die Balkontüren offen und saß an meiner Frühstücksbar. Barfuß, in einer kurzen Jeans und leuchtend blauem Inca-Kola-T-Shirt, das Tom mir aus Mexiko mitgebracht hatte, tippte ich in meinen Laptop, als das rote Licht an meinem Blackberry zu blinken begann. Ich nahm ihn zur Hand, las die Nachricht, legte das Gerät wieder weg und arbeitete weiter. Ein paar Minuten später unterbrach ich, las die Nachricht erneut und rief zu Hause an. Ich musste mit meiner Mum sprechen.

Ich versuche, jede Mail zu beantworten, vor allem jene, in denen man mich um Rat bittet. Aber ich weiß nicht, ob ich damit irgendwas bewirken kann. Und wenn ich zurückschaue, frage ich mich, ob mich in meinen Zwanzigern irgendwas dazu hätte bringen können, die Magersucht aufzugeben. Ich war high vor Hunger und fühlte mich auch unantastbar. Und was all meine Versuche angeht, davon loszukommen – wollte ich es jemals wirklich genug? Was ich diesen Mädchen mit Anorexia, Bulimie und Ähnlichem am liebsten sagen möchte – wenn auch in etwas eloquenterer Form –, ist Folgendes: Hört jetzt auf … lasst sofort davon ab und vergeudet die nächsten Jahre nicht … macht euch nicht vor, dass es irgendeinen Sinn ergäbe, hungrig zu sein, oder dass es euch die Kontrolle über irgendwas gäbe, denn das tut es nicht; das Leben ist sowieso unkontrollierbar, und die Magersucht nur eine Möglichkeit, davor die Augen zu verschließen …

Ein weiser Mann hat mal gesagt: Nimm nie den Rat von jemandem an, der deine Probleme nicht schon selbst hatte.

Daran liegt es wohl, dass ich mich, obwohl ich magersüchtig bin, seltsamerweise tatsächlich berufen fühle, Rat zu erteilen. In gewisser Weise bin ich ja sogar eher Expertin als jeder Arzt oder sonstige Spezialist, denn ich habe die Genesung durchlebt und bin noch mittendrin. Ich habe es geschafft, von unter 35 Kilo auf knapp 48 Kilo zu kommen, mit einem quälenden Bissen nach dem anderen, und es liegt noch einiges vor mir. Ich weiß kein Geheimrezept für eine sofortige, perfekte Heilung – und das könnte man auch gar nicht verallgemeinern, weil jeder anders ist –, aber ich bin mit den Gefahren und Mechanismen absolut vertraut. Und zumindest weiß ich, was nützt und was schadet …

Mein bester Tipp zum Gesundwerden lautet: Trenn dich von deinen Klamotten. Sortier deinen Kleiderschrank durch, und schmeiß alles in Size Zero raus. Und sei gnadenlos, mach es sofort. Es klingt vielleicht banal, aber es ist entscheidend: So viel von dem, was deine Einstellung zum Essen, zur Nahrung und zu dir selbst – einfach deinen ganzen Alltag – betrifft, spielt sich in deinem Kopf ab. Jeder würde sich in zu engen Kleidern unwohl fühlen, und Magersüchtige sind für diese Art von Körperpanik besonders empfänglich. Ich weiß, dass es hart ist: Meine Skinny Jeans von J Brand zur Caritas zu tragen war die Hölle. Aber mal im Ernst, warum willst du Kleider für 14-jährige anziehen? Du bist keine 14, sondern erwachsen. Wieg dich nicht zu oft, und trag keine winzigen Sachen, das ist schon die halbe Miete.

Weitere Ratschläge? Such dir rasch Hilfe. Sei ehrlich zu dir selbst – du weißt, wann du ein Problem hast; warte nicht, bis du fast die Hälfte deines Körpergewichts verloren hast, so wie ich. Wie eine Drogenabhängigkeit oder auch nur schlechte Angewohnheiten schleift sich die Magersucht ein; je länger man untergewichtig ist, desto schwerer kommt man davon wieder weg.

Und wenn du versuchst zuzunehmen, iss, was immer du essen kannst. In einer perfekten Welt wäre die Ernährung von jedermann die perfekte Balance von Kohlenhydraten, Proteinen und Fetten, aber mach dir darüber keine Gedanken. Ich habe eine Fettphobie, aber ich bin ganz scharf auf gesunde Sachen – ich könnte also nie Frittiertes essen, aber mit Kohlenhydraten komme ich zurecht. Wenn ihr Schokolade mögt, esst sie; wenn jemand Baked Beans aus der Dose liebt oder Toast mit Hefeaufstrich, dann ist das genauso in Ordnung. Falls man sich mit diesen hochkalorischen Drinks oder Milchshakes leichter tut, dann Prost. Die Ausgewogenheit spielt zunächst keine Rolle, Hauptsache die Kalorienzufuhr stimmt. Ein paar Monate von Wackelpudding und Eis zu leben richtet ernährungstechnisch gesehen keinen Schaden an.

Sei nett zu dir selbst. Ein Klischee, ja, aber ein wichtiges. Trink Wein, wenn er dir schmeckt. Nimm ein heißes Schaumbad, geh ins Kino, tu etwas, das dich fesselt. Bei mir ist es das Schreiben, bei jemand anderem vielleicht das Singen oder das Erlernen einer neuen Sprache. Je mehr Interessen man hat, die nichts mit Essen oder Sport zu tun haben, desto mehr von der eigenen Identität kann man vor der Magersucht retten. Seit Jahren habe ich mein Leben der Selbstbestrafung gewidmet: Dauerlauf im Morgengrauen bei Minusgraden, Hungern, Isolation, Verletzung durch Männer, die mich nicht liebten, Trennung von Männern, die es taten. Beendet diesen Krieg, denn er bringt euch nirgendwohin.

Ihr solltet nicht nur essen, *was* ihr könnt, sondern auch *wie* ihr eben könnt. Und keine Sorge, wenn es anormal wirkt. Wer Menschen um sich braucht, die ihn ablenken, sollte in Gesellschaft essen. Wenn man lieber allein isst, geht das genauso in Ordnung. Vor einigen Jahren fand ich essen in der Öffentlichkeit so schlimm, dass ich mich allein auf eine Bank im Regent's Park setzte, sogar im Winter. Ich schaffte es einfach nicht, mein Mittagessen im Büro zu mir zu nehmen.

Löscht Wörter wie »verfressen«, »Vielfraß« oder »gefräßig« aus eurem Wortschatz. Lasst nicht zu, dass das Essen zu einem emotionalen Kriegsschauplatz wird, hört auf, euch dafür schuldig zu fühlen. Denkt daran, dass euer Gehirn und die anderen inneren Organe Nahrung brauchen, damit sie ordentlich funktionieren. Versucht insofern, streng mit euch zu sein, und füttert euren Körper so, wie ihr ein Auto mit Treibstoff betankt. Magersüchtige verfügen über eine phänomenale Willenskraft. Nun ist es an der Zeit, diese zu eurem Vorteil zu nutzen. Ihr habt längst bewiesen, dass ihr euch hungern lassen könnt, nun ist es an der Zeit, ein paar neue Regeln zu erlassen.

Ebenso dringend wie gute Ernährung und professionelle Hilfe braucht man emotionale Unterstützung. Signalisiert das auch und bittet um Hilfe (ich bin darin schlecht). Isoliert und versteckt euch nicht. Macht mit, sucht diverse Orte auf, bleibt in physischem Kontakt zur Welt, lasst euch massieren oder massiert euch selbst. Als es mir am schlimmsten ging, mied ich menschliche Berührungen (sie lösten in mir den Wunsch aus zu weinen), aber glaubt mir, ihr braucht eine Menge Umarmungen. Und nebenbei bemerkt, wenn die Fähigkeit zu weinen wiederkehrt, fühlt sich das großartig an.

Stürzt euch nicht zu sehr in Online-Foren. Je mehr Zeit ihr damit verbringt, die Krankheit dort zu diskutieren, desto weniger Zeit bleibt euch für das echte Leben außerhalb, um euch mit »echten« Menschen zu treffen, um mit eurem Leben weiterzumachen; dann definiert ihr euch immer stärker über die Anorexia. Ganz ähnlich stehe ich zur Gruppentherapie, obwohl die Einzeltherapie für mich unschätzbar wertvoll war. In meinen Augen entwickeln sich Selbsthilfegruppen im Netz und auf Webseiten schnell zu einer eigenen Welt – sie können zum Vergleich mit anderen, kränkeren Patienten anregen und sogar schlechtere Gewohnheiten erst auslösen. Das ist allerdings meine ganz persönliche Meinung. Vielleicht empfinden andere sie dagegen als hilfreich.

Sucht euch einen Grund, um gesund zu werden. Träumt von einem Ziel oder einer Belohnung: ein Land, das ihr schon immer bereisen wolltet, ein Baby, das ihr euch wünscht (!), was auch immer es ist, das euch antreibt. Ihr braucht etwas, das größer ist als die Krankheit, die ihr besiegen wollt.

Schließlich (und das mag ein bisschen paradox klingen) solltet ihr immer daran denken, dass nichts unumstößlich ist. Betrachtet eure Genesung als Experiment. Versucht einfach mal, Gewicht zuzunehmen, seht euch an, wie sich das auf eure Psyche und euer körperliches Wohlbefinden auswirkt. Jedes Pfund, das ihr zulegen könnt, wird beim Heilungsprozess helfen. Und solltet ihr es wirklich schrecklich finden, dann könnt ihr doch das ganze Gewicht wieder abnehmen. Nur versucht jetzt erst einmal zu essen, versucht, euch wohl zu fühlen.

ॐॐ

Das ist nicht gerade Raketentechnologie, aber nach allem, was ich selbst in meinem noch andauernden Kampf gegen die Anorexia ausprobiert habe, ist das die Quintessenz dessen, was mir geholfen hat.

Was die professionelle Behandlung angeht, kann ich nicht behaupten, alles habe bei mir funktioniert. Wie schon erwähnt, glaube ich, dass der wichtigste Schritt darin besteht, wirklich in die Welt da draußen zurückzuwollen, sich danach zu sehnen, gesund zu werden. Es hilft nichts, wenn du das nur deinen Ärzten und Eltern erzählst, du musst es aus ganzem Herzen auch so meinen. Magersucht mag zwar die höchste Sterblichkeitsrate unter den psychischen Erkrankungen aufweisen, aber wir reden hier trotzdem nicht von Krebs oder AIDS. In den allermeisten Fällen ist es so, dass man auch gesund werden kann, wenn man sich entschieden hat, dagegen zu kämpfen, zu essen beginnt und das Gewicht hält. Mit der eigenen Entscheidung ist die Schlacht tatsächlich schon halb geschlagen. Trotzdem möchte ich professionelle Intervention nicht grundsätzlich kleinreden. Ich habe sie in beträchtlichem Umfang beansprucht.

In Oxford, wo der rasante Gewichtsverlust begann, musste ich zum sogenannten Counselling, einer Art Gesundheitsberatung. Das waren wöchentliche Termine bei einer netten Schulkrankenschwester, die mich jedes Mal wog und höchst besorgt dreinsah, besonders, nachdem der Zeiger unter 38 gefallen war und weiter fiel. Ich erinnere mich darin, welche Qual es für mich war, mit

173

anderen Mädchen vom College in diesem Warteraum zu sitzen. Sie warteten dort auf die »Pille danach« oder ein Grippemittel, und alle wussten, warum ich dort war. Schwester Brenda, eine pummelige Dame um die 60, pflegte zu fragen: »Und wie ist dein Appetit diese Woche, Häschen?« Ich saß einfach nur da und fühlte mich wie benommen. Vermutlich hatte sie keinerlei Erfahrung mit Essstörungen.

Drei Jahre später, in London, ging ich sechs Monate lang zur Psychoanalyse in die Tavistock Clinic. Das war wahrscheinlich, in psychologischer Hinsicht, die traumatischste Erfahrung meines Lebens. Ich war wenige Wochen nach Gregs Selbstmord an die Klinik überwiesen worden (weil sich mein Hausarzt wegen des Todesfalls und des gleichzeitigen Gewichtsverlusts sorgte). Die böse Psychoanalytikerin, eine kalte Hexe aus einer Art jungschem Albtraum, saß in braune Seide gekleidet und mit beängstigendem schwarzen Lidstrich in einer Ecke und starrte mich gefühlt stundenlang ununterbrochen an. In den ersten drei Wochen sagte sie nichts, kein einziges Wort – und jede Sitzung dauerte neunzig Minuten. Eigentlich erstaunlich, wie sehr einem das zu schaffen macht. Irgendwann in der Mitte der dritten Woche begann ich zu weinen (vermutlich weil mich das alles so fertigmachte), und sie fuhr fort, mich stumm anzustarren. Das war, als müsse sie mich brechen, bevor sie mit ihrer eigentlichen Arbeit beginnen konnte, worin auch immer diese bestehen sollte. Die Interaktion (ich würde sie nicht als Gespräch bezeichnen) begann erst, nachdem ich »gebrochen« war. Doch wir erreichten nie auch nur annähernd eine vertrauensvolle oder hilfreiche Beziehung. Die Frau stellte mir Fragen und verdrehte dann alles, woran ich glaubte, ins Gegenteil: meine glückliche Kindheit, meine Trauer über Gregs Tod, meinen Wunsch, die Anorexia zu überwinden. Nie habe ich mich so elend und allein gefühlt wie damals auf dieser Couch in der Tavistock Clinic. Jahrelang war ich nicht einmal imstande, daran zu denken. Was mir davon geblieben ist? Ein grundlegendes Misstrauen gegenüber dem manipulativen, tyrannischen Charakter der traditionellen Psychoanalyse. Natürlich war ich damals in schlechter Verfassung – verletzlich und voller Trauer –, aber so eine Therapie soll doch wohl niemanden zerstören, ohne ihn danach wieder aufzubauen, oder? Ich bin mir bis heute nicht darüber im Klaren, was diese Frau eigentlich zu erreichen hoffte.

Die Nächste war Pramjit, die hübsche Spezialistin für Essstörungen, die ich jahrelang konsultierte. Unsere Sitzungen orientierten sich an der kognitiven Verhaltenstherapie, bei der es sowohl um falsche Wahrnehmung (das Kognitive eben) als auch um schädliches Verhalten (Essensvermeidung) ging. Das ist ein proaktiver Ansatz, der die eigenen negativen Überzeugungen in Frage stellt und dabei helfen soll, eingefahrene schädliche Verhaltensmuster aufzubrechen und durch neue zu ersetzen. Mit Hilfe dieser Therapie begann ich, ehrlich auszusprechen, was ich dachte. Warum auch nicht? Das war schließlich nichts, was Pramjit nicht schon gekannt hätte, und warum sollte ich vorgeben, dass ich nicht kämpfte? Ich musste all die ausgelassenen Mahlzeiten gestehen, erklären, warum ich in der vergangenen Woche nicht gegessen hatte, worin meine aktuellen Hürden und Hindernisse bestanden. Ich musste auch versuchen, darüber zu sprechen, wie ich Nahrung in meinen Alltag integrieren könnte. Wir setzten gemeinsam erreichbare Ziele: Ich würde die Büroparty besuchen und das Weihnachtsessen »genießen«, an meinem Geburtstag ein Stück von meinem Kuchen probieren usw. Meistens scheiterte ich, aber manchmal schaffte ich es auch.

Die Behandlung bei Pramjit war »ganzheitlich«, das heißt, sie umfasste viele Aspekte der Heilung. Zusätzlich zu unserer wöchentlichen Sitzung im Rahmen der kognitiven Verhaltenstherapie schlug sie auch eine Familientherapie vor (worauf meine Eltern nicht scharf waren). Manchmal erhielt ich eine Massage bei einer schwatzhaften Irin namens Jeannie. Oft hatte ich auch Planungsgespräche mit der Ernährungsberaterin Marianne. (Die Tagebücher, in denen ich festhalten sollte, was ich gegessen hatte, wanderten regelmäßig in die Tonne.)

Pramjit war nett und mitfühlend, und wir kamen uns ziemlich nahe, doch es brachte mich nicht dazu, mehr zu essen. Ich bekam mit, wie sie sich verlobte, dann heiratete und schließlich aufhörte, um ihr erstes Kind zu bekommen. Und all das, während ich weiter im Käfig meiner Magersucht steckte und mich fragte, ob ich da je hinauskäme.

Die zweifellos erfolgreichste Behandlung war die meines ehemaligen Psychiaters Dr. Robinson. Er ging letztes Jahr in Ruhestand, aber acht Jahre lang suchte ich alle vierzehn Tage seine Praxis auf.

❧

Dr. Paul Robinson war mein Facharzt am Royal Free Hospital im Norden Londons. Jeden zweiten Dienstag fing ich schon um sieben Uhr morgens an zu arbeiten, damit ich ein paar Stunden früher gehen konnte. Meine Kollegen ließ ich im Unklaren: Nur meine Assistentin und die Chefsekretärin wussten, dass ich an jenen Tagen einen regelmäßigen Termin außer Haus hatte. Natürlich musste ich meiner Chefin gegenüber eine Erklärung abgeben, aber ich ging nicht ins Detail darüber, um was für eine Art Arzttermin es sich handelte, sondern bat nur um flexible Arbeitszeit einmal in vierzehn Tagen. Auch wenn das gern anders dargestellt wird, große Firmen reagieren sehr nervös, wenn es um Mitarbeiter mit psychischen Problemen geht.

Es ist seltsam, eine »funktionierende Magersüchtige« zu sein. Ziemlich oft fragte ich mich an einem hektischen Dienstag, warum ich überhaupt zu Dr. Robinson ging. Ich fühlte mich nicht anorektisch, vor allem nicht, wenn ich gerade im Büro herumwirbelte – oder vielleicht doch, aber es war ja normal für mich, nichts, worum ich mich akut kümmern musste, schon gar nicht an einem hektischen Arbeitstag. Wenn ich den Termin einer Druckerei vor Augen hatte, in letzter Minute Korrekturen abgleichen musste oder die Kalkulation für die Akquise-Sitzung fertigzustellen hatte, dann erschien mir mein Besuch beim Seelenklempner irgendwie irrelevant. Obwohl es ein Arzttermin war und ich schon früher mit der Arbeit begonnen hatte, fühlte ich mich an jedem Dienstagnachmittag, wenn ich vorzeitig aus dem Büro schlich, schuldig. Ich weiß jetzt, wie berufstätigen Müttern zumute ist, wenn sie gehen, um ihre Kinder abzuholen: Es ist einfach unangenehm, an allen anderen vorbeizugehen, die noch an ihren Schreibtischen sitzen und einem unweigerlich das Gefühl vermitteln, ein Drückeberger zu sein. Jedenfalls stieg ich dann auf mein Rad und fuhr von der Euston Road nach Highgate und versuchte dabei, in meinem Kopf vom Arbeits- auf den Therapiemodus umzuschalten. Das Royal Free Hospital thront hoch oben auf dem Haverstock Hill. Für jede Sitzung radelte ich diesen Hügel hinauf, der einer der steilsten in ganz London ist, um mir dort sagen zu lassen, ich solle mehr essen und weniger Sport treiben. Selbst stattliche Männer steigen hier ab und schieben, aber das wäre mir natürlich nicht in den Sinn gekommen. Nicht einmal bei Windstärke 10, denn Anorexia bedeutet schließlich, sich niemals geschlagen geben.

Am Royal Free Hospital angekommen kam ich mir immer komisch vor, während ich mein Rad abschloss und die Stufen hinaufging (Magersüchtige nehmen immer die Treppe), zur Abteilung Psychiatrie für Erwachsene im dritten Stock. Ich trug meist eine Nadelstreifenhose, eine frisch gebügelte blassrosa oder hellblaue Bluse, hochhackige schwarze Stiefel und wirkte darin völlig deplatziert. Viele der Mädchen waren stationär dort und schlappten in Pyjamas und Pantoffeln über den Gang. Wer war ich da, dass ich hier hereinwehte, mit einigen Kilos mehr als sie, im Business-Outfit, vollgepumpt mit frischer Luft und mit rosigen Wangen von meiner Radfahrt. Eines Nachmittags stand ich auf dem Flur und nahm auf dem Handy einen beruflichen Anruf entgegen, als ein junger Mann sich an mir vorbeischleppte und ich merkte, dass seine Arme von dunkelvioletten frischen Schnitten übersät waren.

Mein Gott, ich fühlte mich so gesund – und das meine ich im Sinne von fett (so, wie wenn einem jemand sagt, du siehst gut aus, und eigentlich meint *prächtig, quietschvergnügt, drall*). Ich war überzeugt, dass alle mir ansahen, was für eine Schwindlerin ich war. Wie verlogen meine sogenannte Anorexia war. Wenn ich wirklich krank war, wieso hatte ich dann zu Mittag diese ganze Banane in mich reingestopft? In Anwesenheit anderer Magersüchtiger habe ich mich schon immer unbehaglich gefühlt. Daher war das Wartezimmer der Abteilung Essstörungen für mich immer eine Tortur. Ich weiß, dass viele Betroffene genauso empfinden – es ist fast, als könnten wir die peinlichen Geheimnisse der anderen durchschauen. In all den Jahren habe ich dort nur einmal eine schrecklich übergewichtige Frau gesehen – in Abteilungen für Essstörungen wird Fettleibigkeit ja ebenso behandelt wie Anorexia –, und ihr Unbehagen war wirklich furchtbar mit anzusehen. Sie starrte auf den Fußboden, zu beschämt, um irgendjemanden anzuschauen, und litt offensichtlich noch viel schlimmere Qualen als ich in diesem Warteraum ... Alles in allem war es jedenfalls immer eine Erlösung, wenn man in Dr. Robinsons Sprechzimmer gerufen wurde.

Vielleicht war es ein Indikator für unsere gute Beziehung, dass ich mehrmals in der Lage war, das Sprechzimmer zu betreten und zu sagen: »Ich fühle mich wie eine üble Betrügerin neben all Ihren dünnen Mädchen.« Auch wenn Dr. Robinson ein ziemlich förmlicher, traditioneller Psychiater ist und auch wenn er so viele Akten herumschob, dass ich mir nie ganz sicher war, ob er wirklich wusste, wer zum Teufel ich war – trotz allem war er offen mir gegenüber und ich ihm gegenüber.

Ich erinnere mich noch an unseren allerersten Termin, als er mich eineinhalb Stunden warten ließ. Als er mich hereinbat, war ich schon richtig angepisst. Aber bald hatte ich mich daran gewöhnt, denn er gab jedem Patienten viel mehr Zeit als die vom Terminvergabesystem des Gesundheitsdienstes vorgesehenen, aber völlig unzureichenden zehn Minuten, so dass all seine Termine sich immer schrecklich weit nach hinten verschoben. (Manchmal fragte ich mich, ob er wohl um 21 Uhr immer noch im Dienst war, um seine Nachmittagstermine abzuarbeiten.) Bald gewöhnte ich mir an, ein Buch mitzunehmen und von vorneherein eine Stunde später als zu meinem offiziellen Termin zu kommen.

Die lange Wartezeit gab den Patienten Gelegenheit, die nötigen drei bis vier Flaschen Wasser zu trinken. Wasser zu bunkern ist eine der Methoden, die wir benutzen – ebenso wie Kleingeld und Schlüssel in den Taschen, dicke Socken und schwere Gürtel –, um unser Gewicht künstlich zu erhöhen, bevor wir auf die Waage steigen. Es war gar nicht so einfach, mit randvoller Blase stundenlang zu warten, aber ein paar Liter Evian können auf der Gewichtskurve wertvolle Pfunde vortäuschen.

Auch wenn sein Zeitmanagement hoffnungslos ist, war Paul Robinson einer der führenden Spezialisten auf dem Gebiet Essstörungen. Nach meinen Erfahrungen an der Tavistock Clinic war ich ja gegenüber allen, die sich professionell mit psychischen Erkrankungen befassen – ob Psychologen, Psychiatern oder Psychoanalytikern –, misstrauisch, aber es war mein Glück, dass ich an ihn überwiesen wurde. Dr. Robinson war von Anfang an ehrlich mit mir. Im Unterschied zu den anderen Fachleuten, die ich im Laufe der Jahre kennengelernt hatte – mit all ihren freundlichen Worten und sanften Ermunterungen –, bot er mir weder Tee noch eine Schachtel Kleenex an, und er erlaubte mir nicht, mich gegenüber der Anorexia machtlos zu fühlen. Ich hatte sogar oft das Gefühl, ihm die Zeit zu stehlen. Ich schätze, das tat ich auch, seine Zeit verschwenden und meine noch dazu, während ich in seinem Sprechzimmer saß, vom Zunehmen redete und weiter hungerte. Aber er sah in mir nie einen hoffnungslosen Fall: Er wusste so gut wie ich, dass ich die Magersucht besiegen konnte. Ich glaube, es war seine direkte, wissenschaftliche Art, die mir mehr half als alles andere. Ich bin jemand, der es vorzieht, die Fakten zu kennen, wie furchterregend sie auch sein mögen: Wahrscheinlich weil ich hoffe, darüber so zu erschrecken, dass ich aktiv werde. Dr. Robinson hat mir jedenfalls immer die Wahrheit gesagt.

Ich hatte seit Jahren nicht menstruiert, was bedeutete, dass ich wahrscheinlich auch keinen Eisprung hatte, und meine gegenwärtige Unfruchtbarkeit erklärt. Doch die gute Neuigkeit war, dass so etwas meist reversibel ist. Fast alle magersüchtigen Frauen erlangen ihre Fruchtbarkeit wieder, sobald sie zu ihrem Normalgewicht zurückkehren. Als meine Stunden bei Dr. Robinson begannen, war die Fruchtbarkeit nicht meine größte Sorge. Wenn ich jetzt mit meinen 33 Jahren so zurückdenke, dann wird mir klar, dass mich das in meinen Zwanzigern überhaupt nicht kümmerte. Klar, das Ausbleiben der Periode war ein Hinweis darauf, dass etwas nicht stimmte, aber welche Frau stört es schon ernstlich, wenn sie nicht menstruiert? Es begann mich erst zu beunruhigen, als ich 30 wurde. Das Seltsame ist, dass ich mir nie ernsthaft vorgestellt habe, keine Kinder zu bekommen. War das eine kolossale Selbsttäuschung, verschloss ich da unbewusst die Augen vor den nackten Tatsachen? Ich nahm wohl immer an, dass es am Ende schon alles irgendwie funktionieren würde.

Dr. Robinson war auch noch insofern ein guter Arzt, als er mich zu regelmäßigen Tests überwies. Einer der wichtigsten war die Doppelröntgenabsorptiometrie, ein Verfahren zur Knochendichtemessung. Es ist ja allgemein bekannt, dass Untergewicht und Amenorrhoe die Gefahr von Osteoporose deutlich erhöhen, aber erst kürzlich fand ich heraus, dass fast 90 Prozent aller Magersüchtigen in gewissem Ausmaß an Knochenschwund leiden. Und so war es bei mir: Die Scans erbrachten, dass ich Osteopenie hatte (die Vorform einer echten Osteoporose), und zwar in meiner linken Hüfte und in der Wirbelsäule; außerdem verschlechterten sich meine Werte im Lauf der Jahre. Wie töricht: mit der Wahrheit konfrontiert zu werden, dem Beweis dessen, was ich mir selbst antat, denn ich konnte die erschreckenden Resultate der Knochenscans ja selbst sehen, und dennoch unfähig zu sein, die Anorexia aufzugeben. Auch wenn die Tests von Dr. Robinson mich zwar nicht heilten, so erinnerten sie mich jedoch todsicher an den unsichtbaren Schaden, den die Magersucht anrichtete. Noch wichtiger war aber wohl, dass sie mich daran erinnerten, selbst etwas dagegen tun zu können. Bei Frauen sind die Jahre zwischen 20 und 30 die entscheidende Phase, um Knochenmasse aufzubauen. Vielleicht konnte ich den Schaden nicht mehr gänzlich rückgängig machen, aber ich wäre durchaus in der Lage gewesen, meinen Zustand ein wenig zu verbessern. Wenn ich es geschafft hätte. Wie immer behielt die Anorexia die Oberhand.

Außer über die eingeschlafenen Eierstöcke und die Statistik meiner bröselnden Wirbelsäule diskutierten Dr. Robinson und ich über die Natur von Selbstgewissheit und Verleugnung, Kontrolle und Sexualität, Weiblichkeit und Familie. Manchmal sprach ich davon, Kinder haben zu wollen, und dann sagte er: »Aber wollen Sie wirklich auch Mutter sein, Emma?« Er wies mich auf voreilige Schlüsse hin und ertappte mich, wenn ich nicht ehrlich zu mir selbst war. Es ist leicht zu *sagen*, man wolle Kinder – zu dieser Aussage werden die meisten Mädchen erzogen –, doch es ist viel schwieriger, sich zu überlegen, warum, was nicht leicht sein dürfte, oder das Eingeständnis eigener Zweifel. Selbst jetzt, da ich gerade über meinen Wunsch, schwanger zu sein, in einer überregionalen Tageszeitung schreibe, habe ich immer noch handfeste Ängste in Bezug darauf, wie sich das Leben durch ein Baby verändern wird und welche Freiheiten ich werde aufgeben müssen.

Für einen bärtigen Mann der Mittelklasse, mit grauem Anzug und Ende 50, schien Dr. Robinson ein erstaunliches instinktives Verständnis für Frauen zu hegen: von Essen und Ängsten und Körpern und Babys. Ich konnte so unbefangen mit ihm sprechen wie vielleicht mit meiner Mutter, womöglich sogar noch offener. Und egal ob ich zu- oder abnahm (und meistens verlor ich), unsere Sitzungen fand ich einfach ungemein interessant.

An einem Dienstag Anfang November bemerkte er wie nebenbei, dass ich im Mittelalter vielleicht Nonne geworden wäre, eine fromme Asketin, die dem fleischlichen Verlangen entsagt. Ich wusste sofort, was er meinte (schon immer habe ich mich mit Dorothea Brooke aus *Middlemarch* identifiziert). Wir sprachen mehrmals darüber – über Schmerz und Lohn der Selbstverleugnung, und warum mich das so ansprach.

Es regnete heftig, als ich das Krankenhaus verließ, aber ich fuhr wie in Trance mit dem Rad nach Hause. Den ganzen Weg über dachte ich an die mittelalterliche Literatur, die ich in Oxford studiert hatte. Ich stellte mir sehr lebhaft Julian von Norwich, Margery Kempe sowie andere Nonnen und Mystiker vor, die sich in ihren einsamen Zellen kasteit, die gehungert und gebetet hatten. Dr. Robinson hatte anscheinend etwas in mir erkannt, das mir selbst nie bewusst gewesen war: dass die Anorexia (noch mehr als das Dünnsein an sich) eine Sehnsucht nach Sauberkeit und Leere stillte. Ein Teil von mir fürchtet sich davor, fraulich, fleischlich, ausschweifend zu sein. Ich möchte lieber drahtig, kompakt und muskulös sein. Gerne laufe ich kilometerweit und spüre mich dabei in einem sauberen, athletischen Körper. Eine Frau zu sein bedeutet Durcheinander: Blut und Fett. Magersucht hat dagegen etwas so Reines, und das mag ich.

Ich habe seither herausgefunden, dass meine Sehnsucht nach »Reinheit« kein Einzelfall ist. Es gab vor einigen Jahren eine Studie an Schülerinnen in Ghana mit anomalem Untergewicht (Bennett

et. al. 2004, The British Journal of Psychiatry). Keines dieser unter-
gewichtigen Mädchen hegte den Wunsch, dünn zu sein, oder eine
irrationale Angst vor Fettleibigkeit – noch eigenartiger war, dass
bei keiner von ihnen die Regel ausblieb. Gemäß der Studie betrach-
teten sie ihr Hungern positiv und aus religiöser Sicht; sie waren
überzeugt von Selbstkontrolle und Verleugnung ihres Hungers, allerdings nicht aus der magersuchttypischen Sorge um ihr Gewicht
und ihre Figur. Mit anderen Worten: diese ghanaischen Mädchen
hatten keinerlei Probleme mit ihrem Körperbild, sie wollten nur
besonders fromm sein.

Obwohl Dr. Robinson mich letztlich nicht heilte, gefiel es mir,
solche kulturellen und gesellschaftlichen Ideen mit ihm zu diskutieren, denn sie gingen über die üblichen nichtssagenden Geschichten zum Thema Essstörungen hinaus. Schließlich ist es
wichtig, gewisse Einsichten in diese immerhin schwerwiegende
psychische Erkrankung zu gewinnen. Ich habe ein Drittel meines
Lebens damit zugebracht. Für mich ist sie also normal, aber sie
macht ein normales Leben unmöglich. Dem Hunger nachzugeben
bedeutet Schwäche: Nach dieser Grundregel lebe ich. Dr. Robinson versteht das nach dreißig Jahren Erfahrung auf diesem Gebiet.
Ich empfand es als Erleichterung, darüber sprechen zu können,
wo doch diese Krankheit zu weiten Teilen aus Heimlichtuerei und
Täuschung besteht.

Aber irgendwann kamen wir unseren guten Gesprächen zum
Trotz an den Punkt, an dem ich den Mund halten und auf die Waage steigen musste. Die Angst davor, nicht zuzunehmen, und die
viel größere Angst davor, zuzunehmen, kulminierten in den wenigen Momenten, wenn er meine Akte zuschlug und sagte: »Also,
dann wollen wir Sie mal wiegen.« Ich schlüpfte aus meinen Schu-

hen oder Stiefeln und stieg auf die Digitalwaage, die in einer Ecke seines Sprechzimmers stand.

Die Waagen in den Abteilungen für Essstörungen sind beängstigend präzise. Sie werden einmal wöchentlich überprüft und neu kalibriert – ich denke, nur bei den Flügeln im Royal Opera House legt man ebenso großen Wert aufs Finetuning. Ich war mir der Gegenwart dieser schrecklichen Waage bei jeder Sitzung bewusst, wie sie in der Ecke lauerte und nur darauf wartete, mich zu verurteilen. *Ich steige auf die Waage und alles verstummt, ich schließe die Augen und öffne sie langsam, ich sehe die grünen Ziffern rauf- und runterflackern, 46.1, 47.4, 47.7, 46.7 ... bevor sie stehen bleiben, noch zweimal blinken und dann nur noch leuchten, mein Schicksal anzeigen, ob ich eine Versagerin bin oder eine Siegerin. Wie oft ich mir auch sage, dass es nicht um die Ziffern geht, nicht um mein konkretes Gewicht, in gewisser Hinsicht tut es das aber doch.* Also wog er mich und schrieb das Ergebnis in meine Unterlagen, verglich es mit den Zahlen von vor vierzehn Tagen, und wir besprachen, warum ich keine Fortschritte machte. Erneut erklärte er mir, was ich zu tun habe, und wieder versprach ich, ebendas zu beherzigen.

Je länger meine Fortschritte ausblieben, desto peinlicher wurde das Ganze. Ich erinnere mich noch ganz genau an einen Termin: Es war an meinem 29. Geburtstag. Irgendwie hatte ich in der Woche davor ein paar Extrapfunde verloren – ob als Geburtstagsgeschenk an mich selbst oder vielleicht auch weil ich gerade das Rauchen aufgegeben hatte. Bekanntermaßen beschleunigen Zigaretten ja den Stoffwechsel, deshalb fühlt man sich als frischgebackener Nichtraucher hungriger, isst mehr und setzt die Pfunde nur so an. In meiner Panik vor dieser Gewichtszunahme und überzeugt, dass mein Stoffwechsel durch den Nikotinentzug praktisch zum Erliegen käme, hatte ich gegengesteuert, indem ich sogar noch weniger gegessen hatte als sonst. Ich war halb wahnsinnig vor Gier nach Marlboro Lights, nervös wie ein Junkie, ein paar Pfunde leichter und steuerte wieder auf unter 45 Kilo zu. Am Ende der Sitzung stand ich auf, um zu gehen, als Dr. Robinson mir scharf in die Augen blickte und meinte: »Es ist an der Zeit, die Anorexia aufzugeben, Emma. Zeit, erwachsen zu werden.« Ich schämte mich fürchterlich.

Obwohl die Magersucht eine eigenbrötlerische Krankheit ist, geht es dabei auch um Konkurrenz. Mir persönlich fiel das nirgendwo so stark auf wie in der Abteilung für Essstörungen. Obwohl es sich um eine Erkrankung handelt, die hauptsächlich Frauen bekommen, sind wir keine gemütliche Schwesternschaft. Das läuft nicht wie bei den netten Weight Watchers, wo Frauen Diättipps und Rezepte für fettfreie Schokoladenkuchen austauschen. Natürlich mag es in Diätgruppen auch Wettbewerb geben, aber trotz allem scheint dort eine gewisse Kameradschaft zu herrschen, die man in der Welt der Magersüchtigen vergeblich sucht. Sperrt man ein paar Anorektikerinnen im deprimierenden Wartebereich vor den Therapieräumen zusammen, wo lauter violette Sofas stehen und an den Wänden Plakate »ausgewogene Ernährung« propagieren, beginnen diese Frauen sofort, einander verstohlen zu mustern. Und schon fühlt man sich fetter oder dünner, Schuldgefühle und Vergleiche melden sich. Als ich in einer Woche im Rahmen meiner Kolumne andere Betroffene vor Gruppentherapie warnte, bekam ich sofort ein paar giftige Reaktionen von Therapeuten, die genau das praktizierten. Ich verstehe, dass sie die Gruppensituation für hilfreich halten, nur ist meine Ansicht dazu eben eine andere.

Für mich persönlich hat Gruppentherapie sogar alles verschlimmert. Wann immer ich es versucht habe, wurde ich von anderen Patientinnen unter die Lupe genommen, die sodann mein Dünnsein mit dem ihren verglichen. Ich habe das so oft gespürt, dieses anorektische Taxieren von Kopf bis Fuß, mit einem einzigen schnellen Blick. Damit sie dich überhaupt ernst nehmen, müssen deine Oberschenkel wie Zweige und deine Arme wie Streichhölzer aussehen. Jede Spur von Fleisch oder Weichheit lässt dich automatisch ausscheiden. Ich kann mich nicht erinnern, in dem Wartezimmer vor oder nach einer Gruppentherapie je mit irgendjemandem gesprochen zu haben. Ich glaube, ich habe nicht einmal Blickkontakt zu irgendwem gehabt.

So unwohl ich mich als ambulante Patientin auch fühlte, als fette Betrügerin, ich wollte nie Teil der stationären Welt werden. Diese ausgemergelten Mädchen waren Hardcore. Das Altersspektrum reichte von blutjungen Teenies bis zu knapp 50-jährigen, und sie verbrachten den ganzen Tag auf der Station. Jede Mahlzeit wurde genau bemessen und überwacht, die Patienten lauerten ständig darauf zu sehen, wer aß und wie viel genau. Jede Stunde des Tages war mit therapeutischen Aktivitäten und Gruppenstunden ausgefüllt, bis die Krankheit die eigene Identität ersetzt. Meiner Ansicht nach besteht genau darin das Risiko der stationären Behandlung: Bald bleibt dir nichts anderes als deine Magersucht.

Vielleicht habe ich deshalb, selbst als ich unter 35 Kilo wog, wie eine Katze, die man in einem Sack zu ertränken versucht, gegen die Unterbringung in einer Klinik gekämpft. Erst konzentrierte ich mich auf meine Abschlussprüfungen in Oxford, dann auf meine

Karriere. Erwartete man von mir, dass ich meinen Job aufgab, in ein Krankenhaus ging und mich zwangsernähren ließ? Immer hatte ich das Gefühl, ein stationärer Aufenthalt wäre für mich der Anfang vom Ende. Vielleicht irrte ich mich da – vielleicht wäre ich die Anorexia heute schon los, wenn ich mich früher einer radikalen Behandlung unterzogen hätte. Aber solange ich lebe, werde ich nicht diese Verhungernden vergessen, die ich in den Abteilungen für Essstörungen sah. (Man schätzt ja, dass viele Magersüchtige mit weniger als 800 Kalorien pro Tag überleben – ich habe das auch schon getan.) Ich wünschte, die Psychologen, Kunst- und Musiktherapeuten, die Ernährungsberaterinnen wüssten aus eigener Erfahrung, wie es sich anfühlt, in diesen Abteilungen zu sein, wo ihre Patienten sich permanent mustern und vergleichen. Und was könnte für eine Anorektikerin gefährlicher sein, als ihren Körper und das Essen, das sie zu sich nimmt, mit anderen Betroffenen zu vergleichen? Darum denke ich, dass Gruppen hier mehr schaden als nützen.

Anorexia ist natürlich die extremste Ausprägung eines Verhaltens, das den meisten Frauen vertraut sein dürfte. Wir leugnen es vielleicht, aber Frauen beurteilen die Figur anderer Frauen sehr viel strenger, als Männer das tun. Und zwar sowohl in den Medien als auch in unserem privaten Umfeld. Ich bin sicher nicht die erste Frau, die feststellt, dass der Großteil weiblicher Ängste bezüglich Körper, Gewicht und sonstiger äußerer Erscheinung von unseren eigenen Erwartungen – und nicht von denen der Männer – ausgelöst werden. Wie schon gesagt, wir selbst sind unsere schlimmsten Feindinnen. Während wir das Speckröllchen extra oder die Delle am Oberschenkel harsch verurteilen, erfreut sich das männliche Auge an einer kurvenreichen weiblichen Silhouette.

Trotz meiner Abneigungen gegen Gruppentherapie habe ich übrigens durchaus Freunde mit Essstörungen. Im BBC Health Message Board (das es inzwischen leider nicht mehr gibt), habe ich einige tolle Leute »getroffen«; mit den meisten davon stehe ich bis heute in Verbindung. Aber obwohl ich meine, sie zu kennen – Sunray und Hannah und Kitty und Vics –, bin ich ihnen nie begegnet und möchte das auch nicht. Das Internet bietet uns eine sichere, vorurteilsfreie Anonymität. Andere Leute mailen mir, seit ich begonnen habe, die Kolumne zu schreiben, und wir chatten online ziemlich offen: Sarah, die Chefin einer global agierenden Abteilung bei einer internationalen Großbank, Rachel, die dreifache Mutter aus Birmingham, oder die Grundschullehrerin Cara; sie sind alle da draußen und leben mit einer Magersucht. Ich könnte auf der Straße an ihnen vorbeigehen und würde sie nicht erkennen, dabei haben wir unsere intimsten Kämpfe miteinander geteilt. Wir könnten einander gar nicht näher kommen, wenn wir uns persönlich träfen. Anorexia funktioniert nicht so. Die Krankheit bewirkt, dass du triumphierst, wenn die anderen zunehmen, nur du nicht. Das berühmte Zitat von Gore Vidal bringt es auf den Punkt: »Es genügt nicht, Erfolg zu haben. Andere müssen scheitern.« Die Schadenfreude unter Magersüchtigen ist unvergleichlich ...

Von allem, was ich je ausprobierte, half mir die Therapie bei Dr. Robinson am meisten. Einfach ausgedrückt hat sie mir geholfen zu verstehen und damit zu beginnen, gegen die Magersuchtfalle zu kämpfen, in der ich steckte. Unsere Sitzungen machten mir klar, dass die Anorexia, abgesehen von den nackten Tatsachen rund um Essen und Gewicht, für mich irgendeinen Zweck erfüllte. Ja, es musste irgendeinen Nutzen geben, warum hätte ich sonst daran festgehalten? Zunächst beunruhigte mich diese Erkenntnis, dass eine so idiotische psychische Erkrankung tatsächlich irgendeinen Nutzen haben sollte ... aber es stimmt. Selbst wenn ich behaupte, meine Magersucht zu hassen, muss es einen guten Grund dafür geben, warum es mir nicht gelungen ist, davon abzulassen.

Hinter diesem Kampf steckt natürlich das Streben nach Kontrolle. Aus irgendeinem Grund vertraue ich mir bzw. meinem Appetit nicht; ich fürchte, total außer Kontrolle zu geraten, wenn ich »loslassen« und essen würde. Ich weiß nicht, woher das kommt. Anorexia ist aber auch eine ausgezeichnete Methode, um sich nicht vollständig auf das Leben einlassen zu müssen und nicht gerade freundlich sich selbst gegenüber zu sein.

Auf diese Zusammenhänge machte Dr. Robinson mich schon ziemlich bald, nachdem ich damit begonnen hatte, Termine in der Klinik wahrzunehmen, aufmerksam. Es war ein nasser und stürmischer Tag, und ich war wie üblich mit dem Rad gekommen. Er fragte beiläufig, ob ich je erwog, die U-Bahn oder den Bus zu nehmen. »Die meisten Radfahrer verzichten in den kältesten Wintermonaten auf ihr Rad – warum gönnen Sie sich keine Pause, wenn es friert, regnet oder schneit? Sie könnten im Warmen bleiben und einfach die öffentlichen Verkehrsmittel benutzen.« Ich sah ihn verwirrt an. Der Gedanke war mir noch nie in den Sinn gekommen. Und so begannen wir, ausführlich über Bestrafung zu sprechen.

An einem bitterkalten Londoner Wintermorgen pflegte ich mich unter die eiskalte Dusche zu stellen. Das habe ich bis zum vergangenen Oktober und November gemacht, bis ich begann, gegen Ende des Jahres die Dinge zu ändern. Warum hatte ich das überhaupt getan? Ganz einfach: weil es weh tat. Dabei geht es weniger um Bestrafung als darum, was das Gegenteil implizieren würde: Ein warmes Bad, eine heiße Dusche bedeuten Behaglichkeit und Bequemlichkeit und ja, Bedürftigkeit. Ich mache es inzwischen nicht mehr oft – ein Teil der Aufgabe, die ich mir gestellt habe, ist zu lernen, freundlicher mir selbst gegenüber zu sein, und das wird auch schon besser – aber hin und wieder, wenn ich zu faul und selbstgefällig werde, dann erinnere ich mich mit einer schmerzhaft kalten Dusche oder einem Tag ohne Essen daran, dass ich immer noch stark bin. Das menschliche Bedürfnis nach Behaglichkeit erscheint mir wie eine Schwäche. Ich bin solchen Bedürfnissen gegenüber skeptisch – denn wo soll das enden, nachdem man sich einmal darauf eingelassen hat? Dann fängt man doch an, sich auf Weichheit und Gesellschaft und die Liebe anderer Menschen zu verlassen. Ich bin weder bedürftig noch verfressen, mir geht's gut, und ich komme allein klar. Nachdem Laurie mich verlassen hatte, bin ich ihm nicht nachgelaufen und habe ihn auch nicht angefleht, mich zurückzunehmen – ich bin einfach damit zurechtgekommen. Nachdem Greg sich umgebracht hatte – ich bin einfach damit zurechtgekommen. Niemand wird mir je vorwerfen können, etwas *gebraucht* zu haben, ich genüge mir selbst. Leute verlassen dich, bringen sich um: Worauf kannst du dich also schon verlassen, jetzt mal ganz im Ernst?

Da ist es doch weitaus besser, immer wachsam zu bleiben, weitaus besser zu wissen, dass du klarkommen wirst, wenn die Dinge schieflaufen.

Wie sich herausstellte, gibt es viele Möglichkeiten, sich selbst zu bestrafen. Ich persönlich habe das Laufen erst spät für mich entdeckt, aber dann ging ich darin total auf. Dr. Robinson sah besorgt drein, als ich damit anfing. Meinen Eltern missfiel es, meiner großen Schwester ebenso. Laufen war eine wichtige Säule meines Selbstbestrafungskonzepts – und darum vermisse ich es auch so sehr. Ich erinnere mich noch genau an meinen letzten langen Sonntagmorgenlauf vor inzwischen sieben Monaten. Ich hatte gerade die Hälfte von schnellen zehn Kilometern hinter mir, als ich ein paar Frauen überholte, die zusammen am Treidelpfad entlang des Kanals liefen (oder eher joggten). Ich fragte mich: *Warum sollte man mit jemand anderem laufen?* Warum diese intensive, einsame Aktivität mit jemandem teilen, Meile um Meile, bei Sonne oder Regen, allein mit den eigenen Gedanken, mit jedem Schritt magerer, fester und weiter weg von der faulen, lethargischen Welt? Wie Schreiben oder Essen könnte ich auch das Laufen mit niemandem teilen. Es war etwas so Persönliches: eine therapeutische Strafe, eine Möglichkeit, mich weiter, weiter, weiter zu treiben.

Ich hatte mit dem Rauchen aufgehört und fing am darauffolgenden Tag an zu laufen. Dabei redete ich mir ein, das würde mir helfen, darüber wegzukommen, und dass diese neue »gesunde« Gewohnheit ein Neuanfang wäre. Ich hatte in Zeitschriftenartikeln von ehemals Magersüchtigen gelesen, die berichteten, regelmäßiger Sport habe ihnen geholfen, die Krankheit zu überwinden. In meinem Fall förderte das Laufen jedoch die Essstörung eindeutig. Sobald ich mir schwor, mehr zu essen, begann ich auch länger zu laufen, acht oder 16 Kilometer täglich, zusätzlich zu der langen Radstrecke zur Arbeit und wieder zurück. Manchmal stand ich um 5 Uhr auf und lief durch die City, die Themse entlang, über die Tower Bridge, die London Bridge, die Southwark Bridge, die Waterloo Bridge.

Als Dr. Robinson mir das erste Mal von der »Jogger-Unfruchtbarkeit« erzählte, hatte ich den Ausdruck zwar noch nie gehört, aber mein Körper begriff sofort. Untersuchungen haben ergeben, dass die Beta-Endorphine, die durch intensiven Sport erzeugt werden – das sind die Glückshormone, die die Euphorie nach dem Laufen hervorrufen –, zugleich die Eierstöcke beeinflussen. Exzessiv trainierende Läuferinnen unterdrücken also ihren Eisprung. Genau das, was ich brauchte, eine weitere Möglichkeit, mein ohnehin nicht funktionierendes Fortpflanzungssystem zu attackieren. Er berichtete von der weiblichen Athleten-Triade: Amenorrhoe, Osteoporose, Anorexia. Vielleicht lohnt sich dieses Risiko für Profisportlerinnen und Ballerinas, die mit dieser schädlichen Lebensweise ihren Lebensunterhalt verdienen, aber bestimmt nicht für mich.

Ich weiß nicht, warum ich das Laufen so sehr mochte, genauso wenig wie ich weiß, warum ich mit solcher Leidenschaft hungerte. Ich habe versucht, mich ausschließlich darauf zu konzentrieren, um zu begreifen, warum ich mir selbst schaden will, was mich so unglücklich macht und was die Selbstbestrafung mir gibt.

Die Selbstverleugnung scheint irgendwie mein Bewusstsein zu schärfen. Und nach so langer Zeit definiere ich mich auch darüber; das ist es, was ich bin und was ich tue. Natürlich gibt es auch noch alles andere, mein Schreiben, meine Familie, meine Beziehung zu Tom, meine Wohnung; aber die Essstörung ist Teil meiner Identität. Ich fürchte, wenn die Anorexia wegfällt, etwas Riesiges zu vermissen. Die logische Folgerung ist, wie ich mir einzureden versuche, etwas anderes zu finden. Falls ich diese Lücke mit etwas füllen muss, dann sollte es etwas Konstruktives, etwas nicht so Selbstzerstörerisches sein. Könnte die Mutterschaft, so wie das Laufen das Rauchen ersetzt hat, an die Stelle der Magersucht treten?

Meiner Skepsis zum Trotz stelle ich fest, dass die psychologische Behandlung wichtige Einsichten und ein gewisses Maß an Selbsterkenntnis hervorbringen kann. Inzwischen, über ein Jahr nach unserer letzten Sitzung, stehe ich wieder in Verbindung zu Dr. Robinson. Nach meinem ersten Artikel in der *Times* erhielt ich wie aus heiterem Himmel eine Mail von ihm. Als ich die in meinem Postfach entdeckte, fühlte es sich an, als hätte ich eine Nachricht von der Queen höchstpersönlich erhalten.

Liebe Emma,

meine Güte, ich war dermaßen beeindruckt von Ihrem Artikel, aber auch ziemlich erstaunt zu lesen, dass Sie es wirklich machen! Ich kann mir vorstellen, dass Sie sich Sorgen machen, aber es kann sehr gut funktionieren, nach so vielen Versuchen. Ich wünsche Ihnen alles erdenklich Gute – ich habe sogar TimesOnline *abonniert, um Ihre Fortschritte mitverfolgen zu können.*

Es klingt, als wäre es nach wie vor hart für Sie, und ich habe mich gefragt, was es bewirken mag, wenn Sie sich ins Licht der Öffentlichkeit begeben. Mir sagt es, dass der Teil von Ihnen, der die Anorexia loswerden will, sagt: »Geh da raus und zeig's ihnen!«, während der Teil, der immer noch am Dünnsein festhält, von dieser Publicity wirklich entsetzt sein muss. Aber Dämonen, die uns nachts heimsuchen, schwinden im Morgenlicht dahin. Vielleicht hoffen Sie (möglicherweise zu Recht), dass der Dämon Magersucht geschwächt wird, wenn man ihn dem Blick der Öffentlichkeit aussetzt.

Ich habe so viele Patienten mit Anorexia kennengelernt (um Ihnen Mut zu machen, eine hat mir gerade ein Bild ihres Neugeborenen geschickt), und bei denen, die gesund geworden sind (traurigerwei-

194

se waren das nicht alle, wie Sie von Ihren Besuchen in der Klinik sicher wissen), waren die Heilungsverläufe wirklich sehr verschieden. Eine richtete den Blick ganz auf einen neuen Job und wusste, dass die Anorexia ihr dabei nur im Weg sein würde. Eine andere wünschte sich Kinder und schaffte es, einige schreckliche Erlebnisse aus ihrer Kindheit zu überwinden und nach vorne zu schauen. Besonders bemerkenswert fand ich eine Frau über 40, die seit ihrem 19. Lebensjahr magersüchtig war und fast verhungert wäre. Sie begann zuzunehmen und war vor über einem Jahr wieder ganz gesund. Ich fragte sie, was das bewirkt hatte. Sie sagte: »Erinnern Sie sich noch daran, wie ich Sie fragte: ›Was kann ich tun, um diesem Schrecken zu entgehen?‹, und Sie meinten: ›Warum versuchen Sie nicht, ein wenig mehr zu essen?‹« Ich weiß nicht, was ich davon halten soll, aber vielleicht brauchte sie diese Erlaubnis, um sich weniger schuldig zu fühlen, wenn sie ihren Hunger stillte.

Nachdem ich Tausende solcher Geschichten gehört habe, muss ich (zu meiner Schande) gestehen, dass ich die Frage danach, was funktioniert, immer noch nicht beantworten kann. Manchmal denke ich, die Magersucht ist ein Umweg durch ein Minenfeld. Die Minen sind bei jedem Menschen etwas anderes. Bei manchen handelt es sich um Erinnerungen an Missbrauch, bei manchen um andere Traumata. Manche können das Minenfeld verlassen und wieder unbeschwert weitergehen, andere leider nicht. Ich bin mir sicher, dass wir in vielen Fällen nicht einmal wissen, was die Minen sind, und vielleicht sind sie oder werden irgendwann nur imaginär. Ich könnte mir denken, dass Letzteres bei Ihnen der Fall ist, Emma. Wenn die Magersucht ein Schrank ist, in dem Sie hocken, um den Gefahren da draußen zu entgehen, dann ist der einzige Weg, um herauszufinden, ob diese Gefahren real sind, aus dem Schrank zu *steigen und nachzusehen. Es kann gut sein, dass Ihre imaginären Dämonen sich in nichts auflösen, sobald Sie den Mut aufbringen, sich ihnen zu stellen.*

Ich gratuliere jedenfalls zu Ihrem hervorragenden und mutigen Projekt. Ich bin sicher, es gibt viele Menschen (auch ich zähle mich dazu), die Ihnen die Daumen halten.

Dr. Robinson

Es hatte mich nervös gemacht, über meinen Psychiater zu schreiben. Zuzugeben, dass er mich nicht geheilt hatte, schien mir ausgesprochen undankbar, als würde ich seine professionellen Fähigkeiten in Frage stellen. Umso erleichterter war ich zu hören, dass Dr. Robinson bei diesem Projekt hinter mir stand. Von da an korrespondierten wir regelmäßig via E-Mail. Ich fühle mich dabei sogar wohler als in den acht Jahren unserer Gespräche von Angesicht zu Angesicht. Und anscheinend macht es ihm sogar Spaß, meine endlosen Fragen bezüglich Magersucht, Heilung und Empfängnis zu beantworten.

Vor einigen Monaten habe ich eine Fertilitätsbehandlung ernsthaft erwogen. Es gibt schließlich viele dünne Frauen, die trotz ihres geringen Körpergewichts Kinder bekommen. Und ich war zunehmend frustriert, weil mir das nicht auch gelang. 33 ist zwar nicht alt, aber bezogen auf die Phase der Fruchtbarkeit auch nicht jung. Ich sehne mich danach, dass sich endlich etwas tut. Ich habe sehr viel im Internet recherchiert und auch mit zwei älteren Freundinnen darüber gesprochen, die schon vor Jahrzehnten Clomifen genommen haben und inzwischen beide Brustkrebs hatten. Ich habe außerdem mit Tom geredet, der zuerst begeistert war und mich unterstützte, jedoch verunsichert reagierte, nachdem wir uns über die Risiken informiert hatten. Als ich meine Mutter fragte, war sie wegen des möglichen Krebsrisikos absolut dagegen. Schließlich schickte ich Dr. Robinson eine Mail, um eine wohl erwogene fachliche Meinung zu hören:

Es ist viel besser und gesünder, wenn Ihr Zyklus von selbst wieder in Gang kommt anstatt durch Hormone. Falls Sie immer noch viel Sport treiben, kann es sein, dass sich Ihr Verhältnis von Muskeln zu Fett gesteigert hat, und das kann die Zeit verlängern bzw. das Gewicht erhöhen, das Sie brauchen, bevor Ihre Periode wieder einsetzt. Vergessen Sie nicht, was der Körper sich fragt, bevor er die Eierstöcke wieder anknipst:

- *Ist genug Energie (d.h. Fett) gespeichert, um ein Baby in den neun Monaten der Schwangerschaft zu ernähren? Und*
- *Ist genug Fett gespeichert, damit die Mutter nach der Geburt Milch produzieren kann?*

Dieses Denken interessiert sich nicht für Muskeln. Muskeln braucht man, um Mammuts hinterherzurennen. (Das mag jetzt zwar sehr gegen die Political Correctness verstoßen, aber ich glaube, in der Biologie hat der Feminismus nicht viel zu melden: Babys – ja; Frauen an vorderster Front – nicht unbedingt.)
Alles Gute,
Dr. Robinson

Mit anderen Worten: aus biologischer Sicht brauchen Frauen Fett. Mutter Natur kümmert sich nicht um Muskeltonus oder hautenge Jeans oder Size Zero, zumindest nicht, wenn es ums Kindermachen geht. Weder Obst noch Brot noch Cerealien in welcher Menge auch immer können massive Bausteine ersetzen, die es braucht, um Nachwuchs zu zeugen. Fett löst die Bildung von Hormonen aus, die wiederum den Eisprung auslösen, danach die Befruchtung, das Stillen und Knuddeln. Fett bereitet dem Embryo ein kuscheliges Nest in der Gebärmutter.

Und Fett ist genau das, was ich mehr fürchte als alles andere.

On the Road

»Sie könnten näher dran sein, als Sie denken.«

Alles, was es dazu braucht, ist ein einziges Ei, eine gesunde Eizelle, die freigesetzt wird (und natürlich das Wunder der Befruchtung), und schon könnte daraus ein Baby entstehen. Ich habe alle Tests absolviert, meine Blutwerte sind unauffällig, mein FSH-Wert (das follikelstimulierende Hormon) ist nicht erhöht, meine Eizellenreserve ist gut, und alle anderen Hormonwerte sind normal. Der nächste Schritt ist eine Ultraschalluntersuchung meiner Eierstöcke.

Es ist Anfang Mai, und ich bin zu Hause, um für eine Reise in die Staaten zu packen, als der Brief von meinem Arzt durch den Türschlitz fällt.

Liebe Frau Woolf,
gemäß Ihren jüngsten Blutuntersuchungen kann ich Ihnen bestätigen, dass nichts Anomales entdeckt wurde. Die Ergebnisse sind ermutigend. Ich habe Sie jetzt wunschgemäß für eine Untersuchung der Eierstöcke ans Royal Free Hospital überwiesen. Schön zu hören, dass es Ihnen gelungen ist, weiter zuzunehmen; die Ergebnisse lassen mich vermuten, dass Sie kurz vor einem Eisprung stehen. Exakt lässt sich das nicht vorhersagen – wie Sie wissen, ist der Körper ja kein Computer –, aber Sie könnten näher dran sein, als Sie denken.

Ich bin ganz aus dem Häuschen, als ich Toms Mobilnummer wähle. Alles gesund, und ich könnte kurz vor einem Eisprung stehen. Wir könnten kurz vor einer möglichen Empfängnis stehen. Sollte das nicht Grund genug sein, mich zum Essen zu motivieren?

Am nächsten Tag sind wir schon unterwegs und fahren von Denver nach San Francisco. 15 Tage, 13 Städte, zehn Hotels, 3200 Kilometer. Selbst für passionierte Reisende wie mich und Tom ist das eine anspruchsvolle Sache. Und, wie ich dauernd von allen Seiten höre, Amerika ist noch dazu der ideale Ort für ein »Super-Size« (eine Bemerkung, die mich durchaus in Panik versetzt).

Wir fliegen nach Denver, in die Mile High City, sehr früh an einem Mittwochmorgen und mitten in einen Schneesturm. Nach vier Stunden Zwischenstopp in Washington, D. C. sind wir schon knappe 24 Stunden unterwegs, was sich mit Schmerzen am ganzen Körper, vor allem an Knien, Rücken und Schultern bemerkbar macht. »Ich schwör dir, mein ganzes Blut ist schon in meinen Beinen, und meine Füße fühlen sich an wie aus Blei«, murmelt Tom, während wir am Gepäckband stehen. »Geht mir genauso«, sage ich. »Mein Kopf fühlt sich an wie eine Kanonenkugel, zu schwer für meinen Hals.«

Es ist eine lange Reise, aber wir schlagen uns ganz gut. Nur fast am Ende gibt es eine leicht grenzwertige Situation, bei der Autovermietung, aber das ist auch verständlich. Wir haben fast 2 Uhr morgens Ortszeit, bis wir unser Gepäck haben und durch den Zoll sind, so dass die Büros des National Car Rental bereits geschlossen haben. Ein Schild verweist uns an die Alamo Rental Services. Deren Büro scheint sich allerdings in einem ganz anderen Terminal zu befinden, also zerren wir unsere schweren Koffer über die unendlichen Laufbänder des Flughafens. Als wir Alamo endlich gefunden haben und in unseren dünnen Pullis sowieso schon zittern, müssen wir noch einmal 25 Minuten im Schnee warten, bis irgendjemand aus dem verschlossenen Gebäude auftaucht.

Zu guter Letzt, nach Papierkram, Versicherungsabschluss, Führerschein- und Kreditkartenüberprüfung schickt man uns auf den verwaisten Parkplatz hinaus mit der Maßgabe, uns »irgendeinen Wagen der Kompaktklasse oder einen Sportwagen, vom Mustang bis zum Oldsmobile auszusuchen, nur keine Hybrid- oder Ultraversion«. Als wir diese Landpartie zu Hause planten, hatten wir aufgeregte Diskussionen geführt über das ideale Auto für diese stattlichen 3200 Kilometer. Aber in meinem Zustand totaler Erschöpfung war mir das nun herzlich egal. Es ist stockdunkel, hat mindestens zehn Grad minus, so dass es kaum möglich ist, ein Modell vom anderen zu unterscheiden. Wir stolpern herum, die Rollen unserer Koffer sind in den Schneeverwehungen total nutzlos, wischen mit halb erfrorenen Fingern Schnee von Autohecks, um herauszufinden, welchen Wagen wir da gerade vor uns haben. Inzwischen ist es fast 10 Uhr morgens britischer Zeit, und wir frieren, sind müde und sehr hungrig. Erwartungsgemäß habe ich auf der Reise nicht viel gegessen – das Essen im Flieger finde ich indiskutabel –, obwohl ich meinen üblichen Apfel an Bord geschmuggelt habe und Tom mir ein paar Bananen mitbrachte. Es ist schwer, Interesse für die Wahl des richtigen Autos aufzubringen, wenn man so ausgehungert ist wie ich. Irgendwann lehne ich mich an einen kompakten kleinen 4x4 und murmele: »Wie wär's mit dem hier?«, doch da hat Tom schon etwas Passenderes für unsere malerische Tour erspäht ... ein Mustang-Cabriolet.

Es bringt uns zu unserem Hotel, wo wir den Nachtportier herausklingeln und die Schlüssel zu einem Zimmer im 18. Stock erhalten. Deckenhohe Fenster sorgen für eine umwerfende Aussicht, doch wir sind zu müde, um auch nur einen Blick aufs nächtliche Downtown Denver zu werfen, das sich glitzernd unter uns erstreckt. Wir taumeln nur ins Schlafzimmer und sehen einander, schwindelig vor Erleichterung, an. Es ist warm, es ist gemütlich, und endlich können wir unsere Koffer fallenlassen und die Schuhe ausziehen … Der Teppich unter unseren Füßen ist weich und dick, es gibt zwei riesige King-Size-Betten, das Bad ist zwar winzig, aber dafür makellos sauber. In einem großen Glas schwimmt sogar ein Goldfisch herum, der uns irgendwie unheimlich ist, so dass wir ihn auf einen Tisch draußen am Gang stellen.

Wir schlagen die weißbezogenen Decken auf dem Bett zurück, und Tom lässt mir ein Bad ein. Ich lasse meine Kleider auf den Boden fallen, tauche ins heiße Wasser, während Tom aufs Bett sinkt … Zehn Minuten später kuschle ich mich in seine Arme, noch in ein feuchtes Handtuch gewickelt. Aber ich bin zu müde, um es wegzulegen, und dann sind wir beide auch bereits eingeschlafen.

Am Morgen stellen wir fest, dass unser Mustang-Cabrio feuerwehrrot ist.

Tom schreibt ein Reise-Feature, das gleichzeitig mit der Verfilmung von Jack Kerouacs *On the Road – Unterwegs* erscheinen soll. Ich schreibe und recherchiere, und so kleben wir dauernd vor unseren Notebooks, schnuppern in Museen und historische Sehenswürdigkeiten hinein, ständig auf der Suche nach dem besonderen Detail, der Story, die einen Ort lebendig macht.

Unter uns gesagt, Tom und ich kümmern uns auch um die Umsätze der Firma Moleskine: Ich benutze Notizbücher in allen Farben des Regenbogens (das aktuelle ist türkisfarben), während Toms immer schwarz sind. Er führt solche Reportagenotizen seit 20 Jahren, als er mit dem Journalismus anfing. Ohne sie ist er wie ein Drogenabhängiger auf kaltem Entzug. Alle paar Tage durchlebt er eine »Hab mein Notizbuch verloren«-Krise. Dann müssen wir das Hotelzimmer auf den Kopf stellen, das Auto ausweiden, die Koffer ausleeren, unseren Weg bis zur letzten Tankstelle zurückverfolgen – um das Büchlein schließlich ordentlich verstaut in seiner Kamera- oder Jackentasche zu entdecken.

Ich war noch nie so weit im Westen. Ich habe in New York gelebt und bin mit Greyhound-Bussen im tiefen Süden unterwegs gewesen, aber niemals an der Westküste. Daher kann ich es kaum erwarten, Saratoga, Sausalito, Sacramento oder San Francisco kennenzulernen. Ich liebe allein schon die Namen.

Nach zwei Tagen in Denver machen wir uns auf ins Herz der Rocky Mountains von Colorado. In Central City steigen wir im einzigen Hotel der Stadt ab: im Century City Casino, einem verblichenen Lagerhaus von einem Gebäude, von dem aller Glamour längst abblättert. Das ist trauriger, als man es sich vorstellen kann, diese Ansammlung von Eigenbrötlern und Losern, Alkoholikern und Alten, die ihre Pensionen verspielen, den Scheck mit ihrer Sozialhilfe einlösen, ihre Ersparnisse, ihr Zuhause und ihre Ehen in gierige Spielautomaten werfen. Diese Art von Glücksspiel erfordert kein Geschick und hat keinerlei Glamour: Da rasseln nur Fünf-Cent- und Vierteldollar-Münzen in die Schlitze, und die Leute haben Geldbörsen aus Plastik. Kranke Menschen schlurfen in Schlappen herum, eine alte Frau hat an ihrem Rollstuhl ein Sauerstoffgerät befestigt. Ein alter Mann zieht auf einem Gestell eine Infusionsflasche und einen Katheterbeutel hinter sich her, schleppt sich zu einem Hocker und beginnt, Pennys in ein Gerät zu werfen.

Gegen 7 Uhr gehen wir zum Frühstück nach unten. – Frühstück im Restaurant eines Casinos? Das sieht aus wie eine Kantine, stinkt nach Fritteuse, und sämtliches Geschirr, sogar das Besteck, ist aus Plastik. Jede Sitznische offenbart ein anderes hoffnungsloses Schicksal: das Cowboy-Paar mittleren Alters, das besorgt sein Kleingeld zählt; die jungen Eltern mit drei kleinen Kindern, die sich rauchend streiten; der übergewichtige Mann, der sich durch mehrere Portionen von Eiern, Würstchen und in Fett geröstetem Brot arbeitet.

Ich werfe nur einen Blick auf die »Speisekarte« – Option Nr. 1 ist das gebratene Frühstück, Option Nr. 2 die kleine Portion Pancakes mit Ahornsirup, Option Nr. 3 Waffeln mit Marmelade –, bevor ich wieder nach oben laufe, um mir eine Banane und einen Joghurt zu holen. Tom bestellt Rührei, gebratenen Speck und Tomaten. So sitzen wir da, lächeln uns zu, noch benommen vom Jetlag und der irrealen Szenerie. Ich war vorher noch nie in einem Casino gewesen, deshalb besteht Tom darauf, dass wir es nach dem Frühstück mal ausprobieren. Die Blackjack-Tische sind geschlossen, also lassen wir uns zehn Dollar in Kleingeld wechseln und steuern die Spielautomaten an. Selbst um 8 Uhr morgens ist das Casino voll. Nachdem wir schon ganze neun Dollar verloren haben, gewinnen wir mit unserem letzten Einsatz von 1 Dollar 60 Dollar – den Jackpot! Natürlich sind wir damit angefixt – und es ist verlockend weiterzuspielen. Aber ich ziehe Tom von den Geräten weg und aus dem Casino. Selbst so ein kleiner Gewinn kann einem schon zu Kopf steigen, aber zu meiner Essstörung kann ich nicht auch noch eine

Spielsucht gebrauchen. Außerdem haben wir an diesem Tag noch 470 Kilometer vor uns.

Auf unserer Reise durch Nevada steigen wir noch in diversen Casinos ab. Wenn man den Besuch von Casinos schon ernüchternd findet, dann ist es noch befremdlicher, dort zu übernachten. Man würde vielleicht laute Musik erwarten, Betrunkene und andere nächtliche Ruhestörungen, aber es ist erstaunlich still. Die Flure zu den Schlafzimmern liegen relativ weit weg von den Spielsälen, und außerdem sitzen die meisten Gäste sowieso bis 4 oder 5 Uhr morgens an den Spieltischen, falls sie überhaupt schlafen gehen. Manche Casinos gewähren ihren besten Kunden sogar freie Unterkunft, die dort vielleicht gegen Morgen eine Stunde lang ein Nickerchen machen und duschen, aber die Hauptsache in einem Casino ist nun einmal das Gewinnen oder Verlieren von Dollars. Warum soll man also Zeit mit Schlafen vergeuden, wenn die Ersparnisse eines Lebens darauf warten, verspielt zu werden?

Was die »Restaurants« der Casinos angeht – ich esse dort aus nachvollziehbaren Gründen nichts, aber allein Tom zum Frühstück dorthin zu begleiten ist schon deprimierend. Und das nicht nur wegen der Spieler um 7 Uhr, der traurigen Familien mit Kindern und sehr kranken Leute, sondern wegen der hoffnungslosen Atmosphäre. In einem Casino gibt es keine frische Luft, keine Fenster, keine Uhren, so verliert man sein Zeitgefühl, weil es kein Tageslicht gibt. Man nimmt selten Blickkontakt mit jemandem auf, und es wird kaum gesprochen.

Mir dreht sich bei dem Frühstücksangebot der Magen um. Wie können Menschen ohne frische Zutaten überhaupt existieren? Auch auf die Gefahr hin, wie eine typische Bio-Rohkost-Zicke aus der Mittelklasse zu klingen, sage ich es trotzdem: kein Obst, kein

Joghurt, kein Müsli, nichts außer den erwähnten drei Alternativen – Gebratenes, Pancakes, Eier und Gebäck (wobei die Nummer 3 wohl das Gesundheitsfrühstück sein soll!). Zum Glück zucken die Kellnerinnen, die uns Kaffee nachschenken, nicht mit der Wimper, obwohl ich mein eigenes Frühstück mitbringe – anscheinend sind sie zu abgestumpft und der Welt überdrüssig, um sich darum zu scheren. »Kommen Sie bald wieder, ja«, murmeln sie immer, wenn wir gehen, aber es klingt nicht wirklich überzeugt ...

Während das Casino-Essen meiner orthorektischen Obsession von reinem und unverfälschtem Essen irgendwie nicht genügen konnte, machten die amerikanischen Supermärkte das mehr als wett. Regelmäßig hielten wir entlang der Highways bei Walmart, Target und meinem persönlichen Favoriten Whole Foods. Wir füllten die Kühlbox im Kofferraum des Autos mit großen Schalen voller Erd- und Himbeeren, mit prächtigen, sonnengereiften Orangen und riesigen roten Äpfeln. Die schiere Vielfalt der angebotenen Produkte ist überwältigend – nicht fünf Sorten Brot, sondern zehn oder 20 (Roggen, Weizen, Vollkorn, Dinkel, Sauerteig), enorme Kühlregale voller Joghurts, endlose Gänge mit Softdrinks, Mineral- und anderem Wasser, eine Million verschiedener Cerealien. Tom hält sich mit armlangen Sandwiches fahrtüchtig, die mit bis zu vier Sorten Fleisch belegt sind: Truthahn, Schinken, Salami und Huhn. Alles im Überfluss – und wenn man sich die übergewichtige Kundschaft ansieht, mit ihren vollgepackten Einkaufswägen voller zuckerfreier, fettfreier Lebensmittel, den sogenannten »leichteren Alternativen«, dann wird einem klar, wie unverhältnismäßig das alles ist.

»Irgendwann in nächster Zeit wirst du deinen Durchbruch erleben.« Wir stehen gerade an einer Tankstelle zwei Stunden außerhalb von Boulder, irgendwo in den Rockies. »Ich werde tanken, und du gehst rein, um uns was zu trinken zu holen, und dann kommst du mit ein paar Krispy Kreme Doughnuts zurück und wirst einfach einen davon essen.« Tom streckt die Hand aus und umarmt mich. Wir stehen im strahlenden Sonnenschein auf dem Vorplatz und zögern den Moment hinaus, bevor wir wieder ins Auto steigen müssen. »Du wirst einfach einen leckeren Doughnut essen und ihn genießen – das ist der Durchbruch, auf den ich warte.«

Ich glaube, er hat keine Ahnung, wie weit ich davon entfernt bin, jemals einen Krispy Kreme Doughnut zu essen.

Wir fahren durch Wyoming. Meine Füße liegen auf dem Armaturenbrett, Tom sitzt am Steuer unseres roten Mustangs. Vor fünf Stunden haben wir Boulder verlassen und seither nichts anderes gesehen als den Highway vor uns und endlose, kahle Prärie. Wyoming ist echtes Cowboy Country: über 250 000 Quadratkilometer und nur 500 000 Einwohner. Nur zum Vergleich, ganz Großbritannien umfasst nur knapp 230 000 Quadratkilometer und hat über 62 Millionen Bewohner. Wir fahren und fahren und immer noch nur die endlose Straße vor uns, dazu ein hoher Himmel und wogendes Präriegras. Wyoming kommt einem vor wie 250 000 Quadratkilometer Leere.

Gott sei Dank gibt es noch das Radio: Bigfoot 99 begleitet uns seit Colorado, und so singen wir mit Emmylou Harris, Woody Guthrie und Dolly Parton, die wir allesamt hier erst für uns entdeckt haben. Ist diese neue Wertschätzung von Country Music vielleicht ein Zeichen dafür, dass wir alt werden? Wir besprechen das ausführlich, während sich die Straße weiter vor uns erstreckt.

Sie spielen *Jolene*, *This Land is Your Land* und *Almost Home*. Aber es gibt auch neuere Stücke wie *Tequila Makes Her Clothes Fall Off*, eine eingängige Bluegrass-Nummer, die wir auswendig können, als wir in Saratoga eintreffen.

Saratoga, Wyoming: ein Kuhdorf. Na gut, es gibt einen kleinen Gemischtwarenladen, eine Tankstelle (die aussieht, als habe sie seit den 40er-Jahren kein Benzin mehr verkauft) und einen Laden, der Cowboystiefel verkauft, für Cowboys, nicht für Touristen. Dann stoßen wir, als wir die Stadt fast schon wieder verlassen haben, auf das Saratoga Hot Springs Resort, das sich in die Biegung eines Flusses schmiegt. Wir fahren hin und parken vor einer kleinen Holzhütte mit einem schaukelnden Schild, auf dem Rezeption steht. Es ist fast 6 Uhr abends, und wir sind seit dem Morgen unterwegs. Schneeflocken wirbeln um uns herum, als wir die Koffer aus dem Auto wuchten.

Das Hotelgelände erstrahlt in Flutlicht, das das illuminiert, worauf Saratoga am stolzesten ist: seine natürlichen heißen Quellen. Es ist eine außergewöhnliche Erfahrung, aus der Abendluft, die nahe am Gefrierpunkt ist, in das kochend heiße Wasser zu steigen. Außer dem großen rechteckigen Pool, rund um den die Bungalows verteilt stehen, befindet sich ein Stück weiter in der Dunkelheit noch eine Ansammlung von Tipis über Mini-Tauchbecken, die gerade groß genug für einen (oder zwei Leute in romantischer Stimmung) sind. Wir lassen uns bis lange nach Sonnenuntergang in dem Schwefelwasser treiben, genießen die Heilwirkung auf unsere vom Autofahren strapazierten Muskeln – und haben uns bald an den Schwefelgestank nach faulen Eiern gewöhnt. Außer uns ist weit und breit niemand da, aber wir flüstern trotzdem. Während wir in den Nachthimmel zu den Millionen winziger Sterne hinaufschauen, fühlt es sich an, als seien wir die einzigen Menschen auf diesem Planeten.

Später, bei einem kleinen Abendessen im gemütlichen Speisezimmer (frische Grahambrötchen und eine Schale Tomatensuppe für mich, Steak mit Pommes und Krautsalat für Tom), erzählt uns die Besitzerin, dass das Wasser aus unterirdischen Quellen in Saratoga stammt. »Es kommt sauber aus der Erde, aber mit bis zu 60 Grad Celsius, also kühlen wir es mit Wasser aus dem Fluss ab.« Sie sieht so nett zurechtgemacht aus, diese nicht mehr so junge Dame, mit ihrer adretten Dauerwelle und dem eisrosa Lippenstift, obwohl es doch schon spät ist und Nebensaison und wir ihre einzigen Gäste sind. Man würde sie sich als Tantchen wünschen oder als ältere beste Freundin. Sie spricht das korrekte, etwas steife Englisch, das Amerikaner sprechen, die keine Fremden gewohnt sind. »Im Moment dürfte es da draußen um die 38 Grad haben ... vielleicht auch ein bisschen weniger, nach Einbruch der Nacht.« (Später, als wir den Speisesaal verlassen, verrät sie mir: »Ich finde euren britischen Akzent so bezaubernd, dass ich euch den ganzen Abend zuhören könnte.«)

Wir kommen ganz schön voran: fünf Tage unterwegs und schon fast 1600 Kilometer zurückgelegt. An der Grenze zwischen Colorado und Utah sehen wir zwar nicht Gott im Himmel in Gestalt riesiger sonnenbeschienener Wolken über der Wüste (wie es Jack Kerouac tat), aber wir bewundern die steilen Kurven des sich nach Salt Lake City hinunterschlängelnden Highways. Nach der Abgeschiedenheit von Wyoming ist SLC die reinste Offenbarung: elegant und viel belebter, als wir erwartet hatten. Trotz des Rufes eines trockenen Staates entdecken wir eine Menge geöffneter Bars. Und es muss die sauberste Stadt der Welt sein: In den zwei Tagen, die wir dort herumgelaufen sind, entdeckte ich kein einziges Stück Abfall auf der Straße. Keinen alten Kaugummi, nicht mal einen Zigarettenstummel.

An unserem ersten Morgen spazieren wir die paar Blocks von unserem Hotel zum Welthauptquartier der Kirche Jesu Christi der Heiligen der Letzten Tage, das unübersehbar mitten in der Stadt steht. Ich muss zugeben, dass mich diese Mormonen faszinieren: elegante Tempel und goldene Kuppeln, hektarweise makellose Flächen, bunte Tulpenbeete, grüne Rasenflächen, sprudelnde Brunnen und Plätze aus grauem Marmor. Es hat etwas von Geheimniskrämerei – wir dürfen den Tempel nicht betreten –, aber ansonsten laufen wir unbehelligt durch die Parkanlagen. Und alle Mormonen, denen wir begegnen, sind normal und aufgeschlossen: Zwei junge Frauen bleiben stehen und fragen lächelnd, ob wir uns auskennen, bieten uns einen Stadtplan an. Sie fotografieren uns vor den Tulpen und empfehlen einen Coffee Shop ganz in der Nähe, wo es »den besten Frozen Yogurt von ganz Utah« geben soll. Keiner redet von Gott oder davon, wie wir auf den rechten Weg finden; sie scheinen uns wirklich nicht bekehren zu wollen, sondern grüßen einfach nur.

Und dann diese wunderbare neue Erfahrung: Frozen Yogurt. Wir finden den erwähnten Coffee Shop und lassen uns in eine Nische im hinteren Teil des Lokals fallen. Tom geht an die Theke und kehrt mit zwei großen Kübeln zurück: Vanillejoghurt mit Blaubeeren für mich und Himbeerjoghurt mit Erdbeeren für ihn. Frozen Yogurt ist wie Eis (das ich circa 1989 zuletzt gegessen habe) und schmeckt absolut köstlich. Es ist tatsächlich fettfrei, aber das ist nicht das Wichtigste: Besonders wichtig ist für mich, dass ich das Gleiche essen kann wie mein Freund, etwas Lustiges und Ungeplantes, zwischen den Mahlzeiten, einfach als Nascherei. Das tue ich nicht sehr oft – na gut, nie. Wir löffeln alles gierig in uns hinein, bevor es schmilzt, und lassen einander Vanille und Himbeere probieren. Tom lächelt mich die ganze Zeit über an.

Dann geht die Reise weiter, mit Höchstgeschwindigkeit, wie Jack Kerouac es getan hat, durch die blendenden Ebenen von Salt Lake, wo wir einmal anhalten und an Klumpen aus Steinsalz lecken. Nachdem wir Utah verlassen haben und durch die Wüste nach Nevada kommen, verbringen wir eine Nacht in Elko (einer kleinen, staubigen Casino-Stadt) und eine weitere in Reno (einer größeren, etwas glitzernderen staubigen Casino-Stadt). Nachdem wir auch Nevada hinter uns gelassen haben, legen wir einen Stopp in Lovelock ein, einer weiteren Kleinstadt mit »einem der zwei einzigen runden Gerichtsgebäude in den USA« (wer hätte das gedacht?), einem Gemischtwarenladen und der Hauptattraktion des Ortes: der Lovechain. An einer Bude neben dem Gemischtwarenladen erstehen wir ein Schloss, in das unsere Namen eingraviert wurden: *Tom und Emma, Mai 2011*. Dann tun wir, was Tausende Touristen vor uns getan haben, wir hängen unser kitschiges Schloss an die klobige Kette, die den Park des Gerichtsgebäudes umgibt, und »beschließen unsere Liebe damit für immer«.

Ich weiß nicht, ob dieses Vorhängeschloss unsere Liebe tatsächlich für immer beschließt, aber diese Rundreise hat unsere Beziehung jedenfalls auf eine Probe gestellt. Es gab Spannungen und Auseinandersetzungen – unvermeidlich, wenn man acht oder neun Stunden täglich zusammen in einem Auto verbringt –, aber es hat sich auch ein Gefühl von Kameradschaft eingestellt. Wir absolvieren das hier gemeinsam, die vielen unbekannten Situationen und fremden Orte, und wir kümmern uns umeinander. Es hat sich immer angefühlt wie »Tom und ich gegen den Rest der Welt«. Wir streiten viel, sind aber auch gut im Vertragen: Wir verzeihen rasch und haken eine unangenehme Sache ab. Meine Mutter hat immer gesagt: »Niemals im Zorn einschlafen.« Und ich beginne zu begreifen, warum eine der besten Möglichkeiten, eine Auseinandersetzung beizulegen, ist, noch im Dunkeln, bevor man einschläft, jemandes Hand zu suchen.

Wir sind seit neun Tagen unterwegs, als wir endlich den Lake Tahoe erreichen. Die Reise war anstrengender, als wir erwartet hatten – nichts als die Straße vor uns, Berge oder Täler, das Radio, entgegenkommende Trucks und uns beide zu unserer Unterhaltung. Wir brauchen jetzt diese Pause.

Als wir nach Kalifornien kommen, verändert sich die Landschaft: Sofort wird es üppiger und grüner. Anstelle der roten Felsen der Wüste Nevadas treten Orangenhaine und die wertvollsten Ressourcen: Sonnenschein und fruchtbarer Boden. Man kann verstehen, warum frühe Siedler es das gelobte Land nannten. Als wir nach Tahoe hineinfahren, öffnen wir die Fenster, um die Kiefern zu riechen. Die Bergluft wird kälter und frischer, während das Auto uns auf 2100 und dann auf 2400 Meter bringt. Bald ist der Himmel wolkenlos blau, und eine riesige Wasserfläche schimmert im Sonnenlicht. Ich habe Lieder über Kalifornien gehört, seit ich klein war, ich habe darüber gelesen und es mir vorgestellt, aber jetzt sind wir wirklich dort.

Wir müssen aus diesem verdammten Auto raus, um zu laufen, uns auszuruhen und frische Luft zu atmen. Es ist eine Riesenerleichterung, den Highway durch die Wüste hinter uns zu haben.

In Tahoe logieren wir vier Tage lang in einer »Hütte am See« – sie nennen es Hütte, wir nennen es Villa. Es handelt sich um einen chaletartigen Palast mit fünf Zimmern und vier Bädern direkt am See, rundherum umgeben von einem Holzdeck. Am Abend sitzen wir dort in Shorts und dicken Pullis und lauschen den Wellen, die ans Ufer schlagen. Wenn es zu kalt wird, gehen wir rein, zünden Kerzen an und kochen zusammen Abendessen: Steak oder Pizza für Tom, Gemüse für mich, dazu Vollkornbagels. Morgens steht Tom früh auf, fährt zu Starbucks und kommt mit dreifachen Americanos zurück, während ich Obst aufschneide und Toast anbrennen lasse. Das muss der Himmel sein; oder zumindest der schönste Platz auf Erden.

Es war hell und kalt in Denver und Boulder, schneestürmisch in Wyoming und schließlich sonnig und warm am Lake Tahoe, so dass ich endlich meinen neuen Bikini anziehen kann. Der ist mal eine Abweichung von meinen üblichen schwarzen Zweiteilern: tropische Früchte und Blumen in Orange, Pink und Grün und ein Neckholder-Oberteil. Tom ist entzückt. Ich weiß, dass meine Figur sich verändert. Warum würde mir der neue Bikini sonst passen? Obwohl ich mich nicht »schwerer« fühle als sonst (was ich befürchtet hatte), schlabbern meine Sachen nicht mehr so an mir herum wie früher. Meine Jeans schmiegen sich enger an Oberschenkel und Po, meine Arme sind nicht mehr ganz so knochig. Ich weiß nicht, wie ich das finden soll – meistens versuche ich, gar nicht daran zu denken. Ich habe es ohnehin immer schon vermieden, mich im Spiegel zu betrachten.

In San Francisco kehren wir zum Großstadt-Modus zurück: Wir hasten durch Chinatown, steigen auf den gut 60 Meter hohen Coit Tower, erklimmen die steilen Straßen und überqueren die Golden Gate Bridge. Einen Tag verwenden wir auf Toms Kerouac-Recherche: besuchen die ehemaligen Lieblingslokale der Beat-Schriftsteller in North Beach und verbringen Stunden im City Lights Bookshop (wo der alte Beatster Lawrence Ferlinghetti tatsächlich oben sein Büro hat, allerdings bekommen wir ihn nicht zu Gesicht). Nach ein paar Stunden im Beat Museum überqueren wir die Kerouac Alley und trinken kaltes Bier in der Beat-Bar Vesuvio. Ich habe seit Jahren kein Bier mehr getrunken. Als ich beginne, mich zu entspannen, merke ich, wie göttlich es schmeckt. Wir sitzen in der Bar, wo Allen Ginsberg zum ersten Mal *Das Geheul* las und wo Dylan Thomas verkehrte. Jetzt wimmelt es hier von ältlichen Hipsters, die aussehen, als hätten sie 1947 zu viel Zeit mit Jack Kerouac (und Dean Moriarty und Sal Paradise) verbracht.

Wir machen noch bei einer Führung durch Silicon Valley mit, knapp 50 Kilometer außerhalb von San Francisco, im wundersamen Mikroklima von Palo Alto. Es ist kochend heiß hier, und der Nebel der Bay Area kommt uns vor wie eine ferne Erinnerung. Wir schlendern über den riesigen Google Campus und nehmen die Eigenartigkeit dieses Ortes wahr: Hinweisschilder für die Gratis-Kantine und Filmabende für die Angestellten, Gesundheitsgespräche und Motivationsseminare, die berühmten Google-Bikes in den Primärfarben Rot, Blau und Grün (die Angestellten fahren mit Rädern zu Meetings in diversen Gebäuden); jeder, den wir sehen, surft oder verschickt Nachrichten über die neuesten Google Android Phones und kaut dabei kostenlose Süßigkeiten oder Chips. »Nie weiter als 100 Fuß von Essen entfernt« ist eines der Google-

Mantras, was Tom veranlasst, mich anzusehen und die Augen zu verdrehen. Ich frage mich, was der Grund dafür sein mag: Ist es die amerikanische Snack-Obsession, oder glaubt man hier, Essen sei der Kreativität besonders zuträglich? Ich bin auf unserer Reise essensmäßig übrigens ganz gut zurechtgekommen, habe mich allerdings meist an meine »sicheren« Sachen gehalten. Nicht gerade ein Super-Sizing meiner selbst.

Noch weiter außerhalb, auf dem Firmengelände von Facebook, ist nicht viel los. Mark Zuckerberg ist nirgends zu sehen – obwohl er Milliardär ist, arbeitet er angeblich zusammen mit seinem Team in einem Großraumbüro. Immerhin bekommen wir von der freundlichen Rezeptionistin ein paar Gratisflaschen Vitaminwasser. (In dem Geschmacksrichtungen Himbeer und Granatapfel, köstlich und eiskalt.)

Zurück in San Francisco spazieren Tom und ich noch am Hafen entlang und beobachten die Robben. In einem Café am Embarcadero stoßen wir erneut auf fettfreien Frozen Yogurt und fallen wie hungrige Tiere darüber her. Wir sind erschöpft. Die Reise nähert sich in wenigen Tagen dem Ende, und ich glaube, wir haben beide genug. Wir fahren noch an den westlichsten Punkt der Stadt, von wo sich nur noch der Pazifik in die Ferne erstreckt. Endlos. Da wären wir, am Ende des Kontinents. Nun haben wir keine Orte mehr, die wir noch ansteuern müssten, im wahrsten Sinne des Wortes führt von hier aus keine Straße mehr weiter. Wir stehen oben auf den Klippen und schauen auf das im Sonnenschein glitzernde Wasser hinunter. Ich frage mich, was Tom wohl gerade denkt.

Ich denke, es ist an der Zeit, den Dingen ins Auge zu sehen. Zeit, nach Hause zurückzukehren. Ich bin es so müde, aus einem Koffer zu leben, aus Hotelzimmern auszuchecken und nie länger als einige Tage am Stück in London zu sein. Tom und ich sind ständig unterwegs, und plötzlich sehne ich mich nach einem langsameren Tempo. Hat das mit dem Kinderwunsch zu tun, die Sehnsucht danach, Wurzeln zu schlagen? Aber da tauchen wieder diese Fragen auf, die sich unmöglich beantworten lassen: Kann ich eine verantwortungsvolle Mutter sein? Sind wir beide wirklich bereit, unsere Freiheit aufzugeben und Eltern zu werden?

Hier und jetzt

»While you're writing, you ain't living.«
Bob Dylan

Ich bin jetzt in dieser ganzen Sache an einen Punkt gekommen, an dem ich sagen muss: Es reicht. Ich muss damit aufhören, dem Essen immer weiter auszuweichen. Worauf warte ich denn, nach all den Jahren? Alle Worte der Welt werden mich nicht von dieser Essstörung heilen. Im Grunde genommen sind sie nur Ablenkungen von der härtesten Herausforderung überhaupt, der Gewichtszunahme. Die oben zitierte Zeile von Bob Dylan erinnert mich daran, dass ich nicht esse, während ich schreibe.

Natürlich glaube ich, dass es etwas nützt, meine Geschichte zu erzählen: Ich bin überzeugt, dass es mir hilft, diesen Heilungsprozess zu dokumentieren, dass Eigenwahrnehmung wichtig und dass das Lernen aus eigener Erfahrung dem bloßen Aufgeben der Krankheit vorzuziehen ist. Ich möchte mich mit dem Stigma der psychischen Erkrankung auseinandersetzen und Essstörungen quasi von innen heraus erforschen. Ich schreibe dieses Buch, weil ich zutiefst davon überzeugt bin, dass es mir (und anderen) helfen wird, die Anorexia zu überwinden. Aber selbst während ich ehrlicher bin als je zuvor in meinem Leben, beschränke ich nach wie vor meine Nahrung, behalte meine anorektischen Gewohnheiten bei und tue so, als wäre das in Ordnung.

Die Wahrheit ist nun mal, dass ich mich niemals gesundschreiben werde. Die Zeit vergeht – inzwischen sind es Monate, dass ich mit der Arbeit an diesem Buch begonnen habe –, und ich habe lediglich die immer gleichen paar Pfunde zugenommen und wieder verloren. Ich war so beschäftigt damit, über die Sache zu schreiben, Entschlüsse zu fassen, E-Mails zu beantworten und Kapitel zu skizzieren, mit Tom zu reisen und kalorienarmen Joghurt zu essen – aber wo bleiben die Fortschritte? Wie immer hatte ich »zu viel zu tun, um zu essen«. Es ist nur eine weitere Ausrede.

Doch diesmal wird es anders laufen. Gerade beginnt der Sommer, und ich habe beschlossen, dass er mein Neuanfang sein soll. Ich gebe dieses Versprechen von Neuem und meine es so: Ich werde beginnen zu essen. Dieser Entschluss reift seit einiger Zeit in mir – nicht nur wegen der mit der Magersucht verbundenen Frustration, Langeweile und Dummheit, sondern auch wegen meines Kinderwunsches. Wie kann ich weiter übers Gesundwerden schreiben, ohne greifbare Fortschritte vorzuweisen? Die Leserschaft wird nur eine begrenzte Zeit an jemanden glauben, der überhaupt nicht weiterkommt …

Und dann ist da noch meine Beziehung zu Tom. Wie lange kann ich ihm das hier noch zumuten? Wie viele meiner Hunger-und-Nahrungsmittel-Panikattacken kann er noch ertragen? Er wünscht sich auch ein Kind, und seine Sehnsucht danach, Vater zu werden, wiegt genauso schwer wie mein Wunsch, Mutter zu werden.

Es ist mir sogar schrecklich wichtig, dass Tom sich das wünscht. Nachts kann ich nicht schlafen, weil ich ihn so im Stich lasse, weil ich uns aufhalte, weil alles meine Schuld ist; ich bin hier die Gestörte. Wir haben schon so oft versucht, dem Ganzen auf den Grund zu gehen; die Dinge in meinem Kopf geradezurücken und meine Ängste offen anzusprechen. Oft wenn wir im Flugzeug oder mit dem Zug unterwegs sind, holt Tom einen Block und einen Stift raus und schreibt eine weitere Liste von Strategien, die mich gesund machen sollen. Anschließend unterschreiben wir sie beide.

Ich habe sie alle aufgehoben. In der obersten Schublade meines Schreibtisches, so eine Art Liebesbriefe der anderen Art. Als da wären: das Eurostar-Manifest (Mai 2010), der Kenia-Vertrag (Oktober 2010), die Sansibar-Resolution (November 2010), der Kapstadt-Kontrakt (Dezember 2010), die Pariser Vereinbarung (Januar 2011), die Denver-Deklaration und der Sacramento-Pakt (Mai 2011) sowie das Albanien-Affidavit von letzter Woche (Juni 2011).

Als Beispiel für diese Dokumente hier eines davon, das wir im Mai in einer Starbucks-Filiale in Elko, Nevada, verfasst haben:

- Fang heute an (4.5.11).
- Du bist nicht fett; du wirst nie fett werden.
- Iss für unser Baby.
- Iss drei Mahlzeiten pro Tag.
- *Genieß* dein Essen.
- Du wirst besser schlafen.
- Unser Leben wird noch schöner ... in so vielerlei Hinsicht.
- Kein Laufen mehr, weniger Radfahren, nicht zu viel Schwimmen, aber ...
- Wir *werden* nach der Geburt des Babys Mitglieder im besten Fitnesstudio von ganz London. Versprochen.
- Sieh das als Drill oder Marathon-Vorbereitung an: Iss ordentlich. Ohne Ausnahme!
- Hör auf zu grübeln und dich zu sorgen ... mach es einfach.
- Es wird mit der Zeit immer leichter werden.
- Ich liebe dich.

Der genaue Wortlaut variiert, aber alle ähneln diesem hier, denn sie sprechen von Unterstützung, sind witzig und beruhigend. Tom fragt mich manchmal entnervt: »Warum hebst du sie auf, Em? Warum beherzigst du sie nicht?«

Seit einiger Zeit habe ich ein schrecklich schlechtes Gewissen: Das ist doch eindeutig mehr, als jemand ertragen kann. Ich frage mich, warum er nicht loszieht und sich eine normale Freundin sucht. Ich habe Tom sogar schon gesagt, ich würde es vollkommen verstehen, wenn er sich eine Auszeit von mir nähme. An diesem Wochenende habe ich im Auto sogar eine Trennung vorgeschlagen: Sagen wir drei Monate, in denen es bei mir besser werden muss, und er hätte dann mal frei von all meinen Neurosen. Er hat sofort nein gesagt; er würde das nicht einmal diskutieren. Aber ich kann die Verzweiflung in seinem Blick sehen und weiß, wie anstrengend es ist, mich auszuhalten. Ich schlage mich ja nun schon seit mehr als einem Jahrzehnt damit herum, aber Tom hat sich das doch nicht ausgesucht, oder?

Mir fällt auf, dass ich immer schreibe »seit über zehn Jahren« oder »mehr als ein Jahrzehnt«, wenn ich von meiner Magersucht spreche. Das ist Selbstbetrug. Ich erinnere mich daran, es genauso gemacht zu haben, als ich noch rauchte – »oh, ich rauche seit ungefähr fünf Jahren«, obwohl es damals schon knappe zehn waren. Genug von den in Ungenauigkeit gekleideten Lügen: Es sind inzwischen schon fast 14 Jahre. Und das kann man wohl mit Fug und Recht eine Notsituation nennen.

Das Gefühl, handeln zu müssen, hat sich verstärkt, allerdings sind in dieser Woche auch drei besondere Dinge passiert.

Erstens: Am Montag besuchte ich meine Schwester Katie in ihrer Wohnung. Ihre beste Freundin Carla, ein ehemaliges Model, hatte mal wieder ihren Kleiderschrank ausgemistet und ihr einen Müllsack voller Designerklamotten vorbeigebracht. Wie meine Mutter ist auch meine große Schwester extrem zierlich – die beiden messen keine 1,58 Meter –, während ich, genau wie meine kleine Schwester Alice, eher breiter gebaut bin und knappe 1,68 Meter groß. Wir beide haben Schuhgröße 40, während Mum und Katie nur 35 tragen.

Carlas Designerteile sind für Katie meist zu lang, deshalb pickt sie sich nur die hübschen Tops oder Blusen heraus und lädt mich dann ein, den Rest durchzusehen: Röcke, Hosen usw. Am Montag also, während ihre Kinder zu Abend aßen – Fischfrikadellen und neue Kartoffeln –, probierte ich Kleider und Jeans an, spazierte dauernd zwischen Küche und Schlafzimmer hin und her, knuddelte zwischendurch den kleinen Theo (meinen neun Monate alten Neffen) und schwatzte mit Katie. Die Unterhaltung verlief ungefähr folgendermaßen, wobei wir manche Ausdrücke wegen meiner vier- und sechsjährigen Nichten nur stumm mit den Lippen formten.

Ich versuche gerade den Reißverschluss eines paillettenbesetzten Cocktailkleids zu schließen: Also, als du das erste Mal schwanger warst, wie hast du das damals gemerkt? Gab es einen Moment, bevor du den Test gemacht hattest, als du aufgewacht bist und dich einfach anders gefühlt hast?

Katie: Ich weiß nicht mehr so genau … Wir waren in dem Jahr zu Weihnachten Skifahren, und ich erinnere mich, keinen Alkohol gewollt zu haben, was wohl ein Anzeichen gewesen sein muss, und Charlie sagte, ich habe ziemlich müde gewirkt – ich wollte mich einfach nur irgendwo hinlegen und jeden Abend nur schlafen, dann fuhren wir nach Hause und meine Periode blieb aus. Also machte ich einen Test.

Ich: Aber habt ihr bewusst versucht, ein Baby zu machen? Ich meine, wie lange habt ihr es probiert?

Katie: Also, ich schätze, wir waren ungefähr ein Jahr verheiratet … wir waren uns einig, dass es schön wäre, über Kinder nachzudenken, aber wir gingen beide davon aus, es würde ewig dauern. Die Pille hatte ich im Oktober abgesetzt, und dann schätze ich, dass ich irgendwann im Dezember schwanger wurde – das war also ziemlich schnell! Aber Em, das ist ein gutes Zeichen – wenn deine Mum und deine Schwestern fruchtbar sind; so was vererbt sich.

Ich: Ja, ich schätze schon. Aber Katie, es nervt einfach, es dauernd zu probieren! Ich bin so neidisch auf Frauen mit regelmäßiger Periode, weil sie wenigstens diese Tabellen ausfüllen und rausfinden können, wann ihr Eisprung ist, während ich keinen Schimmer habe. Erinnerst du dich an den Arzt, der mir sagte, es sei möglich, auch ohne Periode einen Eisprung zu haben? Ich möchte mit Tom spontan bleiben, aber ich weiß auch, dass wir beide manchmal eine Pause brauchen. Ich wünschte, ich hätte jeden Monat so ein definitiv fruchtbares Zeitfenster, weißt du? Mir gehen langsam die Ideen aus, um es noch spannend zu machen …

An diesem Punkt brachen wir beide in Gelächter aus, und die beiden kleinen Mädchen stimmten mit ein.

Katie: Ich weiß – wenn du drei oder fünf oder zehn Tage hast, an denen du loslegen kannst, dann ist das definitiv weniger anstrengend (und dann flüsternd) – wir hatten seit Jahren nicht mehr täglich Sex! Aber hör mal, vielleicht musst du das Ganze mal aus einer anderen Perspektive betrachten. Du fühlst dich machtlos, weil du nicht weißt, was in deinem Inneren passiert: ob du einen Eisprung hast, ob du schwanger wirst, nicht wahr? Aber es gibt etwas, das du tun kannst. Vergiss das Horizontale mal für einen Moment, das ist hier ja auch nicht das Problem. Was du wirklich machen *kannst*, ist, dein angestrebtes Gewicht erreichen. Wir wissen doch, dass medizinisch alles in Ordnung ist. Das Einzige, was du tun musst, ist, deine Kalorienzufuhr ordentlich aufzustocken und deine Periode zurückzukriegen. (Sie lächelt mich ermutigend an, und ich lächle zurück. Der kleine Theo gluckst, als ich ihn auf meiner Hüfte schaukle.) Em, du hast es in der Hand, und das ist aufregend – es ist deine Entscheidung – du kannst hier wirklich etwas bewirken!

Katie hat vollkommen recht. Warum mache ich mir Gedanken über Empfängnis, bevor ich auch nur mein Zielgewicht von 54 oder 55 Kilogramm erreicht habe? Das Einfachste (und Schwierigste) habe ich noch nicht angepackt. Ich schwanke nach wie vor um die 50 Kilo, weil ich Angst habe, darüber hinauszugehen. Der Sprung von 49 zu 50 war schon eine Riesensache für mich. Von 50 auf 50-plus zu kommen erscheint mir fast unvorstellbar. Aber zur Hölle damit: Ich muss diese Extrakilos zunehmen – oder was immer eben nötig ist, um wieder zu menstruieren. Und dann sehen wir in Sachen Babys weiter.

Vier oder fünf Kilo. Acht bis zehn Pfund. Ich kann das schaffen. Und die Klamotten? Ich habe eine schwarze Hose von Whistles erbeutet (meine Nichten meinten, die sähe cool aus) und eine weiße Bluse von Gap (von weißen Blusen kann man ja nie genug haben) sowie eine fantastische Jeans von Rock and Republic (eine Handbreit zu lang, aber ich bin ihr schon mit der Schere zu Leibe gerückt). Also ein guter Fang Designerteile und ein wirklich guter Rat von Katie. Wie schon so oft hat sie mich damit wieder auf Kurs gebracht.

Das zweite Ereignis war folgendes: Am Mittwochabend, nach einem Kino-Date mitten unter der Woche am Leicester Square, befanden Tom und ich uns in seiner Wohnung in Mortlake. Wir stehen in der Küche, ich zerteile Brokkoli, Tom präpariert seine Pizza, bevor er sie in den Ofen schiebt (er tut extra Schinken und Chili-Flocken und scharfe Soße drauf). Einfach so erwähnt Tom lässig, er habe sich gewogen und festgestellt, dass er im letzten Monat gute vier Kilo zugenommen hat. Vier Kilo? Tom öffnet den Backofen, aus dem ein Schwall heißer Luft kommt, und piekt in den schmelzenden Käse auf seiner Pizza: »Ich weiß, komisch, oder? Ich hatte 58 Kilo, und jetzt sind es 62,5. Einfach so. Keine Ahnung, wo die hergekommen sind – wahrscheinlich das ganze amerikanische Essen –, aber egal. Ich find's gut. Ich habe mir schon immer gedacht, ich sollte 65 Kilo wiegen, aber jetzt steuere ich 70 an. Vielleicht gönne ich mir sogar ein paar von diesen Eiweißdrinks vor dem Fitnessstudio.«

Ich stammle nur: »Ich kann nicht glauben, dass du vier Kilo zugenommen hast und man absolut nichts davon sieht ...«

Wie ich ist Tom sehr schlank (ich kann seine Hemden und Pullis, sogar seine Jeans tragen), aber der Unterschied ist, dass er essen kann, so viel er will. Ich weiß wirklich nicht, wo sein Essen hin verschwindet – hat er vielleicht hohle Beine? –, aber er kann Burger, Steaks, Pommes frites, Sandwiches, Schokolade und Kuchen verdrücken, ohne dass man es seiner Figur ansähe. Er ist nicht mager – jeden Mittag trainiert er im Fitnessstudio und besitzt kräftige Schultern und Arme –, er ist drahtig und muskulös. Oft spricht er davon, Muskelmasse aufbauen zu wollen (Männer wünschen sich meist eine größere Kleidergröße, Frauen eine kleinere), aber die Mengen, die er isst, scheinen darauf keinen Einfluss zu haben. Umso überraschender ist die Neuigkeit, dass er mal eben vier Kilo zugenommen hat.

Außerdem ist das natürlich sehr ermutigend. Einer der Hauptgründe, warum ich nicht zunehmen kann, ist die Furcht davor, dass ein paar Kilos extra mir fette Oberschenkel und einen ebensolchen Arsch bescheren. Dass ich schwabbelig und fleischig werde und total aus dem Leim gehe. Auf diesem ganzen Weg zur Genesung suche ich nach der Gewissheit: dass ich nicht fett werde; dass meine Esserei nicht außer Kontrolle gerät; dass ich nicht so lange zunehmen werde, bis ich übergewichtig bin; doch diese Garantie kann mir natürlich niemand geben. Alle können mich nur beruhigen und ermutigen, aber niemand kann mit Sicherheit sagen, was passieren wird.

Toms jüngste Erfahrung ist das, was für mich einem Beweis am nächsten kommt: Seine Gewichtszunahme sieht man nicht mal! Wenn der mir am nächsten stehende Mensch vier Kilo zunehmen kann und ich das nicht einmal bemerke – er ebenso wenig –, dann kann ich das doch ganz, ganz sicher auch, oder?

⁂

Das dritte Ereignis war der gestrige Abend in einem Hotel in West Sussex, als wir uns endlich mal die DVD eines Kurzfilms ansahen, den ich im April, also erst vor ein paar Monaten, gedreht hatte.

Wir fuhren am Freitag dorthin, um ein neues Hotel für Toms Kolumne zu testen. Man hatte uns die Suite Heinrich VIII. gegeben, in der es aussah wie in einem Historienschinken aus der Tudorzeit: lauter Mahagoni, burgunderrote Samtsessel, Tapisserien an den Wänden und ein Himmelbett. Das Bad war riesig, mit taubengrauen Marmorkacheln am Boden und einer antiken Badewanne mit Löwenpranken.

Es war eines dieser seltenen idyllischen Wochenenden, an denen alles passt: Die Sonne schien, und wir spazierten über den Kies am Strand; zwischen kühlen Brisen war es sogar warm genug, um kurz ins Meer zu hüpfen. Im Spa ließ ich mich zu einer Ganzkörpermassage und einer Gesichtsbehandlung mit Eis überreden. Während Tom den Hotelmanager zum Lunch traf und alle Informationen erhielt, die er für seinen Artikel brauchte. Zudem bekam er noch eine Flasche Rotwein.

Nach einem weiteren Strandspaziergang und dem Abendessen ging Tom an die Bar, um uns zwei große Gläser Sauvignon Blanc zu holen. Damit ließen wir uns auf die rotsamtene Chaiselongue sinken und schoben die DVD ein.

Nach dem Start der Magersucht-Kolumne in der *Times* wurde ich von einigen Fernsehproduzenten kontaktiert, die eine Dokumentation vorschlugen. Ich hatte ein paar Besprechungen und kam relativ bald zu dem Schluss, dass ich mit Reality TV nichts im Sinn hatte. Als jemand, der ohne Fernseher im Haus aufgewachsen ist – und selbst nie ein Fernsehgerät besessen hat –, habe ich den Reiz dieses Mediums sowieso nie begriffen. Außerdem war ich nicht bereit, in Unterwäsche herumzustolzieren (mageres Mädchen liefert erschreckenden Anblick), und konnte mich auch nicht mit der Vorstellung anfreunden, dass eine Kamera mir auf Schritt und Tritt folgen würde. Ich war auch nicht willens, mich filmen zu lassen, während ich in einem Café saß und »unfähig« war, einen Teller Pommes frites zu essen. Ich muss mich nicht öffentlich demütigen lassen, nur um zu sehen, wie idiotisch diese Krankheit ist.

Ich saß also in Meetings, und die Produzenten stellten mir private Fragen und skizzierten ihre Ideen, dabei benutzten sie Worte wie »schonungslos« und »unnachgiebig«, und ich nickte und gab vieles preis. Als ich danach allein in einem Café saß, wurde mir klar, dass ich mich auf irgendeine schleierhafte Weise verletzt fühlte. Warum soll man jedem seine Probleme offenbaren, seine Familie, sein Badezimmer? Was ich diesen fremden Leuten »gezeigt« hatte, erschien mir jetzt unpassend und würdelos: meine ausbleibende Periode, unsere Versuche, schwanger zu werden, die Gefühle meines Freundes. Darüber zu schreiben ist das eine, es zu filmen etwas deutlich anderes.

Mit einem Produzentenpaar stehe ich noch in Kontakt. Sie betreiben eine unabhängige TV-Firma und drehen interessante Dokumentationen, allerdings weder sensationslüstern noch mit dieser bohrenden Neugier. Ich habe ihnen die Grenzen dessen erklärt, wozu ich bereit bin, und sie schienen das weitgehend zu respektieren. Dieses eine Mal in meinem Leben ist es angenehm, sich über Erfolg oder Misserfolg keine Gedanken zu machen. Denn ich verzehre mich nicht danach, ins Fernsehen zu kommen; es ist mir nicht besonders wichtig, ob die Idee realisiert wird oder nicht.

Ich erinnere mich an ein Hemingway-Zitat: »Ein Schriftsteller sollte schreiben, was er zu sagen hat, und es nicht aussprechen.«

Wir verbrachten jedenfalls einen Nachmittag damit, ein De-moband aufzunehmen: Darin erkläre ich meine Gründe dafür, die Kolumne zu schreiben, diskutiere die Blickwinkel für eine investigative Dokumentation mit meiner eigenen Geschichte als Hintergrund. Die Produzentin stellte eine Menge Fragen, zwei Typen standen hinter den Kameras, und alles funktionierte prima. Ich dachte dann auch gar nicht mehr groß darüber nach. Dann erhielt ich vor zwei Wochen eine DVD. Ich war ein wenig neugierig: Was hatten sie wohl aus den stundenlangen Gesprächen gemacht?

Ich hatte schon mal gehört, dass Magersüchtige sich am besten einmal gefilmt sehen sollten, aber dass die Wirkung so eindrucksvoll ist, das hätte ich nicht gedacht. Die endgültige Demoversion, gekürzt auf 15 Minuten, begann mit mir, wie ich in einem Park stand: in blauer Jeans vor einem grünen Blätterdach, mit fröhlicher Musik im Hintergrund und den Buchstaben meines Namens, die über den Bildschirm tanzten. Dann ein Schnitt zurück: ich auf ihrem Sofa, im Gespräch über meine »Reise« bis hierher. Die Kamera bewegte sich um mich herum, während ich sprach (daran erinnerte ich mich nicht), richtete sich auf meine Oberschenkel in der blauen Jeans, dann in Großaufnahme auf meine Hände – sie sehen klobig aus, an den vogelscheuchendünnen Armen. Irgendwann treten mir Tränen in die Augen, später lache ich über eine Bemerkung der Produzentin. Aber die ganze Zeit über wirke ich nicht wie jemand, der gerade gesund wird, sondern wie jemand, dem es überhaupt nicht gut geht.

Objektiv betrachtet denke ich, dass die Leute einen guten Job geleistet haben – Tom meinte, der Film sei »wunderschön gemacht« –, aber ich will ihn mir nie wieder ansehen. Die Wahrheit ist, dass ich, egal wie ich darüber denke, für wie verfressen ich mich auch halte, nach wie vor sehr dünn bin. Ich war geschockt von der Person auf dem Bildschirm: Das bin ich. Das bin *ich*. Was habe ich mir nur angetan?

Als wir uns endlich vom Sofa zu unserem Himmelbett hinüberschleppten, fiel Tom augenblicklich in Schlaf. Ich war zu aufgewühlt, um einschlafen zu können.

Das war also das dritte Ereignis in dieser Woche, das mich zu dem Entschluss gebracht hat zuzunehmen. Dieser Versuch ist nicht wie die anderen vorher, als ich 49 Kilo erreichte, dann Panik bekam und wieder an Gewicht verlor. Ich will gesund werden, und diesmal meine ich es auch so.

Schwer zu glauben, oder? Als ich das hier schreibe, sitze ich im Lesesaal der British Library. Eigentlich ist Essen hier verboten, aber ich sitze in einer Ecke und heute ist nichts los. Heute Morgen habe ich zu Hause, bevor ich mit dem Rad herkam, einen griechischen Joghurt und eine Banane gegessen. Seit ich in der Bibliothek bin, habe ich schon einen ganzen Riegel Milchschokolade von Marks & Spencer gegessen und drei Paranüsse. Vielleicht klingt das nach einer seltsamen Kombination zum Frühstück, aber es ist lauter verbotenes Essen, alles klar? Schokolade enthält Fett, Paranüsse enthalten Fett; sie sind der Inbegriff meiner Nahrungsmittel-Ängste. Um zuzunehmen, brauche ich Fett. Um ein Baby bekommen zu können, braucht mein Körper Fett. Das ist ein großer Schritt nach vorn.

Ich kann gar nicht beschreiben, um wie viel lieber ich jetzt hier sitzen und einen Kaugummi kauen oder an einer Cola Light nippen würde, total hungrig und fokussiert, anstatt mich in Nüssen und Schokolade zu suhlen. Ich kann nicht erklären warum – vielleicht ist es einfach nur die Anorexia –, aber ich spüre tatsächlich die Fettigkeit auf meiner Zunge und sehne mich danach, wieder sauber und leer zu sein. Ich will das Hungergefühl gar nicht verklären oder rechtfertigen, sondern bin einfach nur ehrlich.

☙

Ich muss tatsächlich glauben, dass ich nicht verfressen bin, dass ich verdiene zu essen, dass ich weder wertlos noch fett bin, dass die Magersucht nur ein zeitweiliger Rückschlag ist. Ich muss mir immer wieder versichern, dass es mit jedem Essen leichter werden wird. Oder wie es im Titel eines Bestsellers heißt: Ich muss die Furcht spüren und es trotzdem tun.

Manches an diesem Ratgeberzeug ist gar nicht so schlecht, was? Ich kann nicht behaupten, dass ich es jemals besonders wirkungsvoll fand, aber es geht doch nichts über einen hemmungslosen, ermutigenden Test nach dem Motto »Bring dein Leben in Ordnung«. Folgende Dinge habe ich im Moment auf meine Küchenschränke geklebt:

- Ein Foto der Olympiateilnehmerin Jessica Ennis, das ich aus dem Magazin des *Sunday Telegraph* gerissen habe. Sie trägt darauf ein Outfit von Adidas und sieht stark, aber nicht mager aus.
- Ein Foto von meinem Neffen Theo. Er liegt darauf auf dem Fußboden von Katies Haus in Frankreich, im Alter von etwa sechs Monaten, und trägt einen winzigen blauen Pyjama.
- Ein Bild von einer Athletin aus der Zeitschrift *Runner's World*. Die Frau trinkt aus einer Wasserflasche und hat eine Hantel in der Hand: ein fantastischer Körper, straff, aber muskulös, nicht irgendwie geschunden.

- Eine Visualisierung, die ich wiederholen soll, während ich meinen morgendlichen Kaffee trinke: »Stell dir deine Eierstöcke vor, wie sie bereit sind, ein gesundes Ei zu entlassen. Erlaube dir selbst geheilt zu werden; gib deiner Gebärmutter die Nahrung, die sie braucht; gewähre deinem ungeborenen Kind die Chance auf Leben …«

Man versteht hoffentlich die Richtung – ich versuche mich mit Bildern positiver Stärke zu umgeben; Frauen, die stark und sexy sind (nicht dünn und schmächtig); Affirmationen, um die positive mentale Einstellung zu stärken. Und der kleine Theo soll mich einfach daran erinnern, wie sehr ich mir ein eigenes Kind wünsche.

Was kann ich außer den Affirmationen noch tun? Ich werte das »Völlegefühl« als Teil dieser Entwicklung. Wenn man sich selbst hungern lässt, schrumpft der Magen; das ist eine wohlbekannte Tatsache. Daher ist mein Magen momentan ziemlich klein, und mehr zu essen wird anfangs unangenehm sein. Schmerzfrei wird das nicht abgehen. Ich habe mich im Verlauf von 14 Jahren in diese Bredouille gebracht, also kann ich wohl nicht erwarten, dass sich der ganze Schaden sofort beseitigen lässt. Ich fühle mich voll, wie ich hier so in der Bibliothek sitze. Ich hasse Völlegefühl, aber wenn ich Fortschritte machen will, dann muss ich diese Empfindung jetzt akzeptieren.

Ich lasse mich von mir selbst in puncto Essen nicht mehr verarschen. Inwiefern? Die Schokoladendebatte ist ein gutes Beispiel dafür. Ich habe Schokolade früher geliebt und hatte erwogen, abends vor dem Schlafengehen ein paar Stückchen zu essen, vielleicht mit einem Glas Milch. Das wäre doch eine entspannende Möglichkeit, am Ende des Tages runterzukommen, während ich im Bett lese, einfach mit ein paar Brocken feiner Schokolade. Das machen doch viele Frauen am Abend, nicht wahr? Aber dann begann ich über das ganze Koffein nachzudenken und darüber, dass es mich am Einschlafen hindern könnte (ein 50-Gramm-Riegel Milchschokolade enthält etwa 25 Milligramm Koffein, weshalb man Menschen mit Schlafstörungen von Schokolade und Kaffee vor dem Zubettgehen abrät). Also beschloss ich, das lieber nicht zu riskieren. – Ein klassisches Ausweichmanöver von mir. Doch mit der neu an mir entdeckten Entschlossenheit dachte ich: *Zum Teufel damit, dann esse ich die Schokolade eben morgens.* Es spielt ja keine Rolle, wann ich sie esse, Hauptsache sie landet in meinem Magen. Schokolade mag ja, wie gesagt, eine ungewöhnliche Frühstücksspeise sein, aber egal: Jetzt geht es schließlich nur darum zuzunehmen.

Laut Aussage von Tom ist Obst keine Mahlzeit. Es fällt mir ganz schön schwer, das zu akzeptieren – wenn man stur darauf beharrt, eine Banane sei ein Frühstück und ein Apfel ein Mittagessen. Nein, anscheinend zählt Obst nicht. Er sagt andauernd, ich solle zu jeder Mahlzeit ein Vollkornbrötchen essen. Dabei finde ich Joghurt oder Suppe oder Bohnen so viel leichter zu essen als diese bedrohlichen, kohlenhydratlastigen Backwaren. Eher flüssige Sachen. Warum ist Tom bloß so versessen auf Brot und Fleisch?

In einem leichtsinnigen Moment, wahrscheinlich ausgelöst durch den ungewohnten Anstieg meines Blutzuckerspiegels, entscheide ich, doch einfach die Portionen von allem zu verdoppeln, was ich zu mir nehme. Das wäre mal Klotzen statt Kleckern. Aber könnte ich das? Ich verstaue den Laptop in meinem Rucksack und spaziere hinaus auf die Piazza der British Library. Im Café Last Word nehme ich mir noch meinen üblichen schwarzen koffeinfreien Americano mit. Ich finde ein stilles Plätzchen im Hof, fern vom Verkehrslärm der Euston Road, und rufe meine Mutter zu Hause in Camden an. Ich entschuldige mich dafür, sie beim morgendlichen Schreiben zu stören, und berichte ihr von meinem Sieg über die Milchschokolade. (Was soll das denn? Ich bin 33 Jahre alt und benehme mich wie ein Kind, das seiner Mummy stolz erzählt, es habe alles Gemüse auf seinem Teller gegessen.) Ich frage, was sie von der Taktik mit den verdoppelten Portionen hält. Mum ermutigt mich, bleibt aber ein wenig skeptisch, was angesichts meiner bisherigen Verfassung nachvollziehbar ist. Sie erinnert mich daran, dass es umso weniger schmerzhaft sein wird, je schneller ich das fehlende Gewicht wieder zunehme. Sie hat recht: Ich muss rasch handeln.

Aber das ist erst der Anfang. Im Moment fühle ich mich aufgekratzt, geradezu manisch: Ich esse Schokolade und fühle mich supermutig. Das Fett und der Zucker in meinem Blut stimmen mich wild, hungrig, ich will mehr und mehr, Schokolade und Sex und Sonnenlicht, ich möchte diese Genesung im Schnellvorlauf erleben. Noch mal einen neuen Anlauf genommen zu haben, das erfüllt mich mit Erleichterung. Und gleichzeitig liegt noch ein harter Kampf vor mir. Am schlimmsten wird es, wenn die Kleider anfangen zu kneifen – ich weiß das, weil ich mich noch vom letzten Mal daran erinnere. Als ich damals im Jahr 2001 von knapp 35 auf knapp 45 Kilo kam, hatte ich den Eindruck, jede Woche eine Kinderjeans von Gap im Oxfam-Laden bei mir um die Ecke abzugeben. Und so fürchte ich mich, während ich die morgendliche Schokoration aufesse (und dabei versuche, die gekreischten Sticheleien – »verfressen!« – in meinem Kopf zu ignorieren), vor der bevorstehenden Gewichtszunahme.

Nur ein Tsunami
in deinem Inneren

Meine Stimmung war schon immer unbeständig, aber in den letzten Monaten, im Verlauf des Frühsommers, ist es mit den emotionalen Extremen zunehmend schlimmer geworden. Wenn es nur die Euphorie der guten und die Verzweiflung der schlechten Momente wäre, könnte ich damit umgehen, aber das allein ist es nicht. In letzter Zeit erlebe ich Episoden gewalttätiger Aggression; Augenblicke so heftigen Zorns, dass ich praktisch zu allem imstande wäre: auf jemanden losgehen, von einer Klippe springen, mir selbst ein Glas ins Gesicht schmettern, die Autotür aufreißen und aus dem Wagen springen, während Tom mit 90 Meilen pro Stunde über die Autobahn fährt.

Letzte Woche schnitt mich ein LKW-Fahrer auf der Marylebone Road und bremste dann so scharf vor einer roten Ampel, dass ich fast auf ihn draufgekracht wäre. Als ich neben ihm hielt und ihm den Mittelfinger zeigte, brüllte er aus dem Fenster, die verf*ten Radfahrer sollten gefälligst von der verf*ten Straße verschwinden, außerdem sei ich eine blöde F*, die wohl mal wieder einen guten F* nötig hätte. Ohne auch nur eine Sekunde zu zögern, sprang ich vom Rad, stürmte an seine Tür und schlug so heftig mit der Faust dagegen, dass ich meinen kleinen Finger noch immer kaum bewegen kann.

Wenn solche Wut mich überfällt, ist das, als würde in meinem

Gehirn ein Schalter umgelegt. Dann gibt es in meinem ganzen Körper keinen Funken Vernunft mehr, alles steht in Flammen, und ich kann keinen klaren Gedanken mehr fassen, weil dieser Feuersturm meine Synapsen vernebelt. Dann schleudere ich den Joghurtbecher durch die Küche, schmeiße den Teller mitsamt dem Abendessen aus dem Fenster, werfe mein Rad mitten auf der Straße hin und drohe einem LKW-Fahrer. Der Zorn ist unkontrollierbar, und mein Handeln oder dessen Folgen sind mir einerlei. Das ist wie eine hyperkinetische Explosion in meinem Gehirn. Ich weiß, dass solche Episoden gefährlich sind, ich weiß, dass ich mich dabei verletzen oder in sonstige ernsthafte Schwierigkeiten geraten kann. Keine Ahnung, was da manchmal mit mir passiert. Ich erkenne mich dann selbst kaum wieder.

In meiner Verzweiflung habe ich letzte Woche meiner Freundin Deanne ein E-Mail geschickt. Wir haben uns erst vor etwa sechs Monaten kennengelernt, nachdem sie mir als Reaktion auf die *Times*-Kolumne geschrieben und mir ihre Hilfe angeboten hatte. Sie erklärte mir, nicht nur professionelle Ernährungsberaterin für Essstörungen zu sein, sondern auch Achtsamkeitstrainerin. Zunächst war ich skeptisch – diese ganze Achtsamkeitsnummer war mir eigentlich immer zu exzentrisch –, aber ich willigte in ein Treffen ein. Deanne ist kein bisschen exzentrisch, sondern unglaublich gelassen und aufmerksam: Ihre bloße Anwesenheit hat etwas ungemein Beruhigendes. Wir saßen stundenlang bei Kaffee in der Royal Society of Medicine, erzählten uns gegenseitig aus unserem Leben und sind seither in ständiger Verbindung geblieben.

Emma, halt doch mal einen Moment lang inne. Hol tief Luft. Du klingst so verunsichert. Ich verstehe diese Wut. Aber ich wette, dass du kein schrecklicher Mensch wirst, auch wenn diese Gefühle natürlich beängstigend sind. Ich glaube, dass du deinen wahren Charakter erst dann kennenlernen wirst, wenn es dir gelungen ist, die Energien, die in der Anorexia stecken, zu deinem Wohl einzusetzen. Vertrau auf dich, das ist richtig und menschlich. Wir alle haben Facetten wie ein geschliffener Diamant. Wenn das Licht von oben darauffällt, wirken die Facetten manchmal dunkel; doch dieselben Stellen können erstrahlen, wenn das Licht durch sie hindurchscheint.

Deanne neigt zu einer nahezu esoterischen Ausdrucksweise: »Energien einsetzen«, »wie Diamantfacetten erstrahlen«. Anfangs habe ich dergleichen mit einem geringschätzigen und ungeduldigen Augenrollen quittiert. Ich wollte praktische Lösungen, keine esoterischen Bilder. Erst als ich mich auf das einließ, was sie wirklich sagte, begann es einen Sinn für mich zu ergeben.

Wut ist wie ein großer Raum; was du davon zu sehen bekommst, hängt davon ab, durch welches Fenster du zufällig hineinschaust. Von einem Fenster aus kannst du erkennen, dass deine Wut eine Folge deiner veränderten Einstellung zur Magersucht ist: Nachdem du deine Gefühle über so viele Jahre unter Verschluss gehalten hast, brechen sie nun wie aus einem Vulkan hervor.
Was mit dir nicht stimmt? Nur ein Tsunami, Em ... es muss ein unterirdisches Beben gegeben haben, also warte ab und schau, wo sich der Untergrund zuerst wieder beruhigt.
Ich stimme dir darin zu, dass Schuldzuweisungen sinnlos sind; ich stimme dir darin zu, dass wir irgendwann an einen Punkt kommen, an dem wir aufhören müssen, der Anorexia oder unseren ei-

genen Unzulänglichkeiten oder früheren Beziehungen oder Ängs-
ten die Schuld zu geben. Der Tsunami im Inneren verlangt Gehör;
vielleicht musst du dich ihm stellen und wirst dann auch imstan-
de sein, seine wahre Natur zu erkennen ... Im Moment stehst du
tatsächlich auf schwankendem Untergrund, aber ich verspreche
dir, dass du noch viele weitere Schritte nach vorn tun wirst. Viel-
leicht überlegst du mal, ob du dir nicht von jemandem helfen las-
sen kannst, um den nächsten Sprung zu wagen.

◌◌

Ja, was stimmte nicht mit mir? »Nur ein Tsunami ... warte ab und schau, wo sich der Untergrund zuerst wieder beruhigt.« Was für schöne Worte.

Ich hoffe, Deanne hat recht. Ich hoffe, es ist der Heilungsprozess, der diese Labilität auslöst. Der plötzliche Energieschub – durchs Essen – scheint allerlei unerwartete Emotionen anzuheizen. Nach so vielen Jahren anorektischer Benommenheit merke ich, dass ich in einem Strudel von Gefühlen quasi wieder zum Leben erwache. Und gleichzeitig komme ich mir irgendwie gescheitert vor, als hät-te die Essstörung mich besiegt. Ich weiß, ich bin reizbarer und im-pulsiver denn je: Liegt das wohl nur an dem Beben, das sich gera-de vollzieht? Manchmal bin ich einfach nur wütend auf die ganze Welt, weil sie mich damit konfrontiert; und weil ich die Mager-sucht hinter mir lassen muss. Immerhin ist die doch ein Teil von mir. Insofern fühle ich mich besiegt.

Und doch ist es mehr als die Energie der zusätzlichen Kalorien und nicht nur die Macht neu erwachter Gefühle. Viel zu lange habe ich der Magersucht die Schuld an allem zugewiesen, was in mei-nem Leben schiefgegangen ist. Selbst als Greg sich umbrachte, war da meiner Ansicht nach kein Platz für Trauer; oder nicht genug. Alle waren nur darum besorgt, dass mein Gewicht abstürzen und ich wieder unter 38 Kilo fallen könnte; niemand überlegte sich, was ich tatsächlich bereits verloren hatte. Gregs Selbstmord hatte schließlich nichts mit der Magersucht zu tun. Ich bin es so leid zu hören, dass alles gut würde, wenn ich nur mehr äße.

Was, wenn die Gründe viel tiefer liegen? Natürlich hat es quasi einen Vulkanausbruch hervorgerufen, dass ich wieder esse. Natürlich kochen meine Gefühle hoch, aber ich weigere mich zu akzeptieren, dass es stets nur am Essen liegen soll. Ich glaube, die Ursache könnte auch ein chemisches Ungleichgewicht sein, etwas in meinem Gehirn, das mich in diese Spiralen wilden Zorns und dumpfer Verzweiflung treibt. Mein inneres Chaos war für mich immer realer und besorgniserregender als die Essstörung. Aber das scheint sonst niemand ernst zu nehmen. Wie auch Tom beharren alle darauf, ich würde ruhiger werden, wenn ich erst anfinge regelmäßig zu essen.

Bis vor wenigen Jahren wusste ich nicht einmal, wie man das nennt ... Ich erinnere mich noch genau, wie mir geradezu ein Licht aufging, als ich im Internet zum ersten Mal von Cyclothymie las.

Cyclothymie gilt als »kleine Schwester« der bipolaren Störung. Wie bei den Manisch-Depressiven sind auch hier Stimmungsschwankungen das entscheidende Merkmal, allerdings in weniger extremen Ausmaßen. In einem Stimmungshoch – der Hypomanie – fühlt man sich selbstbewusst, energiegeladen, allmächtig: Alles ist möglich. Man gerät schon angesichts des normalen Alltags in Hochstimmung, fühlt sich wie ein Drache, der hoch über der Erde schwebt. In meinen aufgedrehten Phasen brauche ich kaum Schlaf oder Nahrung, bin voller Ideen und Pläne, kreativ, produktiv, mitteilsam, ausgelassen vor lauter Lebensfreude. Doch wenn es bergab geht, fühlt man sich nutzlos: pessimistisch, unbeholfen und deprimiert. Es fällt einem schwer, sich zu konzentrieren und mit der geringsten Hoffnung nach vorne zu schauen. Die Zukunft erscheint in düsteren Farben. Körperlich ist es ein Wechsel von Zeiten intensiver Aktivität und lethargischen Phasen lähmender Depression. Die Stimmungsschwankungen der Cyclothymie sind unberechenbar: Manchmal fühle ich mich wochenlang ziemlich stabil, aber dann wieder wechseln sich Hochs und Tiefs innerhalb eines einzigen Tages ab.

Es kommt vor, dass man etwas über einen Zustand oder eine Krankheit liest und sofort den Eindruck hat: Ja, das ist es! Als ich begann, mehr über Cyclothymie herauszufinden, las ich plötzlich von Dingen, die mich schon jahrelang gequält hatten. In gewisser Hinsicht ist es eine Erleichterung, auf diese Weise ein – wenn auch inoffizielles – Etikett für das innere Chaos zu haben.

Sind psychische Erkrankungen erblich? Wir reden nie darüber, aber es gibt auf der woolfschen Seite meiner Familie viel psychische Labilität. Manchmal frage ich mich, wie mein Vater mit alldem zurechtgekommen ist: Seine Eltern begingen beide Selbstmord, beide Schwestern erlitten immer wieder Nervenzusammenbrüche, ebenso wie viele unserer Cousins und Cousinen und entfernteren Verwandten. Auch meine kleine Schwester litt mehrfach unter schweren Depressionen. Meine Labilität ist demnach wohl Teil meiner Persönlichkeit. Und ob es nun genetisch bedingt ist, also eher ein neurologisches Phänomen, oder mein eigenes, im Lauf meines Lebens entwickeltes Chaos, sollte ich etwas nehmen, um es in den Griff zu kriegen?

Sieben Jahre lang habe ich Prozac geschluckt, und ich vermisse es noch heute. Wie gern würde ich die hübsche grünweiße Pille noch jeden Morgen einwerfen. Sie sorgt dafür, dass man sich gut fühlt – oft sehne ich mich nach einer Rückkehr in den rasanten Rausch jener Prozac-Jahre –, auch wenn ich damals kaum geschlafen habe, immer in Bewegung und noch hyperaktiver war als sonst. Aber seit 2002 und Gregs Selbstmord vertraue ich den Chemikalien nicht mehr ganz.

Dabei ist es nicht so, dass ich Medikamente missbillige; das ist eher eine persönliche als eine moralische Entscheidung. Ich weiß, dass es psychische Erkrankungen gibt: Ich weiß, dass dann etwas im Gehirn schrecklich falsch läuft; ich weiß, dass die richtige Medikation tatsächlich Leben retten kann. Prozac war für mich ein Wunder. Es wirkte seine rätselhafte Magie auf meinen Serotoninspiegel, als ich am dünnsten war. Damals in Oxford war ich so labil, dass ich kaum noch vernünftige Entscheidungen treffen konnte. Meine Eltern glauben, dass Prozac mich gerettet hat, als ich Gefahr lief, total abzurutschen, erst ins Krankenhaus, dann in den Tod. Aber ich habe beschlossen, mein Ungleichgewicht ohne Chemikalien in den Griff zu kriegen. Das mag vielleicht nicht die richtige Entscheidung sein – manchmal ist es die Hölle –, aber ich möchte die Gefühle und Erfahrungen unmittelbar spüren, so, wie ich sie erlebe. Medikamente helfen, aber ich will es allein schaffen. Ich will lernen, das Leben zu meistern, ungedämpft. Damals hätte ich es ohne Prozac nicht geschafft, jetzt gelingt es mir meist.

Depression oder Cyclothymie oder Anorexia. Eine toxische Mischung von drei Qualen, die einander auch noch wechselseitig verschlimmern. Und was auch immer die Wissenschaft sagt, das Stigma bleibt. Ich schäme mich für mein dysfunktionales Hirn. Ich hasse es, so fordernd zu sein, emotional, mental. Ich muss reden und reden, euphorisch, fast wahnhaft. Dann verstumme ich, starre auf meine klobigen Hände an den Enden meiner mageren Arme hinunter. Wenn Tom mich dann fragt, was los sei, kann ich es nicht in Worte fassen. Ich bin dann unfähig weiterzumachen, überwältigt von der allumfassenden Hoffnungslosigkeit, niedergeschmettert vom Bewusstsein meines Versagens. Keiner versteht das. Meine Familie nennt mich launisch. Ich gehe bis an die Grenzen der Erschöpfung, wenn ich gut drauf bin, und dann breche ich ein und sauge an meinem Tiefpunkt quasi alle Luft zum Atmen aus dem Raum.

Es war 5 Uhr und begann gerade, hell zu werden, als ich heute Morgen von einer nächtlichen Tour zurückkam; 32 Kilometer durch die verwaisten Straßen Londons. Seit ich das Laufen aufgegeben habe, schmerzen mich die Muskeln in meinen Beinen, und ich bekomme Krämpfe; mein ganzer Körper vermisst den Endorphinrausch. Radfahren ist nicht dasselbe, aber immer noch besser, als wach im Bett zu liegen. Ich fahre stundenlang Fahrrad, und wenn ich danach unter der Dusche stehe, fühle ich mich leer und sauber, aber immer noch nicht müde. Ich würde alles darum geben, schlafen zu können.

Mein kleiner Bruder und ich haben uns letzte Woche im Pub übers Schlafen unterhalten. Er turnt im Zirkus am Trapez und geht auf dem Hochseil. Schlaf hält er einfach für einen Geisteszustand. Ich habe ihm von meiner Schlaflosigkeit berichtet. Daraufhin sah er mich einen Moment lang mit zur Seite geneigtem Kopf an und sagte: »Ja, stimmt, ich kann mir dich eigentlich nie schlafend vorstellen. Dazu bist du irgendwie zu intensiv.« Ich bin verzweifelt, weil er recht hat und ich nicht weiß, wie ich abschalten soll. Ich frage mich, ob ich als Baby schlafen konnte.

Wenn ich versuche, die Erfahrung von Schlaflosigkeit zu beschreiben, dann kommt mir das vor, als wollte ich den Schmerz und die Einsamkeit einer schweren Migräne schildern: Ich kann dafür keine Worte finden. Du verbringst Stunden damit, in die Dunkelheit zu starren, während der Rest der Welt schlummert; du bist erst hoffnungsvoll, dann frustriert, danach wütend und am Ende verzweifelt. Es gibt nichts Sinnvolles, was ich um 3 Uhr morgens tun könnte, und außerdem bin ich sowieso erschöpft. Ich würde gern einschlafen.

Wenn ich nachts neben Tom liege, beobachte ich ihn beim Schlafen. Ich frage mich, was er richtig macht und ich falsch. Er liegt mit dem Gesicht nach oben auf dem Rücken, wie ein Toter. Er kann schlafen, egal ob es hell oder laut ist, selbst wenn er gestresst ist: Er hat gelernt, sich hinzulegen und abzuschalten. Schlafentzug bringt dich um den Verstand, macht dich irre; darum ist es ja auch eine verbreitete Foltermethode. Manchmal wecke ich Tom, der mir dann übers Haar streicht, mein Kissen umdreht oder mich mit Lavendelöl massiert. Wir reden stundenlang, machen Pläne, suchen Problemlösungen, und dann wirkt die Dunkelheit ein bisschen weniger endlos.

Inzwischen habe ich die Schlafklinik in die Liste mit meinen Terminen aufgenommen: zu Akupunktur, Yoga und Achtsamkeit. Wenn ich lernen könnte zu schlafen, dann würde sich, so denke ich, auch alles andere quasi von selbst ergeben: Ich würde ruhiger sein, das Leben wäre nicht so ein Ringen, ich könnte vernünftiger mit Essen umgehen. Aber bei mir gibt es nur alles oder nichts; so war das schon immer. Entweder habe ich die totale Kontrolle, oder alles läuft total aus dem Ruder; einen Mittelweg scheint es nicht zu geben. Ich kann nicht schlafen, weil ich mich nicht entspannen kann; ich kann nicht anfangen zu essen, weil ich dann vielleicht nicht mehr in der Lage bin, damit aufzuhören; wenn ich nicht mager bin, werde ich sicher fett. Das ist so was von ermüdend, der innere Konflikt und die Schuld und der endlose Kampf: Wäre es nicht an der Zeit für einen Waffenstillstand? So durchgeknallt zu sein, das hat überhaupt nichts Cooles an sich. Und der arme Tom. Es macht uns beide fertig, dieses unvorhersehbare Auf und Ab, von himmelhoch jauchzend zu zu Tode betrübt, von leer zu voll. Letztlich geht es um den verzweifelten Wunsch nach Gleichgewicht. Aber wenn die Chemie in meinem Hirn völlig durcheinander geraten ist, wie soll ich dann meine Mitte finden?

Psychische Erkrankungen sind weder für den Betroffenen noch für sein Umfeld leicht zu ertragen. Als ich Tom vorgeschlagen habe, sich eine Auszeit von mir zu nehmen, war das absolut aufrichtig gemeint. Es war nichts, was mir auf der Autobahn plötzlich in den Sinn kam, sondern ich hatte seit Wochen darüber nachgedacht. Schließlich ist das ein innerer Konflikt, den ich mir selbst eingebrockt habe und den ich ausfechten muss, ob ich will oder nicht. Für Tom ist er dagegen nicht unausweichlich. Die Belastung, die das Ganze für ihn bedeutet, weckt in mir regelrechten Selbsthass. Ich habe mich in ihn ja nicht auf den ersten Blick verliebt; es war eher ein schrittweises Verlieben im Lauf der letzten zwei Jahre. Heute staune ich darüber, wie sehr ich ihn inzwischen schätze und wie sehr es mich verletzt, ihm so wehzutun.

Manchmal bin ich von Toms Fürsorge überwältigt: Nie hatte ich das Gefühl, es zu verdienen, dass jemand mich so liebt. Ich meine damit gar keine romantischen Liebeserklärungen oder großen

Gesten; ich meine eher die kleinen Dinge, die er täglich für mich tut, ohne daran erinnert zu werden, ohne Belohnung. Beispielsweise packt er für jede Reise, die wir zusammen unternehmen, seine weiche blaue Jogginghose ein, die ich liebe, weil er möchte, dass ich es gemütlich habe. Selbst wenn ich normalerweise nach meiner abendlichen Dusche einen Bademantel anziehe, denn manchmal sind die Schlafzimmer kalt oder es gibt keine Bademäntel oder die Heizung funktioniert nicht, und er kann es nicht mit ansehen, dass ich friere oder mich unbehaglich fühle. Auf jede einzelne Reise, selbst wenn wir sie vermutlich nicht brauchen, bringt er zuverlässig die marineblaue Jogginghose mit; danach nimmt er sie wieder mit nach Hause, wäscht sie und vergisst auch den Weichspüler nicht. Darum bittet er mich auch immer wieder, bei ihm einzuziehen; weil er sich um mich kümmern, weil er immer mit mir zusammen sein will, nicht nur auf Reisen.

Ich erinnere mich an einen Aufenthalt in Edinburgh, am letzten, bitterkalten Osterwochenende. Nach einer achtstündigen Autofahrt von London erreichten wir das Hotel, checkten ein und wurden in die Da-Vinci-Suite im vierten Stock geführt. Die Räume wären perfekt für eine Kunstgalerie gewesen, aber als Schlafzimmer waren sie nicht sehr einladend, so steril, wie anspruchsvolle, durchgestylte Inneneinrichtung eben oft ist. Und es war kühl, der trendig exponierte Heizkörper war viel zu minimalistisch, um auch nur ein Viertel der riesigen Suite zu erwärmen. Tom verschwand, während ich mir ein Bad einließ – ich vermutete, er wäre nach unten gegangen, um nach einer Extradecke zu fragen. Wie sich herausstellte, war er jedoch vom Hotel aus im strömenden Regen in den Ort gelaufen und hatte 80 Pfund für einen Kaschmirpullover in dem einzigen noch offenen Laden ausgegeben. Ich hatte mich gar nicht über die Kälte beklagt – ich hätte mit ein paar übereinandergezogenen Oberteilen schon improvisieren können, und ganz bestimmt hätte ich nicht gewollt, dass er für mich durch den Regen läuft. Immerhin war es ja mein eigener Fehler gewesen, nicht genug warme Sachen eingepackt zu haben. Aber er stürmte trotzdem los und kehrte eine halbe Stunde später mit der eleganten Tüte von Whistles zurück (darin der weichste Pulli, den ich je besessen habe) und mit einem Strauß weißer Lilien. »Weil du so schön bist, Em. Weil du immer mit mir in diese unzähligen Hotels kommst, selbst wenn wir am liebsten zu Hause bleiben würden ...«

Er wollte keinen Dank dafür, er wollte einfach nur, dass ich es warm hatte.

Erinnert sich noch jemand an den Scherz zwischen meiner Mutter und mir, dass ich nie den perfekten Mann finden werde, weil sie ihn schon geheiratet hat? Wie mein Vater scheint auch Tom endlos Kapazität fürs Geben zu besitzen: ein unerschöpflicher Quell der Liebe. Nachdem ich meinen Schwur, künftig mehr zu essen, erneuert habe – und nachdem ich wie versprochen meine Schokolade in der Bibliothek verputzt habe –, erhalte ich eine E-Mail von ihm. Es ist gegen zehn Uhr abends, und ich lese im Bett (*Im Dunkeln* von Thomas Hardy), als das rote Licht an meinem Blackberry aufleuchtet.

Em, Liebes – hoffe, Dir geht's gut und Du bist früh im Bett – fantastisches Wochenende, aber anstrengend. Konnte auf dem Rückweg von Dir Staus umgehen, bin auf dem Sofa gelandet und habe Chelsea verlieren gesehen, danach wie angedroht einen Aktionsplan für

Dich geschrieben. Der Plan dauert bis zum letzten Sonntag im Juli, für den ich uns Karten für Der Kirschgarten *im National Theatre besorgt habe. Schien mir eine nette Art zu feiern! Ich werde Dir die Grundprinzipien auflisten – und kurzum: Nach so vielen Gesprächen und Manifesten ist dieser Plan derjenige, der umgesetzt werden muss. Darum allein geht es. Jammer nicht, wenn Du es liest: Es muss jetzt passieren, sonst geht der Sommer ohne Fortschritte vorbei, und das wäre unsagbar traurig.*

Aktionsplan oder: Die sechs Wochen, die mein Leben verändert haben

- *Wie vereinbart wirst du drei Mahlzeiten täglich zu Dir nehmen. Jede Mahlzeit muss ein richtiges, ausgewogenes Essen sein.*
- *Ein richtiges Frühstück besteht aus einer großen Schüssel Müsli mit Milch, Obst, einer Handvoll Paranüsse und Vitamintabletten. Alternativ kann es auch Toast mit Marmelade, Obst, Nüssen und Vitaminen sein. Kohlenhydrate in irgendeiner Form müssen dabei sein. Auf keinen Fall kann »Frühstück« aus einem Stück Obst und einem Magerjoghurt (siehe unten) bestehen. Das englische Wort Breakfast heißt »Fastenbrechen«, nicht Fortsetzung des Fastens.*
- *Ein anständiges Mittagessen besteht aus einem Käsesandwich mit einem Stück Obst dazu. Alternativ aus einer Ofenkartoffel und Bohnen. Oder einer Schüssel Couscous mit einem Brötchen oder einer Gemüsesuppe mit Brötchen. Merke: Es muss Kohlenhydrate enthalten und Protein in Form von Bohnen, Käse o. ä.*
- *Ein angemessenes Abendessen ist beispielsweise ein vegetarisches Chili mit einer gekochten Kartoffel, geriebenem Käse und Beilagensalat, oder auch ein vegetarisches Curry mit Vollkornreis und Salat. Oder Pasta arrabiata mit Käse bestreut oder ve-*

getarische Lasagne, beides mit Beilagensalat. Du musst Dein Spektrum erweitern und verschiedene Gerichte ausprobieren, die Eiweiß und Kohlenhydrate liefern.

- Du brauchst ein Ernährungstagebuch, in dem du die drei täglichen Mahlzeiten dokumentierst (die üblichen Einwände dagegen will ich nicht hören). Selbst wenn darin nur steht: »Frühstück – Müsli, Mittagessen – Käsesandwich, Abendessen – Pellkartoffel und veg. Chili.« So kannst du ganz einfach den Überblick darüber behalten, was du isst, und Ausrutscher sind unmöglich.
- Am Ende jeder Woche beurteilen wir, wie diese gelaufen ist. Es darf keine Lücken geben. Auf gar keinen Fall ausgelassene Mahlzeiten.
- Magerjoghurt und Obst zählen nicht als Mahlzeit.
- Gedämpfter Brokkoli und ein trockenes Brötchen gelten nicht als Abendessen.
- Low-Fat-Produkte dürfen gar nicht erst gekauft werden: Das sind Sachen für Leute auf Diät.
- Keine Rückkehr zum Laufen (aber vergiss nicht – das beste Fitnesstudio Londons).
- Das Ganze beginnt ab sofort.

Ich glaube, dass Dein Körper nach sechs Wochen mit dieser neuen Ernährung viel gesünder sein, dass das Gefühl von Wohlbefinden und Glück in dein Unterbewusstsein gedrungen sein und dass dein Körper deinem Gehirn die Botschaften »das ist gut« und »das gefällt mir sogar« übermittelt haben wird. Bis zu deinem 19. Lebensjahr hattest du nie Ernährungsprobleme. Du hast Essen genossen! Wenn du systematisch vorgehst, nie eine Mahlzeit auslässt und nie vorgibst, ein bestimmtes Nahrungsmittel würde zählen, obwohl es

*das zweifellos nicht tut, dann können diese sechs Wochen der nö-
tige Ruck sein. Denk gar nicht an Magersucht. Diese Einstellung
musst du in deinem inneren Mülleimer versenken. Halte dich einfach an das Programm und schau, was passiert. Es ist doch, als
würde man eine vernachlässigte Pflanze gießen, weißt du noch?
Ich hasse es, so forsch zu sein, aber das hier wird wirklich der
Durchbruch. Alles, was dabei rauskommen kann, ist positiv. Ich
glaube, dass wir das zusammen anpacken sollten; wie sonst werden denn Kinder gemacht? Und ich verspreche dir einen neuen
Schreibtisch, wenn du richtig bei mir einziehst und dich aufs Zusammenleben einlässt. Erinnerst du dich noch, wie wir letzten
Sommer in Dresden am Fluss saßen und über die Zukunft sprachen? Stell dir vor, wir können Ende Juli vor dem* Kirschgarten *an
der Themse sitzen, und die Dinge könnten so anders liegen. Du
schaffst das XX*

Eine unbequeme Wahrheit

Drei Wochen später, inzwischen ist es Juni, habe ich mit Toms Aktionsplan bescheidene Fortschritte erzielt. Es sollte so einfach sein: »Halt dich einfach an den Plan und warte ab, was passiert«; »Lass dir von den Regeln den Druck und das Grübeln nehmen.« Es klingt logisch: bestechend und täuschend einfach. Aber wenn es so leicht wäre, das Nachdenken vom Essen zu trennen, dann gäbe es keine Magersucht. Ohne Toms großzügige, bedachte Versuche, mir zu helfen, und all seine Geduld und Unterstützung schmälern zu wollen – die anorektische Denkweise wird er sich nie aneignen können. Er versucht zu verstehen, was ich durchmache, und eine Lösung zu finden, aber er sitzt nicht in meiner Falle. In solchen Momenten, wenn ich mit einem simplen Aktionsplan konfrontiert werde, kommt mir zu Bewusstsein, wie sehr die Anorexia mich entmachtet hat. Wer schon einmal eine Magersüchtige gesehen hat, die vor ihrem Essen sitzt, wird wissen, was ich meine. Tom weiß es. Es ist erniedrigend.

Ich weiß, dass diese Erklärung eigentlich nicht als Erklärung taugt; damit sind wir zum Kern des Problems vorgedrungen, weil es so schwer ist, das aufzudröseln, weil eine Essstörung an sich keinen Sinn ergibt. Es ist nicht so, dass ich das Schöne an diesem Sechs-Wochen-Plan nicht sehen könnte; und es ist auch nicht so, dass ich nicht gesund werden, leckere Mahlzeiten genießen und meinen Gesundheitszustand verbessern möchte. Also warum befolge ich dann nicht einfach diesen Plan? Das liegt an der psychischen Erkrankung selbst. Ebendas macht die Anorexia ja aus.

Aber ich gebe mir wirklich die größte Mühe. Schrittweise habe ich mir Vollkornbrot und -brötchen wieder angewöhnt (wenn auch nicht zu jeder Mahlzeit). Ich habe Probleme mit warmen Speisen – auf keinen Fall zum Mittagessen – und bevorzuge kaltes Essen den ganzen Tag über. Außerdem meide ich Käse, obwohl ich mich daran erinnere, dass tägliche Käsesandwiches ein nützlicher Baustein waren, als ich nach der Zeit in Oxford zunehmen musste. Es frustriert mich, dass meine Käse-Phobie wieder da ist. Schokolade macht mir nicht ganz so viel aus – und dann frage ich mich, warum ein Dickmacher sich leichter ertragen lässt als ein anderer. Was macht ein Lebensmittel zum »Angst-Essen«? Ich kenne Magersüchtige, die sich mit Händen und Füßen wehren würden, bevor sie ein Stückchen Schokolade in den Mund steckten. Bei anderen ist es Brot oder Pasta oder gleich alles, was Kohlenhydrate enthält – bei mir ist es eben Käse (und Butter oder Margarine).

Die ganze Zeit über darf ich nicht ans Zunehmen denken oder auf die körperliche Veränderung achten. Ich versuche zu verdrängen, was da gerade mit mir passiert. Ich sortiere enge Jeans aus und rede mir ein, es würde mir nichts ausmachen (obwohl es das natürlich tut). Ich freue mich über die Wiederkehr meiner Brüste, aber ich zucke zusammen, wenn ich in einem Spiegel zufällig einen unvorteilhaften Blick auf meine Oberschenkel erhasche. Weit und breit keine Periode, und das deprimiert mich wirklich zunehmend. In all den Jahren ohne Menstruation habe ich mich nie weniger als Frau gefühlt, aber jetzt fange ich damit an. Im Gesicht habe ich ein paar Pickel bekommen – *ist das ein gutes Zeichen, erwachen meine Hormone endlich wieder?*

(Hör auf zu grübeln; hör auf, jeden Pickel, jedes Zipperlein, jede Laune zu analysieren ... Mach einfach weiter, iss das verdammte Kit-Kat, ignorier die Stimmen, iss weiter.)

Das mag jetzt übertrieben klingen, aber für mich hat sich der gesamte Juni angefühlt wie eine Tour mit weißen Knöcheln: Ich beiße die Zähne zusammen, stähle mich für die Ausdehnung meines Körpers, von der ich weiß, dass sie passieren muss. Ich bin wie ein Fallschirmspringer, gewillt, Mut zu beweisen; ich bin eine Kletterin in den Bergen und hänge nur an meinen Fingernägeln.

Unvermeidlich gibt es gute und schlechte Tage. In manchen Momenten bin ich energiegeladen, weiß, dass ich das schaffen kann, fühle mich stark und entschlossen. Mein Haar sieht glänzender aus, sogar meine Fingernägel werden kräftiger. Ich versuche, nicht in Panik zu verfallen, weil ich mir ausmale, fett zu werden; ich versuche, nicht über den Versuch, endlich schwanger zu werden, zu verzweifeln. Aber immer, immer ist da diese Sorge wegen der zusätzlichen Kilos.

»Aber wo wird das hinführen?«, frage ich wieder und versuche, die Panik in meiner Stimme zu verbergen. Meine große Schwester und ich wollten eigentlich eine Kunstgalerie besuchen, aber jetzt sitzen wir stattdessen eingekuschelt auf ihrem Sofa. »Fünf ganze Kilos – das sind mehr als zehn britische Pfund. Wo wird das hinführen?«

Ich kann sehen, wie Katie sich um eine ernste Miene bemüht, und weiß, wie lächerlich ich klinge. »Das entspricht fünf Paketen Zucker. Stell dir das mal vor, Satteltaschen aus Fett, die an meinen Oberschenkeln und meiner Rückseite runterhängen ... Tut mir leid, aber das ist doch echt eine Menge Speck, die ich dann auf meinem Arsch mit mir rumschleppe!« Jetzt müssen wir so lachen, dass Katie sich an einem Bissen von ihrem Doughnut verschluckt. Das ergibt ein ziemlich eindrucksvolles Bild, weil sie gleichzeitig noch Theo stillt und in der freien Hand einen Becher Tee balanciert. Ich weiß nicht, ob es immer noch die Vorstellung von meinem ausladenden Hinterteil ist oder der verirrte Doughnutbissen, der sie röcheln lässt, aber es fühlt sich jedenfalls gut an zu lachen.

»Aber wo wird das hinführen?« Für eine Magersüchtige auf dem Weg zum Gesundwerden ist das eine entscheidende Frage, und ich habe sie auch meinem Psychiater andauernd gestellt. Zum Glück besitzt Dr. Robinson die Geduld eines Heiligen. Er war gewöhnt an das unendliche Bedürfnis von Anorektikerinnen nach Beschwichtigung im Angesicht von Unsicherheit im eigenen Körper. Er pflegte immer wieder zu erklären: »Das Gewicht wird sich verteilen. Ich kann nicht versprechen, dass das total gleichmäßig passieren wird, aber ganz sicher kommen fünf Kilo nicht allein auf die Oberschenkel. Zugenommenes Gewicht besteht aus Flüssigkeit, Knochenmasse und Muskulatur, einfach ein wenig mehr von allem. Alles wiegt dann mehr, die Leber, die Nieren, sogar das Gehirn.« Ich finde das seltsamerweise beruhigend, diese Vorstellung, dass mein Gehirn und die anderen Organe größer werden. (Mir kann niemand erzählen, dass irgendeine Frau fünf zusätzliche Kilo Fett auf ihrem Hintern haben möchte.)

Aber jeder, der glaubt, die Gewichtszunahme würde die Magersucht heilen, der liegt falsch, falsch, falsch. Das Misstrauen gegenüber dem eigenen Körper hält an.

Jetzt haben wir Anfang Juli, und meine Redakteurin bei der *Times* hat mich gebeten, den Lesern mal ein Update bezüglich meines Gewichts zu geben. Ich hasse es, mich zu wiegen, und besitze gar keine Waage. In der Kolumne habe ich mich hinsichtlich Gewichtszunahme absichtlich bedeckt gehalten, weil es mir nicht hilft und ich weiß, dass es auch anderen Betroffenen nicht hilft. (Magersüchtige sind ganz groß im Vergleichen: Wer ist leichter als sie, wer isst weniger, wer sieht dünner aus, wer trägt die kleinere Jeansgröße usw.) Und wie ein Foto von mir würde auch die genaue Angabe meines Gewichts insbesondere bei Frauen eine von zwei Reaktionen hervorrufen: »O mein Gott, sie ist immer noch viel zu dünn« oder »Was soll das Ganze, ich wiege deutlich weniger als sie, warum bezeichnet sie sich überhaupt als magersüchtig?«.

Aber wenn meine Redakteurin das verlangt, kann ich mich wohl kaum dagegen sperren. Es geht dabei ja auch um den Sinn dieser Kolumne. Mir ist klar, dass ich unter Beobachtung stehe, und zwar unter sehr öffentlicher (dass ich mir das selbst eingebrockt habe, ist klar, macht es aber nicht weniger unangenehm). Mir ist bewusst, dass ich körperliche und auch psychologische Fortschritte vorweisen muss. Schließlich habe ich mich auf einen Pakt mit der Leserschaft eingelassen – sie verfolgt meine Geschichte, und ich tue mein Bestes, um ihr ein Happyend zu liefern.

Also habe ich mich heute Morgen gezwungen auf die Waage in Toms Badezimmer zu steigen und die Augen zu öffnen, um auf die Digitalanzeige zu schauen … 52, 51, es blinkt und bleibt dann bei 51,9 stehen. O mein Gott, das sind fast 52 Kilogramm.

Tom tritt aus der Dusche und sieht mich auf der Waage. Zum Glück ist er ohne Brille so blind wie ein Maulwurf und kann die Zahlen also nicht erkennen. »Alles okay, Em?«, fragt er vorsichtig und greift an mir vorbei nach dem Handtuch. Tja, was soll er auch sagen? Er weiß, dass ich deprimiert bin, wenn ich abnehme, und in Panik gerate, wenn ich zunehme.

Aber jetzt sagt die Waage mir die Wahrheit: Irgendwann in den letzten Sommermonaten muss ich die magische 50-Kilo-Grenze überwunden haben. Sag das mal: *Ich wiege knappe 52 Kilo.* Demnach bin ich über den Stacheldraht weg, die psychologische Hürde der 50 Kilo. Natürlich ist das der Sinn meiner Mühen, der Sinn der ganzen Schokolade, Brötchen und Paranüsse, aber es ist auch ein Fortschritt, der mir Angst macht. Fühle ich Erleichterung? Nein, ich fühle mich enorm dick. Das ist das höchste Gewicht seit meinem 19. Geburtstag. Mein Body Mass Index liegt jetzt im untersten Normalbereich. Das ist ein Schock, nach so vielen Jahren in der Untergewicht-Zone.

Man könnte jetzt denken: 52 Kilo sind doch prima. Vielleicht wiegt jemand weniger als ich und ist kerngesund – fruchtbar und menstruierend. Aber ich habe Jahre damit vertan, mir einzureden, mein Gewicht sei für meine Größe richtig, aber das war es nicht: Der Körper lügt nicht. Und ich bin noch nicht geheilt. Ich mag jetzt schwerer sein, aber meine Einstellung zum Essen ist nicht weniger gestört.

Neben dem in letzter Zeit öfter aufwallenden Zorn erlebe ich noch mächtige Anfälle einer anderen, lange verlorenen Empfindung: Hunger. Das ist die unangenehme Wahrheit: Je mehr du isst, desto hungriger wirst du. Nach jahrelangem Perfektionieren der Kunst des Leer-Seins erlebe ich mich jetzt, seit ich begonnen habe, mehr zu essen, permanent hungrig. Ich meine damit nicht ein wenig hungrig, so, wie wenn man mal das Mittagessen ausgelassen hat – ich meine gefräßig. Manchmal ist der Hunger so groß, dass ich fürchte, in Tränen auszubrechen oder verrückt zu werden. Ich habe versucht zu lesen, aber ich kann mich dann kaum auf die Worte vor meinen Augen konzentrieren. Stattdessen frage ich mich andauernd, ob ich einfach nachgeben und essen soll.

Dabei ist nicht nur mein Körper hungrig; mir kommt es eher vor, als würde mein Verstand durchdrehen – so verrückt habe ich mich beim sorgsamen Hungern nie gefühlt. Ich bin wirklich wie von der Rolle. Und ich meine nicht den Eindruck »Ich könnte eine ganze Packung HobNobs auf einmal verdrücken« oder »gebt mir eine Pizza mit allem« ... Mein neuer Appetit ist bodenlos, als könnte ich die ganze Welt verschlingen. Ich komme mir vor, als könnte ich plötzlich ins Schleudern geraten. Nachdem ich so lange gemäß einer einzigen einfachen Regel gelebt habe – iss nicht –, macht es mir Angst, ebendiese Regel zu brechen. Genauer kann ich die Furcht, die alle Magersüchtigen umtreibt, wohl nicht beschreiben: Angst vor Veränderung; Angst vor Kontrollverlust; Angst vor dem Gesundwerden und der Erkenntnis, dass sich das wahre Leben nicht mit einer einzigen einfachen Regel steuern lässt. Und außerdem: Was passiert, wenn ich einmal anfange zu essen, wann immer ich hungrig bin, und merke, dass ich nicht wieder aufhören kann?

Nichts davon spielt eine Rolle. Die ganze Furcht dient mir nur dazu, eine Ausrede zu finden, um Essen zu vermeiden und eine herrliche Beziehung zu ruinieren und mich hinter Was-wäre-wenn-Szenarien zu verstecken, und meine Dreißiger ebenso zu vergeuden wie schon meine Zwanziger. Ich wusste schon immer, dass es die schwerste Aufgabe sein würde, die ich je zu bewältigen hätte, die Anorexia zu überwinden – und genau so ist es. Das Einzige, was ich tun kann, ist dranbleiben. Zu lange habe ich darauf gewartet, dass etwas passiert, dass etwas mein Essen wieder in Gang bringt, aber es wird nichts passieren, solange ich nicht selbst dafür sorge. Im Moment versuche ich einfach, die Nerven zu behalten.

So sitze ich also an diesem Sommermorgen in London still in meiner Ecke der British Library, schreibe über das Gesundwerden und weiß, dass ich mich endlich auf den Weg gemacht habe. Ja, ich nehme zu. Aber dieser ununterbrochene Hunger beunruhigt mich. Warum habe ich drei Stunden nach der selbst auferlegten Frühstücksschokolade schon wieder das Bedürfnis zu essen? Ist das normal? Wie oft soll sich der Hunger melden? Ich verlasse die Bibliothek und spaziere fünf Minuten die Straße hinunter zur nagelneuen U-Bahn-Station St. Pancras. Massen von Touristen schwirren hier herum, redend, lachend und essend. Ich schleiche zu Marks & Spencer, getrieben vom wütenden Hunger in meinem Bauch.

Essen ergibt für mich praktisch überhaupt keinen Sinn. Alles scheint so kompliziert zu sein. Ich starre in die Regale und versuche herauszufinden, worauf ich überhaupt Hunger habe. *Hör auf deinen Körper*, sagen das nicht alle dauernd? Aber was könnte diesen Heißhunger denn eventuell stillen: ein Sandwich mit Ei und Kresse, ein Glas Pesto, eine Tüte Chips mit Salz und Essig? Ich fühle mich wie eine Massenmörderin, während ich so durch die Gänge streife, gierig, rastlos. Ich esse natürlich keine Chips. Vielleicht einen Nudelsalat?

Am Ende lande ich in der Abteilung für Obst und Gemüse, mein altvertrautes Jagdrevier. Ich kaufe einen Apfel fürs Mittagessen und Trauben als Snack für später. Dann verlasse ich mit meinem knurrenden Magen den Laden. Vielleicht hätte ich doch das Sandwich nehmen sollen, aber Eier sind ja schon seit einigen Jahren problematisch (genaugenommen handelt es sich dabei doch um unbefruchtete Hühnchen, und daher sind sie nicht wirklich vegetarisch). Noch dazu schien jedes Sandwich und jeder Salat bei genauerem Hinsehen in Mayonnaise zu ertrinken – vermutlich auch in Butter. Was ist das bloß für ein gähnender Abgrund in mir?

Mir sind die Widersprüche, die ich hier liefere, durchaus bewusst. Einerseits sage ich, mein Magen sei geschrumpft, und darum habe ich ein unangenehmes Völlegefühl, und doch beklage ich einen unstillbaren Hunger. Das ist das Paradoxon der Magersucht: der ausgezehrte Körper, die kranke Vorstellung von Fett und der gierende leere Magen. Ich kann hier niemandem einen schlüssigen Bericht versprechen, nur einen authentischen. Alles ist durcheinander, und manches ist ganz einfach – manche würden sogar sagen, angenehm –, wenn Essen mit Gefahr gleichgesetzt wird. Deshalb sind die Mahlzeiten für mich auch jedes Mal ein Moment heftiger innerer Konflikte.

Als ich vor ein paar Monaten an einem Artikel über Mütter mit Magersucht und die Auswirkungen auf deren Kinder schrieb, stieß ich auf eine Studie aus den 1970er Jahren. »Wie sich herausstellte, haben Menschen mit Essstörungen besonders Schwierigkeiten damit, somatische Empfindungen wie Hunger von emotionalen wie Zuneigung und Wut zu unterscheiden.« (Hilde Bruch, Eating Disorders: Obesity, Anorexia Nervosa, and the Person within, 1973, Basic Books, New York) Im Moment fühle ich mich ehrlich gesagt genau so – mein Hunger irritiert und ärgert mich. Vorher konnte ich ihn einfach ignorieren (ich kann die schlimmsten Schmerzen eines leeren Magens aushalten), aber jetzt soll ich schließlich darauf reagieren. Also tigere ich nachts durch meine Küche, öffne und schließe Kühlschrank und andere Schränke, ich streife durch Supermärkte, unfähig, auf das zu deuten, was ich essen müsste.

Auf dem Rückweg zur British Library esse ich meinen Apfel (lahm lobe ich mich dafür, ihn in der Öffentlichkeit zu verzehren), und dabei wird mir klar, dass es mir unmöglich ist, mich zu nähren. Ich muss mich doch nur anschauen – ich weiß nicht einmal, wo ich anfangen soll. Natürlich ist Toms Aktionsplan genau dafür gemacht: um mir die Angst vor dem Gesundwerden zu nehmen; um mir einfach Regeln vorzugeben, an die ich mich halten kann. Aber es klappt nicht – selbst der einfachste Ernährungsplan ist wie eine Drohung. Und daher nennt man Anorexia wohl auch die »tödlichste psychische Erkrankung«; darum ist die Sterblichkeitsrate so hoch und der Anteil der als geheilt Geltenden so niedrig. Weil wir das Gefühl haben, uns selbst zu nähren wäre gleichbedeutend mit aufgeben.

Jetzt sitze ich wieder an meinem Ecktisch im Lesesaal, immer noch hungrig. Mit Balzac komme ich auch nicht weiter. Ich kann die Wörter auf der Seite vor mir kaum aufnehmen, ganz zu schweigen davon, sie ins Englische zu übersetzen. Wie bin ich bloß von der positiv aufgekratzten Unterhaltung mit meiner Mum, als ich versprach, künftig doppelte Portionen zu essen (und entsprechend schnell zuzunehmen) zu dieser extremen Supermarkt-Paralyse gekommen? Warum verläuft dieser Prozess bloß so hinterhältig? Warum schwanke ich dauernd zwischen Entschlossenheit und Hilflosigkeit?

Ich habe kürzlich ein altes Notizbuch von vor Jahren gefunden, vermutlich aus der Zeit meiner Besuche in der Klinik bei Dr. Robinson. An den Rand sind Zahlen gekritzelt, vermutlich mein Gewicht: 45,9; 46, 1; 47 und 46,5. (Mein Gott, war ich damals dünn.) Während ich darin blättere, kommt alles zurück, und ich kann die Stimme von Dr. Robinson hören, der mir wieder einmal erklärt, dass die erste Phase der Heilung meist ziemlich schwierig ist – er hat das an Hunderten Magersüchtigen beobachtet. Niemand kann vorhersagen, wie es mit dem Zunehmen geht; das Ganze lässt sich auch kaum kontrollieren; man weiß nur, dass es bei jeder Patientin individuell verschieden läuft. »Flüssigkeitsansammlungen, ungleichmäßige Fettverteilung und Auffüllen der Glykogenreserven in der Leber = wahrscheinliche Gewichtsschwankungen.« Er sagte mir, es könne Monate dauern, bis sich alles einspiele, aber letztlich werde genau das geschehen. »Die rasche Gewichtszunahme lässt langsam nach, der Stoffwechsel steigert sich kontinuierlich – und man braucht mehr Nahrung, um weiter zuzunehmen.« Wenn ich das heute wieder lese, weiß ich nicht, ob mich das nun optimistisch oder pessimistisch stimmen soll.

In der Theorie verstehe ich, was hier passiert: Ein bisschen Essen stimuliert den Appetit. Wenn du gar nichts isst, gibt dein Magen dagegen irgendwann die Hoffnung auf. Jetzt ist mein natürlicher Appetit wieder da, so einfach ist das. Ich schätze, ich sollte mich darüber freuen, dass die Maschine – mein Appetit und hoffentlich auch mein Stoffwechsel – knirschend wieder anspringt. Aber genau das habe ich ja die ganze Zeit über befürchtet, dass ich gierig, bedürftig und unersättlich bin. Das ist doch erst der Anfang, oder? Lass die Zügel schleifen, beginn wieder regelmäßig zu essen, und schon gerät dein Appetit außer Kontrolle. Mal ganz ehrlich, Hungern war leichter.

Es gibt noch einen weiteren Grund dafür, warum es so eine harte Nuss ist, die Anorexia zu knacken. Denkt man an andere Süchte, Alkohol oder Drogen, dann geht es da immer darum, etwas *nicht zu tun*. Wenn es jemandem gelingt, den süchtig machenden Stoff zu meiden, dann ist das schon ein Anfang. Vermeidung, Abstinenz, das sind Konzepte, die ich verstehe. Meine Bedürfnisse verleugnen, kalter Entzug, mir Dinge zu versagen, darin bin ich gut. Aber es gibt keinen einfachen Fahrplan, um von der Magersucht loszukommen: wie schon gesagt, geht es hier darum, mit etwas zu beginnen, nicht um ein Aufhören. So schwer es mir auch gefallen sein mag, mit dem Rauchen aufzuhören (und es war richtig schwer), ich brachte dafür in den ersten Tagen des schlimmen Nikotinentzugs eben meine ganze Willenskraft auf. Ich war entschlossen, nicht nachzugeben. Ich weiß noch, wie stolz ich auf mich war, weil ich mich von einer Sucht befreit hatte, die (wie wir Exraucher ja immer gerne betonen) »stärker ist als die von Heroin«. Aber wie sich zeigt, ist es unendlich schwerer, die Anorexia zu überwinden. Man ist zwar dauernd von Essen umgeben, aber die Stimme in deinem Kopf, die dich der Fressgier beschuldigt, schreit so laut wie immer. Du kannst das Essen nicht komplett vermeiden – das schafft niemand –, aber es ist die eine Sache, die du nicht steuern kannst.

Wie kann das mit dem Essen überhaupt jemand steuern, ohne immer mehr außer Kontrolle und in Völlerei und Fettleibigkeit zu geraten? Wie essen andere Leute? In all diesen Monaten, in denen ich mit engen Freunden und der Familie darüber diskutiert habe, habe ich, glaube ich, nie wirklich danach gefragt. Deshalb beschließe ich, sogleich das zu tun, wozu ich dauernd aufgefordert werde (*geh auf die Leute zu; bitte um Hilfe*), und frage diejenigen, die mir nahestehen, wie ich mit diesem Hunger umgehen soll. Ich lege den

Balzac beiseite und fahre meine Laptop hoch. Dann beginne ich, E-Mails zu versenden.

Die erste Antwort kommt von meiner Tante Alison – der jüngeren Schwester meiner Mutter. Sie und mein Onkel Keith leben in Bridgeport, fast in Wales, so dass ich sie nicht oft sehe. Aber wir standen uns nahe, als ich noch ein Kind war, und vor Kurzem haben wir uns quasi wiedergefunden.

Du bist hungrig? Das sind ja ausgezeichnete Nachrichten, gut gemacht, Em! Ich freue mich zu hören, dass du darauf achtest, was dein Körper dir mitteilt. Natürlich bist du heißhungrig; du isst nicht genug, also schickt dein Gehirn dir Botschaften. Erinnerst du dich daran, wie du Schwimmen gelernt hast? Oder Fahrradfahren? Es machte dir Angst und du warst dir nicht sicher, ob du es richtig machst – und manchmal war es falsch, dann hast du dir wehgetan und musstest dich wieder aufrappeln und noch mal von vorn anfangen. Aber es gibt da diesen Punkt, an dem du einfach ins kalte Wasser springen musst. Und genau das hast du gemacht; deshalb bist du verängstigt. All die Gedanken, die dich diese Jahre über gefangen gehalten haben, verschwinden ja nicht über Nacht, aber ich verspreche dir, wenn du es schaffst, einfach immer weiterzumachen und all die liebevolle Unterstützung zu nutzen, die sich dir von allen Seiten bietet, dann wirst du sie besiegen. Konzentrier dich auf die Menschen, die dich lieb haben und dir helfen werden – wie Tom und Katie und mich, und zweifellos noch viele andere. Wir werden dich nicht fallenlassen.

Es ist wirklich schwer, dir irgendeinen praktischen Rat zu geben, wenn ich nicht weiß, was und wie viel du im Moment isst oder wie du zu bestimmten Lebensmitteln stehst. Ich kann mir aber vorstellen, dass dein Magen sehr empfindlich reagiert, zum einen weil du keine großen Mengen gewohnt bist, zum anderen wegen des ganzen Stress, unter dem du stehst. Was mir einfällt, ist einfaches Comfort Food, definitiv kohlenhydrathaltig, was bei mir übrigens gut funktioniert, wenn ich sehr hungrig bin. Hast du es schon mit Porridge probiert? Das ist mein liebstes Comfort Food – Granddad ließ immer an den Wintermorgen eine große Pfanne davon für uns auf dem Herd stehen, und witzigerweise hat Keith vor Kurzem angefangen, welches auf unserem Rayburn zuzubereiten! Wie wäre es mit Brot von guter Qualität? Nichts zu Schweres, vielleicht hochwertiges Weißbrot. Toast ist auch ein Essen, bei dem ich mich immer gut fühle, und Suppe! Ich denke, der beste Rat ist, das zu essen, wonach dir zumute ist, und über den gesundheitlichen Wert machst du dir später Gedanken. Ganz ehrlich, sich ein paar Monate lang unausgewogen zu ernähren ist nicht wirklich problematisch. Sieh einfach zu, dass du dich über Wasser hältst, wegen der Technik machst du dir erst später Gedanken.

Ich denke lange und intensiv über Porridge, Toast und die befremdliche Vorstellung von Comfort Food nach. Ich gelobe zu üben, mich über Wasser zu halten, bevor ich mir Sorgen wegen der Technik mache. Dann erhalte ich eine E-Mail von Sunray aus der Schweiz, meiner Freundin, die ich über das Forum von BBC Health kennengelernt habe. Ich schätze, es liegt an der besonderen Mischung aus Anonymität und Intimität, dass es uns möglich war, von Anfang an so ehrlich miteinander zu sein: ich in Bezug auf Essen, Sunray bezüglich der Fruchtbarkeit. Sie hat gerade kurz nacheinander zwei Kinder zur Welt gebracht, beides Jungen, und das nach jahrelangen Versuchen. Wie ihr Pseudonym schon zum Ausdruck bringt, ist Sunray immer voller Optimismus. Ich glaube, ich habe noch nie etwas von ihr gelesen, das niedergeschlagen klang.

So banal dieser Rat auch klingen mag, wenn du hungrig bist, dann lautet die einzig richtige Antwort: Essen! Du bist immer noch untergewichtig; deine Periode hat noch nicht wieder eingesetzt. Du kannst in dieser Phase noch nicht übers Fettwerden nachdenken. Du musst daran denken »gesund zu werden«, und dann gibt es noch eine große Bandbreite für »gesund«, bevor man auch nur annähernd fett ist.

Eiweißhaltige Sachen sind fantastisch, um dich satt zu machen, und sie sind noch dazu gesund. Paranüsse sind eine fabelhafte Methode gegen schmerzhaften Hunger, aber Mädel, du musst schon mehr als zwei bis drei davon essen, okay? Käse ist auch absolut wertvoll, genauso wie Erdnussbutter. Der Gedanke daran lässt dich vielleicht erschauern, aber jetzt, da dein Körper lernt, wieder richtig hungrig zu sein (nicht hungrig wie kurz vor dem Verhungern, sondern das gesunde Hungrig), solltest du das fördern.

Ich kann mir vorstellen, dass es dir Angst macht, deinem Hunger »nachzugeben«, aber dir muss klar werden, dass du nur so die Magersucht bezwingen kannst und dass es dich deinem Wunschkind einen Schritt näher bringt.

Du fragst, was normale Menschen essen? Ich konzentriere mich auf drei Hauptmahlzeiten pro Tag, plus zwei bis drei Snacks: eine Riesenschüssel Cornflakes und Leinsamen, Reiscracker (ca. sechs bis sieben), ein Apfel, ein Sandwich mit Tomate und Mozzarella

(aber so groß, dass es nicht mit einem Bissen im Mund verschwin-
det, lol!), Maismehlplätzchen, ein paar Handvoll gemischte Nüsse
und dann noch eine ganze Portion Abendessen – oft nehme ich mir
davon ein zweites Mal nach! Diese Menge deckt gerade so meinen
Bedarf und gibt mir genug Energie für die Jungs. Jeder Mensch ist
anders, aber mengenmäßig brauchst du das ungefähr, um mit Kin-
dern ein gesundes Gewicht zu halten.

Ein paar Dinge solltest du noch bezüglich der Schwangerschaft
bedenken:

- *Je leichter du bist, desto mehr musst du dann zunehmen, um*
  zu gewährleisten, dass du und das Baby gesund bleibt. Wenn
  du vorher schon übergewichtig warst, kannst du es dir leisten,
  wenig zuzunehmen, aber wenn du zunächst noch untergewich-
  tig bist, dann musst du richtig reinhauen, sobald du schwanger
  bist, und Unmengen verdrücken! Nur um dir einen Eindruck zu
  vermitteln – bei meiner ersten Schwangerschaft habe ich fast
  30 Kilo zugenommen – ja, ja, du hast richtig gelesen! Und ganz
  unter uns, ich habe es geliebt zuzunehmen und fand es klasse,
  mich vollzustopfen! Ich wollte einfach das Beste draus machen,
  und ich bin froh drüber ;-). Es bedeutete nämlich, dass ich nach
  der Entbindung reichlich Fettreserven hatte, die mich mit der so
  dringend benötigten Energie versorgten.

- *Ich hoffe, das trifft dich nicht, aber du solltest auf morgendli-*
  che Übelkeit gefasst sein. Ich hatte das Glück, dass sie bei mir
  nur schwach ausgeprägt war, so dass ich normal gegessen habe.
  Aber leider haben viele Frauen damit zu kämpfen und verlie-
  ren im ersten Trimester an Gewicht, weil es ihnen so schlecht
  geht. Deshalb brauchst du genug Fett, um für jegliche Übelkeit
  gerüstet zu sein.

Also, wie kann es dir gelingen, wie ein normaler Mensch zu essen? Der einzige Weg besteht darin, dem Essen die Kontrolle über dein Leben zu nehmen. Essen ist zum Genießen da, nicht als Ursache von Stress. Zum gegenwärtigen Zeitpunkt musst du dir Gedanken über Menge und Qualität machen (viele Fette und Proteine!). Bitte sorge dich nicht ums »Fettwerden« – das ist dir im Moment nicht mal möglich. Pass auf dich auf, meine Liebe.

Ich schickte auch meiner kleinen Schwester Alice eine Mail. Sie ist normalerweise nicht die erste Person, an die ich mich wende. Aber nicht, weil ich ihren Rat nicht schätze, sondern weil sie selbst genug eigene gesundheitliche Probleme hat. In Alices Fall ist dieses Problem ME oder Myalgische Enzephalomyelitis – auch bekannt als CFS, Chronic Fatigue Syndrome. Sie leidet schon seit Jahren darunter, seit sie mit der Uni fertig ist. Die ersten Symptome waren noch relativ schwach – wie bei einer schweren Grippe –, und sie war imstande, ein normales Leben zu führen. Nach ihrem Studienabschluss ging sie nach Italien, hatte eine Reihe attraktiver italienischer Freunde und diverse Jobs in Rom und London. In den vergangenen fünf Jahren ist die ME allerdings sehr viel schlimmer geworden. Das ist ein Rätsel für die gesamte Familie: Dabei geht es nicht darum, dass wir ihr nicht helfen wollten, wir wissen nur nicht, wie. Es herrscht nämlich in der Medizin immer noch keine Einigkeit darüber, was ME eigentlich ist – ein Virus, eine Autoimmunerkrankung, ein psychischer Zustand –, und es gibt kein Heilmittel. So wie die Magersucht den Menschen in meiner Umgebung das Gefühl gibt, hilflos zu sein, fühle ich mich Alice und ihrer ME gegenüber. Ich wünschte, es gäbe etwas, das ich tun könnte.

In vielerlei Hinsicht stehen Al und ich uns unter uns Geschwistern am nächsten – wir liegen auch altersmäßig am nächsten beieinander (uns trennen gerade mal 20 Monate) und ähneln uns in so vielem. Wann immer ich ihre Stimme auf dem Anrufbeantworter höre, klingt sie für mich wie ich selbst. Wir teilen denselben Geschmack bei Kleidung und Make-up (und haben gleichzeitig Bad-Hair-Days). Als Teenager waren wir unzertrennlich, hatten gemeinsame Dates und gingen viel zusammen aus. Inzwischen sind wir beide viel ruhiger geworden, aber gelegentlich doch noch für einen Cocktail zu haben. Wir haben auch eine ganz ähnliche Denkweise: Ich weiß instinktiv, wie Al in bestimmten Situationen reagiert. Und wie viele Geschwister, die sehr vertraut miteinander sind, brauchen wir in einer Unterhaltung unsere Sätze kaum einmal zu beenden.

Das antwortet mir Al, nachdem ich sie gefragt habe, wie sie mit Hunger umgeht:

Hey Em, für mich klingt das, als würde dein natürlicher Appetit, der so lange unterdrückt wurde, sich zurückmelden, was ja gesund und normal ist. Wie du weißt, habe ich von meinen Medikamenten oft Hunger, aber ich versuche einfach, viel mageres Protein, Gemüse, Pasta, Haferflocken und solche Sachen zu essen. Drei ordentliche Mahlzeiten pro Tag sind ein guter Anfang, dazu gesunde Fette wie Avocados und hübsche Salate mit Vinaigrette. Vielleicht hilft es, so eine Art Speiseplan zu schreiben? Babe, ich weiß, dass du dir Sorgen machst, nicht mehr aufhören zu können, aber wenn du deinem Körper erlaubst, dich zu »führen«, dann wird er dir schon sagen, wie viel du essen sollst. Es hat was damit zu tun, sich mit sich selbst anzufreunden, denke ich, statt dieser Selbstbestra-

fungskiste. Du wirst ja nicht über Nacht fett werden. Vergiss nicht,
dass es jahrelanger Völlerei bedarf, um übergewichtig zu werden.
Versuch, dich mit Liebe und Fürsorge zu ernähren, denn das hilft
vielleicht gegen die Angst, die du gegenwärtig spürst. Es ist mög-
lich, ein bisschen zuzunehmen, ohne außer Kontrolle zu geraten!

∽

Es macht mich sehr glücklich, all diese Unterstützung zu haben – aber gleichzeitig fühle ich mich auch hilflos und erniedrigt. Ein signifikanter Teil meiner Anorexia bestand über ein Jahrzehnt darin, die Außenwelt zurückzuweisen und unabhängig zu sein; weder brauchte ich andere Menschen noch ihr Essen. Welche Ironie, dass es jetzt genau darauf hinausläuft, dass ich um Rat in einer so simplen Angelegenheit bitte. Ich brauche die ständige Versicherung, dass es gut gehen wird. Ich bin mitleiderregend. Wie ein kleines Kind.

Und das Gesundwerden ist so unberechenbar. Ich bewege mich im Zickzack zwischen hohen Wällen und tiefen Schleusentoren; ich verstumme und scheitere. Ich möchte jedermanns Rat befolgen, und ich möchte Tom glauben, wenn er mir sagt: »Das ist nur Teil eines Entwicklungsprozesses, Em. In ein paar Monaten wirst du diesen Zustand überwunden haben und dich wieder stark fühlen. Iss weiter, alles wird sich finden.« Ich fühle mich aber nicht stark, sondern schwach. Ich lese die Ratschläge von allen und versuche, sie in die Praxis umzusetzen. Ich muss daran glauben, dass sich ein Gleichgewicht von allein einstellt, dass ich mich nicht immer so außer Kontrolle geraten fühlen werde. Doch der Löwenhunger in mir brüllt weiter. Dabei weiß ich nicht einmal, worauf ich Hunger habe. Vielleicht, aber nur vielleicht, hat es ja überhaupt nicht mit Essen zu tun.

Danke dir

Lange bevor ich Tom kennenlernte, hatte ich schon Versuche unternommen, von der Magersucht wegzukommen – Versuche, die allerdings allesamt scheiterten. Meine nächste Beförderung, die Vorbereitung auf einen Halbmarathon oder ein Exfreund oder ein neues Badezimmer schienen immer wichtiger zu sein. Ich wollte wohl nicht wirklich gesund werden, daher war mir jede Ablenkung willkommen. Außerdem steckte ich voller Angst: Wenn es mir gelang, drei Pfund zuzunehmen, geriet ich in Panik und nahm auf der Stelle fünf wieder ab. Doch nun ist das anders. Nun sehe ich, dass es sich lohnt, gesund zu werden: dass das Leben mit einer Essstörung kein vollwertiges ist; dass Gesundheit und Babys und die Liebe wichtig sind. Ich beginne zu lernen, dass es gar nicht nötig ist, sich tagtäglich selbst zu besiegen – und dass vielleicht, eines schönen Tages, Kuchen zu essen in der Tat ein Vergnügen sein könnte.

Doch bis ich Tom kennenlernte, hatte ich nichts davon begriffen. Ich glaubte einfach nicht daran, gesund werden zu können. Die Anorexia war (und ist) die stärkste Macht in meinem Leben, aber vor Tom hatte ich keinen Grund, der gut genug war, um es mit ihr aufzunehmen. Deshalb, Tom, danke ich dir:

- Für die Hunderte von Frühstückstabletts, die du in Hotelzimmer hinaufgetragen hast, um mich zu verwöhnen, diese Platten mit elegant geschnittenem Obst und silbernen Kaffeekannen (obwohl ich doch weiß, dass du dir lieber einfach ein Schinkensandwich reingestopft hättest und ohne zu duschen aufgebrochen wärst).

- Für die Ausstattung mit einem Satz Notizbüchern von Moleskine, genau wie deine, nur in allen Farben des Regenbogens. Das gab mir das Gefühl, eine echte Journalistin zu sein – und gleich am nächsten Tag bekam ich meinen ersten Auftrag von *Harper's Bazaar*.
- Dafür, dass du meinen Löffeltick erträgst und dir die vielen kleinen Silberlöffel nichts ausmachen, die sich in deiner Küchenschublade eingefunden haben, seit wir uns kennen; selbst wenn sie nicht zu deinem übrigen Besteck passen.
- Dafür, wie du mich manchmal zum Staunen bringst, wenn du Speck und Würstchen zum Frühstück, Huhn und/oder Truthahn zu Mittag und ein Steak am Abend isst. Ganz schön viele Tiere für einen einzigen Tag …
- Dafür, dass du mal schnell um die Ecke zu Sainsbury's läufst, um mir an einem verregneten Abend, wenn ich mal wieder dem Alkohol abgeschworen habe, Diät-Tonic zu holen (auch wenn wir beide wissen, dass du dabei noch einen Hintergedanken hast – eine weitere Flasche Wein mitnehmen).
- Dafür, dass du mir Ansichtskarten aus jeder Stadt schreibst, die du besuchst – aus Slough und Coventry und von den anderen zwielichtigen Destinationen, zu denen ich nicht mitgekommen bin (mein Briefträger hält mich schon für total seltsam) –, und dafür, mir beharrlich tägliche Neuigkeiten bezüglich des Wetters, der verrückten Hausdame und deines Abendessens zu berichten.
- Für den Abend in St. Moritz, als du Pfefferminztee beim Room

Service bestellt und eine Mini-Midlife-Crisis durchgemacht hast. »Was tue ich hier bloß? Wie konnte es so weit kommen? Ich bin fast 40 Jahre alt und sitze hier Pfefferminztee schlürfend im Bademantel!« Danach sind wir beide vor Lachen fast gestorben.

- Dafür, dass du mir aus deiner umfassenden Lieferung von Sonntagspresse allwöchentlich und absolut zuverlässig die Zeitschriften *Stella, Style* und *You* sowie alle Rezensionsbeilagen aufhebst.

- Für den Arbeitsbereich, den du mir gegenüber von deinem eingerichtet hast – für das Wegräumen deiner Golfschläger und Cricket-Paraphernalia und die Verwandlung in das Zimmer einer Schriftstellerin (auch wenn der grün bespannte Kartentisch deiner Eltern beim Schreiben wackelt).

- Für das Versprechen auf eine Reise nach Hell Bay; für das Versprechen einen richtigen Schreibtisch und eine Liege anzuschaffen ... ein Mädchen braucht doch immer etwas, worauf es sich freuen kann, nicht wahr?

- Für dein Anspruchsdenken – das so aberwitzige Sprüche hervorbringt: »Dieses Zimmer ist ja nicht größer als ein Küchenschrank, ich glaube, da brauche ich ein Upgrade«; »ich bin meine Eltern besuchen gefahren, und es gab nur Chicken Pie«; »ich wäre nach Oxford gekommen, aber der für die Aufnahmegespräche Zuständige mochte mich nicht ...«

- Dafür, dass du deine Hemden in der Reinigung um die Ecke waschen und bügeln lässt. Ich sage dir zwar immer wieder, was für eine Geldverschwendung das ist, aber insgeheim bin ich froh, dass du mich nie gebeten hast, das zu übernehmen.

- Für all unsere gemeinsamen Flüge, für deine Überlebenshilfe auf den quälenden Langstreckenflügen (oder dafür, genug Rotwein getrunken zu haben, um selbst einzuschlafen) und für die drei Tage auf dem Rollfeld mit »Maschinenschaden« in Chicago, Neufundland, Boston und schließlich London ...

- Dafür, dass du immer die kuschelige Jogginghose und Kerzen und Massageöl einpackst; dafür, dass du es mir, wo wir auch hinkommen, gemütlich machst, dich sorgst, dass ich es warm genug habe oder dass du auf der Suche nach einem anständigen Haar-Conditioner kreuz und quer durch Aberythwyth gelaufen bist.

- Dafür, dass du meinen Hygienefimmel erträgst und (fast) immer täglich duschst, wenn wir zusammen sind; für dein Verständnis dafür, dass ich täglich mehrmals duschen und/oder baden muss; dafür, dass du dir die Hände wäschst, bevor du mich umarmst, wenn du nach der Arbeit mit der U-Bahn zu mir kommst. Für dein Verständnis dafür, dass ich mir an öffentlichen Orten ziemlich oft die Hände waschen muss.

- Für das Anziehen sauberer »Wohnungs«-Jeans, um den Dreck der Londoner U-Bahn nicht auf Sofa, Stühle und Bett zu bringen.

- Für deine gespielte Begeisterung über die elektrische Zahnbürste, die ich dir letztes Jahr aus Sorge um deine Mundhygiene zu Weihnachten geschenkt habe, und dafür, dass du manchmal sogar ein Gesichtspeeling machst.

- Dafür, dass du mir jedes Mal, wenn ich kurz davor bin auszuticken, ein echtes Vollbad mit der richtigen Temperatur und dem besten, dem einzigen Ren-Moroccan-Rose-Otto-Badeöl einlässt.

- Dafür, dass du meine Strubbelhaar-Tage erträgst und nicht beleidigt bist, wenn ich über deine lache – sollte zwei Menschen mit so schrecklichen Haaren die Fortpflanzung eigentlich überhaupt erlaubt sein?

- Für dein (gerade noch) Zurechtkommen mit meinem irren Bedürfnis nach Privatsphäre und Unabhängigkeit und meinem Horror davor, jemandem zu gehören; offensichtlich bin ich eine Null darin, mich auf andere zu verlassen, aber das lerne ich schon noch.
- Für den Schmuck:
  - die Diamantohrringe aus Antwerpen (du hattest mich kaum am Bahnhof abgesetzt, da warst du auch schon bei dem Juwelier vorstellig geworden)
  - die tropfenförmigen Amethyst-Ohrringe aus Windhoek, aus den 14 Tagen, in denen wir uns getrennt hatten und du schluchzend in einem offenem Jeep durch Namibia gefahren bist, mir tränenverschmierte Briefe aus der Wüste und unzusammenhängende E-Mails geschickt hast, während ich im Büro am Schreibtisch sitzend versucht habe, nicht die Nerven zu verlieren
  - die Kette mit der Silber-»Bohne« (oder ist es eine Träne?) von Tiffany, die du mir zu unserem Jahrestag auf Barbados geschenkt hast, in einer echten Tiffany-Schachtel und türkisfarbener Tüte mit weißen Kordeln
  - als Bestes von allem die grünen Smaragde aus Kolumbien, die wie kleine Felsen in meinen Ohren funkeln und die du in einem Hinterzimmer-Deal mit zwielichtigen Einheimischen erstanden hast
- Dafür, dass du mich zu Konzerten von Leonard Cohen fast überall auf der Welt begleitet hast und seine Musik fast so sehr liebst wie mich ... Das Album *The Essential Leonard Cohen* haben wir uns erst, wie oft, vielleicht 5000 Mal angehört?
- Für meine Rettung in dem Badezimmer in Krakau, nachdem

ich ausgerutscht war und mir das Kinn aufgeschlagen hatte; für das Rufen des Krankenwagens; für die Stunden im Wartebereich, während ich in der Notaufnahme saß; dafür, dass du meine Hand richtig festgehalten hast, als der polnische Arzt mich *ohne Narkose* wieder zusammenflickte.

- Dafür, dass du mich nicht angeschrien hast, obwohl ich Ölflecken und Reifenspuren an den jungfräulichen Wänden deines Flurs hinterlassen habe. Es ist einfach unmöglich, ein Fahrrad diese Stufen hinaufzutragen, ohne anzustoßen, aber ich werde die Stellen überstreichen, versprochen.

- Dafür, dass du nicht böse warst, als ich dich gestern Nacht (wie in den meisten Nächten) geweckt habe, als ich nicht schlafen konnte, dass du mich im Arm gehalten und mir alberne Geschichten erzählt hast; für die Pläne, die wir geschmiedet, und die Bücher, die wir uns ausgedacht, und die Reisen, die wir uns in diesen schlaflosen Stunden zwischen 2 und 5 Uhr morgens ausgedacht haben, für all die Nachtgespräche danke ich dir, Tom.

Ultraschall und Umzugswagen

Es ist der 1. August, der Tag der Ultraschalluntersuchung. Ich habe monatelang auf diesen Termin gewartet und erhoffe mir gute Neuigkeiten. Als zuletzt eine solche Untersuchung bei mir gemacht wurde, vor knapp drei Jahren, gab es keinerlei Hinweis auf irgendwelche reifen Follikel. Mit anderen Worten, die Eizellen erreichten das entscheidende Stadium nicht, daher entließen die Eierstöcke auch keine, daher keine Menstruation und keine Empfängnis. Obwohl ich den Gedanken an das Fruchtbarkeitsmedikament Clomifen noch nicht komplett abgehakt habe, weiß ich, dass Gewichtszunahme der sicherste Weg ist, um meine Periode wieder zu bekommen.

Die Untersuchung – der »transabdominale und transvaginale Ultraschall«, um genau zu sein – ist der einzige Weg, um mit Gewissheit sagen zu können, was in meinen Fortpflanzungsorganen los ist. Nach meinen Anstrengungen zuzunehmen fühlt es sich an, als wäre dies der Moment der Wahrheit: Ich schwanke zwischen Hoffnung und Pessimismus. In optimistischer Stimmung sage ich mir, dass ich selbstverständlich Fortschritte mache: Ich habe mich gesund ernährt, nahrhafte Sachen gegessen, mein Sportprogramm zurückgefahren, alles ist gut. Mein Körper ist robust, er wird darauf reagieren und sich erholen; alles wird seinen natürlichen Gang gehen. Ich erlaube mir sogar, Tagträumen nachzuhängen, meist wenn ich mit dem Rad durch die Stadt fahre: Was, wenn ich bereits fruchtbar bin und es nur noch nicht gemerkt habe; was, wenn die Empfängnis schon stattgefunden hat? Ich erinnere mich daran, was Fachleute mir erklärt haben – man kann auch ohne Periode schwanger werden. Aber für jeden positiven Gedanken denke ich viel mehr negative: Manchmal bin ich wie eine hängengebliebene Schallplatte und sage zu meiner Mum oder zu Tom immer wieder, »aber warum tut sich nichts?«.

Meine Sorgen könnten einen Ozean füllen. Was, wenn die Extrakilos überhaupt keine Wirkung zeigen – könnte die Anorexia mir bleibenden Schaden zugefügt haben? Das wäre dann die Sorte Geschichte, die man in Zeitschriften wie *Heat* andauernd liest: »Radikal-Diät kostete mich meine Fruchtbarkeit« – unwissenschaftlich, sensationslüstern, aber alarmierend. Was, wenn meine Eierstöcke für immer ihren Dienst quittiert haben? Um ehrlich zu sein, ich habe im Moment keinen Plan B; Tom und ich haben nie über Adoption oder Eizellenspende oder Leihmutterschaft gesprochen. Es wäre auch viel zu früh dafür. Im Moment ruhen all unsere Hoffnungen auf diesem Ultraschall.

Ich sage niemandem, nicht einmal Tom, wie angespannt ich deshalb bin. Wäre ich gläubig, würde ich jetzt wahrscheinlich auf den Knien liegen, aber so mache ich mir nur Sorgen und hoffe und mache mir dann wieder Sorgen. In meiner Panik habe ich letzte Woche Dr. Robinson eine E-Mail geschrieben und diese beruhigende wissenschaftliche Antwort darauf erhalten:

Ihr Körper wird funktionieren, wenn er genügend Fett wahrnimmt: das kann bei einem BMI von 19, 21 oder sogar 23 der Fall sein.

Normalerweise passiert es bei einem BMI von ca. 22. Was die Ult-
raschalluntersuchungen angeht, gibt es drei Stadien. Stadium 1:
Die Eierstöcke sind klein, und in ihnen ist wenig zu erkennen. Sta-
dium 2: multi-follikulare Phase; Eierstöcke vergrößert und gefüllt
mit ungefähr gleich großen Zysten, deren Durchmesser etwa 4 mm
beträgt. Stadium 3: der reife Follikel; ein Follikel ist deutlich grö-
ßer als die anderen, etwa 16–18 mm im Durchmesser; wenn Ge-
wicht und Ernährung stimmen, kommt es nun oft zum Eisprung.
14 Tage nach der Ovulation setzt die Periode ein (sofern Sie nicht
schwanger geworden sind). Die Wahrscheinlichkeit einer Ovulati-
on ist also umso größer, je weiter fortgeschritten Sie in Bezug auf
diese Stadien sind.

So weit, so gut; das klingt ja auch alles absolut logisch. Nur liegen
die Dinge, wie auch Dr. Robinson mir immer wieder in Erinnerung
ruft, nie so einfach.

Je näher Sie einem gesunden BMI kommen, desto wahrscheinlicher
wird ein Eisprung … Das Verhältnis von Körpergewicht zu Ovulati-
on ist allerdings auch keine hundertprozentige Sache – im Körper
gibt es nie schwarz oder weiß. Der Ultraschall kann eine Bestäti-
gung sein, aber ebenso wahrscheinlich ist, dass er ergibt, dass Sie
noch etwas mehr zunehmen müssen.

Noch mehr zunehmen? Wie soll ich denn noch mehr zunehmen?
    In den letzten Zeilen dieser Mail steht, was ich hören will – und
wonach ich ihn schon so oft gefragt habe –, aber es motiviert mich
jedes Mal wieder zum Weitermachen.

Sie können sich sicher sein, in der Mehrzahl der Fälle erholt sich bei Frauen mit Anorexia nervosa, die gesund geworden sind, auch der Organismus, und sie besitzen wieder ihre normale Fruchtbarkeit. Eine Sache noch: Der Ultraschall gibt wahrscheinlich auch Auskunft über die Schleimhaut auf der Innenseite der Gebärmutter, die bei Magersüchtigen sehr dünn ist, aber mit zunehmendem Gewicht dicker wird ...

Es ist wundersam und vertrackt und geradezu magisch, wie der Apparat Mensch sich selbst kalibriert. All diese unsichtbaren Berechnungen und Transaktionen zwischen den Zellen – zu wenig Körperfett, und der Hormonspiegel fällt, Eier reifen nicht, die Schleimhaut im Uterus wird dünn. Wenn man hungert, hört die Gebärmutter aus gutem Grund auf, ein gastlicher Ort für ein Baby zu sein. Und doch geht alles andere weiter – das Herz schlägt, die Lunge atmet, und das Gehirn denkt vor sich hin; so viele komplexe Systeme interagieren, damit die essentiellen Teile der Maschine funktionieren, selbst wenn man sich nicht um Ernährung, Fürsorge oder Ruhe kümmert.

Sollte diese Dürre erst überwunden sein, werde ich nie mehr eine Periode als selbstverständlich betrachten.

Nun also die lang erwartete Untersuchung. Es ist ein Mittwochnachmittag, einer dieser unsteten Spätsommertage, wenn sich fast stündlich Sonnenschein und gewittrige Regenschauer abwechseln und der bleigraue Himmel über London immer wieder von seltsam einfallenden Sonnenstrahlen durchdrungen wird. Ich treffe

Tom bei der U-Bahn-Station Belsize Park, und wir gehen gemeinsam zum Royal Free Hospital hinauf. Es fühlt sich seltsam an, wieder an diesem Ort zu sein, den ich für meine Termine in der Abteilung Essstörungen besucht habe. Das Krankenhaus hat kürzlich eine millionenteure Renovierung erfahren und sieht daher anders aus; die lebhaften Erinnerungen an das Elend und die Kälte jener acht Jahre weckt es trotzdem. Ich sage nichts zu Tom, als wir an dem Schild »Psychiatrie (Erwachsene), 3. Stock« vorbeikommen.

In dem makellosen Wartebereich (wo es von Schwangeren nur so wimmelt) halten wir Händchen und plaudern locker über Arbeit, Wetter, das Wochenende, aber nicht über den Ultraschall. Ich kriege eigentlich auch gar nicht richtig mit, worüber wir reden, denn mein Magen fühlt sich an wie zugeknotet. Nur ein paar Minuten nach der für meinen Termin angegebenen Zeit erschien eine Ärztin und rief mich auf. Tom drückte noch einmal meine Hand, dann folgte ich der Ärztin in ein Untersuchungszimmer.

Es gab ein kurzes Vorgespräch – warum ich gekommen sei, meine medizinische Vorgeschichte, und dann bat sie mich, mich auszuziehen und auf die Liege zu legen. Die Untersuchung selbst ist nicht gerade angenehm, aber auch nicht schmerzhaft: ähnlich wie ein Abstrich, aber eben mit einer winzigen Kamera anstatt des Spekulums. Ich erinnere mich, dass mir ein Exfreund, der am Barts Medizin studierte, einmal gesagt hat: »Du musst dich wegen einer inneren Untersuchung nie genieren. Ärzte müssen alle möglichen Menschen untersuchen, auch Obdachlose, die sich nicht gewaschen oder angepinkelt haben; für einen Arzt ist so was außerdem Routine, der macht sich darüber keine Gedanken mehr, und das sollte man als Patient auch nicht.« Wenn ich an diesen Rat denke, muss ich immer lachen. Und bei der heutigen Untersuchung interessiert es mich sowieso nicht, ob das Ganze unangenehm oder peinlich ist; ich möchte einfach nur dringend wissen, was sich in meinem Inneren tut.

Ich sollte vielleicht noch anmerken, dass ich zwar die Tage bis zu dem Ultraschall gezählt, aber nicht mit unmittelbaren Ergebnissen gerechnet habe. Ich nahm an, im Verlauf der Untersuchung würden die relevanten Bilder gespeichert und dann im Rahmen eines Berichts an meinen Hausarzt geschickt, so wie beim letzten Mal. Doch diese Frau mittleren Alters, die zu ihrem weißen Kittel einen Hijab trägt, ist ziemlich gesprächig und entgegenkommend. Sie scheint von meinen präzisen Fragen, trotz meiner unbequemen Lage auf der Liege, amüsiert, antwortet mir aber bereitwillig. Wird sie in der Lage sein, mir zu sagen, ob ich schon einen Eisprung hatte? Nein. Würde sie es sehen können, wenn ich bereits schwanger wäre? Ja. Ob sie alles bitte ganz genau untersucht? Ja. Wann wird mein Hausarzt die vollständigen Ergebnisse erhalten? In sieben bis zehn Tagen.

Auf dem Bildschirm über der Liege ist ein Wirbel aus Schwarz-weiß-Bildern zu sehen. »Okay …«, sie stellt die Kamera scharf. Ich halte die Luft an. »Gut. Also, was wir hier sehen, ist normal, genau das, was ich hier täglich zu sehen bekomme. Das sieht alles gesund aus.« Höre ich schon Stimmen? Ich bitte sie, noch mal zu wiederholen, was sie da gerade gesagt hat. »Ja, das sieht alles gänzlich normal aus.« Ich merke, wie ich gegen aufsteigende Tränen ankämpfen muss – erst Erleichterung, dann Aufregung –, während ich ihrer sonoren Stimme lausche und auf den Bildschirm starre.

Während sie die Kamera in mir bewegt, drückt sie leicht mit der anderen Hand auf meinen Bauch. Dann zeigt sie auf die schwarzen Punkte: Das sind die Eizellen, die bereit sind, ausgestoßen zu werden. »Sehen Sie, Miss Woolf, im linken und rechten Eierstock, viele dominante Follikel. Und die Gebärmutterschleimhaut ist sehr gut. Ich kann hier keinerlei Probleme entdecken.« Sie lächelt mich an. »Ich will mich nicht dazu äußern, ob sie versuchen sollten, ein Kind zu bekommen, aber rein physiologisch ist alles perfekt.« Ich bin sprachlos und meine, vor Glück fast zu platzen. Als ich sie nach meiner ausbleibenden Periode frage, schlägt sie mir zwei Dinge vor: erstens, dass noch ein bisschen zusätzliches Gewicht sie auslösen könnte, oder zweitens, die Einnahme von Clomifen.

Wir unterhalten uns noch eine Weile, und abschließend versichert sie mir, dass sie den Bericht für meinen Hausarzt so schnell wie möglich schreiben wird. Ich ziehe meine Jeans wieder an und tanze beinah zurück in den Wartebereich. Dort ist Tom in den Sportteil der *Times* vertieft und schaut erstaunt auf, als er mich sieht. Er hatte erwartet, das Ganze würde viel länger dauern. »Wie ist es gelaufen?«, fragt er und schaut besorgt drein, aber ich kann nicht sprechen. Stattdessen ziehe ich ihn an der Hand durch die Drehtüren und hinaus auf den Parkplatz, bevor ich ihm die aufregende Neuigkeit mitteile: Alles ist normal, es gibt viele Eizellen, jetzt sind wir am Zug.

Es regnet inzwischen heftig, aber ich bemerke es nicht einmal, weil wir einander so fest umarmen. Sollte ich je irgendwelche Zweifel daran gehegt haben, ob wir bereit für ein Baby sind, dann ist Toms Lächeln die Antwort darauf. Irgendwann beruhigen wir uns wieder und machen uns auf den Weg Richtung U-Bahn, Händchen haltend und in Zukunftspläne vertieft. Mein Gott, kein Wunder, dass Frauen ihr Ultraschall in der 12. Woche so umhaut – ich bin noch nicht einmal schwanger, aber auch schon völlig aus dem Häuschen. Es fühlt sich an wie ein Neubeginn.

Wir fahren in Toms Wohnung zurück, und er verkündet, uns ein Festessen zuzubereiten. Ich ziehe mein neues meergrünes Kleid an, entzünde Kerzen und öffne eine Flasche Champagner, während Tom den Küchenchef gibt – er richtet ein furchtbares Durcheinander in der Küche an, schuftet bereitwillig am heißen Herd und gönnt sich dabei mehrere Gläser Rotwein. Tom nennt mich seine puerto-ricanische Tänzerin (wir haben das Kleid vor ein paar Wochen in San Juan erstanden), weil es bei jeder Bewegung so wunderbar schwingt und sich seidig an mich schmiegt.

Als Vorspeise gibt es einen Salat aus Rucola, Spinat und Brunnenkresse mit einem Knoblauch-Olivenöl-Balsamico-Dressing. Das Dressing hat mir meine Mum beigebracht, es ist wirklich einfach, aber köstlich. Ein pikantes Chili (vegetarisch für mich, mit Fleisch für ihn) und brauner Reis sind unser Hauptgang. Mir war nie bewusst, dass Tom kochen kann, weil ich ihm auch kaum Gelegenheit dazu gegeben habe, aber das Chili riecht fantastisch und sieht sehr gut aus. Zuerst sind meine Geschmacksknospen von den komplexen Aromen geradezu überwältigt – und natürlich mache ich mir Gedanken über das Öl im Salat, die Größe meiner Portion, die versteckten, gefährlichen, mysteriösen Zutaten. Aber Tom erinnert mich daran, dass Kidneybohnen und Reis ausgezeichnete Lieferanten von Protein und Eisen sind. Und trotz meiner Verunsicherung ist es schön, gemeinsam so ein Liebesmahl zu sich zu nehmen.

Abgesehen von der Salatsoße besteht mein Beitrag zu diesem Abend noch aus dem Dessert: frische Erdbeeren, Himbeeren und Blaubeeren und dazu Frozen Yogurt mit Vanillegeschmack. Das erinnert uns an die USA-Reise im Mai, als wir uns Riesenportionen davon in Salt Lake City geteilt haben. Danach gehen wir mit unserem Champagner ins Wohnzimmer und spielen Leonard Cohen vom iPod. Auf dem Sofa aneinandergekuschelt, meine Füße auf Toms Schoß, schwelgen wir in Erinnerungen an unseren Road Trip, all die Kilometer, die wir zurückgelegt, die Orte, die wir besucht haben.

Wenn ich jetzt an den Frühling zurückdenke, wird mir klar, wie weit ich gekommen bin: Damals hätte ich Toms vegetarisches Chili nicht essen können. Inzwischen habe ich nicht nur zugenommen, sondern auch mein Repertoire erweitert, nach Jahren mit den immer gleichen fettfreien, sicheren Lebensmitteln. Allen, die sich noch in der Magersuchtfalle befinden, möchte ich sagen: den ganzen Ängsten zum Trotz – und mir macht dieser Prozess nach wie vor noch schrecklich viel Angst – ist es auch nahezu berauschend, Verantwortung für die eigene Gesundheit zu übernehmen. Wenn du nicht gerade in Panik bist, gibt es Momente echten Machtgefühls: Du übernimmst die Kontrolle von etwas, das dich so lange kontrolliert hat. Denn Anorexia ist eine Tyrannei, nichts anderes.

Ich erinnere mich an etwas, das Tom mir vor Monaten in Brügge sagte, als wir uns während eines heftigen Schneefalls in einer eleganten Pâtisserie aufwärmten. All die Leute um uns herum aßen tellerweise gebutterten heißen Toast, große Tafeln belgischer Schokolade, Käsekuchenstücke. Tom saß mit mir an einem Ecktisch neben dem Kamin und meinte: »… aber Fett macht dich doch nicht fett, Em.«

Das ist für mich die erstaunlichste Erkenntnis, dass man nicht automatisch fett wird, wenn man Fett isst; dass man von einem vegetarischen Chili nicht automatisch zunimmt. Es gibt keine festen Regeln. Du kannst mit Gewürzen experimentieren, Unbekanntes erkunden. Wenn man es wagt, etwas Neues zu probieren, bedeutet es nicht, gefräßig oder eine Versagerin zu sein. Du darfst deinem Körper zu essen geben, wenn er hungrig ist (damit habe ich allerdings nach wie vor zu kämpfen). Die anorektische Denkweise kennt nur Schwarz und Weiß: Speisen sind entweder gefährlich oder ungefährlich, gut oder schlecht, Dünn- oder Dickmacher. Ich weiß das, weil ich so denke. Aber es muss nicht alles so polarisiert sein. Ich träufelte Öl auf meinen Salat. Ich aß Toms Chili. Fast länger als ich denken kann, gab es in meinem Leben nur alles oder nichts; jetzt beginne ich die Schattierungen von Glück zu entdecken, die sich dazwischen befinden.

Schattierungen von Glück, etwa wenn man gemeinsam die Spülmaschine einräumt, die letzten Schlückchen Champagner teilt, sich zum Schlafengehen bereit macht. Ich liege noch stundenlang lächelnd wach und rufe mir die schwarzen Bilder auf dem Bildschirm ins Gedächtnis, diese dominanten Follikel, von denen jedes die Zutaten für ein Baby enthalten könnte. Ich bin normal – ja, normal, normal ... Zum ersten Mal klingt das einfach perfekt.

»Aber ich verstehe nicht ganz – ihr wohnt gar nicht zusammen?« Meine Tante sieht verwirrt drein. »Planst du denn, bei ihm einzuziehen, oder wartet ihr erst ab, bis du schwanger bist, oder willst du das Baby allein großziehen?« Wir trinken in Covent Garden Kaffee, und die Unterhaltung hat eine unangenehme Richtung genommen. Alison fragt, was sich viele Leute über uns denken: *Wenn die beiden noch nicht mal zusammen wohnen, wie zum Kuckuck wollen sie denn dann gemeinsam ein Kind aufziehen?*

Der Ultraschall war gewissermaßen ein Durchbruch, aber das Gespräch mit meiner Tante erinnert mich an einen anderen

Aspekt des Gesundwerdens, dem ich mich auch noch stellen muss. Das vorrangige Ziel, das ich mir vor diesen vielen Monaten gesteckt hatte, war zuzunehmen, meine Essens-Ängste zu überwinden und die strenge Kontrolle über mein Essverhalten aufzugeben. Aber das Versprechen umfasste damals noch etwas anderes, das zwar auch im Zusammenhang mit der Essstörung stand, aber in gewisser Weise für mich noch schwieriger anzupacken war: »Dieses Jahr werde ich meine Barrieren niederreißen und zulassen, dass Tom mich liebt, und mehr Risiken wagen. Es ist an der Zeit, es auch einfach mal laufenzulassen.« Ja, es ist an der Zeit loszulassen. Zeit, meine eigenen Gefühle zu riskieren, zu lernen, wie man in der echten Welt lebt, sich anderen Menschen gegenüber zu öffnen, sich selbst das Mitmachen zu erlauben. Der Ultraschall, die echte Chance auf ein gemeinsames Kind, und dann die Unterhaltung mit meiner Tante – zusammen sorgt das dafür, dass mir dieses Ziel wieder deutlich zu Bewusstsein kommt. Ich habe es monatelang verdrängt, aber jetzt ist es an der Zeit, mit Tom zusammenzuziehen.

Warum ist das für mich so eine große Sache? Seit Jahren beobachte ich quasi von der Seitenlinie aus, wie Freunde und Kollegen mit ihren »besseren Hälften« zusammenziehen – mal erfolgreich, mal nicht, aber immerhin versuchen sie es.

Offensichtlich ist es für Menschen doch normal, sich Lebenspartner zu suchen und mit diesen zusammenzuleben. Wir sind soziale Lebewesen, von Natur aus dazu gemacht, uns paarweise oder im Familienverband zusammenzutun, miteinander zu leben.

Nach Jahren der Therapie, viel Lektüre und mit Nachdenken verbrachten Wochenenden ist mir klarer geworden, warum ich mich dermaßen isoliert habe. Es ist eigentlich ganz einfach: Ich wurde verletzt und zog mich zurück. Zuerst die Trennung von Laurence, dann Gregs Selbstmord – unterschiedliche Formen von Verlassenwerden, aber dennoch beides Verlassen. Ich war dem Feuer zu nahe gekommen und hatte mich schlimm verbrannt. Anstatt weitere Zurückweisungen zu riskieren, erschien es mir sicherer, mich mit mir selbst zu begnügen. Wenn du dich nicht wirklich engagierst, gibt es auch nicht viel, was dich verletzen kann. Also erfand ich mich in meinen Zwanzigern irgendwie neu: Rückzug und Magersucht bewirkten eine gewisse Distanz. Ich hatte zwar viele Freunde, aber ich verliebte mich nicht mehr, sobald ich mich emotional hätte auf jemanden einlassen müssen, schottete ich mich ab. Allein zu leben war ein Teil dieser Festungs-Mentalität. Meine Wohnung wurde meine Zuflucht.

Dann tauchte Tom auf. Es ist ziemlich unpraktisch, sich zu verlieben und ein Baby zu wollen, wenn man überzeugte Verfechterin des Ein-Personen-Haushalts ist. Es bedeutet nämlich, dass man wieder Teil der Außenwelt werden muss.

Ich erinnere mich noch daran, als Dr. Robinson zum ersten Mal in den Raum stellte, dass die Anorexia für mich noch etwas anderes als eine Essstörung repräsentieren könnte; etwas, das tiefer ging, irgendein Bedürfnis nach Reinheit und Kontrolle. Ich hatte ihm damals eine gewisse Abneigung gegen Weiblichkeit aus Fleisch und Blut, die Üppigkeit von Schwangerschaft, die Unwägbarkeiten von Geburt und Mutterschaft gestanden. Meine private Welt, meine makellose Wohnung, mein Läuferinnen-Körper, das alles ist kontrollierbar, überschaubar und ordentlich. Ich denke, Dr. Robinson hat recht. In den letzten sieben Jahren habe ich mit angesehen, wie meine große Schwester vom Karriere-Single zur verheirateten Mutter von drei Kindern wurde, und das damit einhergegangene Chaos ist unvorstellbar. Meist ist es ein glückliches Chaos, das sehe ich selbst – sie und Charlie sind fantastische Eltern –, aber es ängstigt mich auch. Wenn Katie die Kinder vorbeibringt, verwüsten sie meine Wohnung: sie springen auf dem Bett Trampolin und hinterlassen deutliche Spuren auf meinem cremefarbenen Bettzeug. Sie zerren alles aus den Küchenschränken, verteilen Kürbis auf den Arbeitsflächen in der Küche, hinterlassen Erbrochenes hinter dem Sofa und Reste von Milch und aufgestoßener Milch auf meiner weißen Bluse. Es ist die pure Verwüstung. Was wird aus meinen frisch gestrichenen Wänden und den glänzenden Holzböden, dem schlichten Salat und dem funkelnden Glas Weißwein, dem Schwimmen am frühen Morgen? Wenn ich an Babys denke, empfinde ich sie als Bedrohung meines geordneten Alltags.

Und gleichzeitig bedeutet es Tom unendlich viel, dass wir zusammen wohnen und eine Familie gründen. Also warum bin ich noch nicht eingezogen, worauf gründet sich mein Widerstand? Auf alles, was ich bereits erwähnt habe – das Chaos, den Kompromiss des gemeinschaftlichen Lebens (allein das Wort gemeinschaftlich lässt mich schon erschauern), die Furcht, dass alles schieflaufen könnte. Meine Freundin Jules, die gerade im dritten Monat schwanger ist, schickte mir letzte Woche eine E-Mail. *Ich denke, du solltest mit Tom wirklich den Versuch wagen – sich zusammen ein Heim zu schaffen, das gehört zu den schönsten Erfahrungen auf der Welt. Ich erinnere mich noch daran, als Nick und ich zusammengezogen sind. Ich fand sogar Gefallen daran, seine dreckigen Hosen zu waschen! Das hat dann zwar bald nachgelassen, aber die Freude am Zusammenleben nie. Jetzt ist das Schönste am Aufbrechen die Rückkehr zu ihm und in unser gemeinsames Zuhause.*

Ich weiß, dass du dir Sorgen darüber machst, deine Unabhängigkeit zu verlieren, aber es gibt doch auch in Toms Wohnung die Möglichkeit, Raum nur für dich zu haben.

Ich denke, es geht um mehr als die Frage nach »Raum für mich«. Ich sehne mich nämlich richtig nach dem Alleinsein. Ich verteidige meine Privatsphäre, als stünden die Barbaren vor den Toren. Ich empfinde es als ausgesprochen anstrengend, über längere Zeit mit anderen Menschen zusammen zu sein. Ich mag Stille und Ordnung. Meine Wohnung gefällt mir leer und kühl. Ich habe nichts an den Wänden hängen (abgesehen von wenigen Fotos in schlichten Silberrahmen), und ich mag es nicht, wenn Leute auf meinem Sofa lümmeln oder ich das Bett mit ihnen teilen soll. Ich mag kein Kommen und Gehen oder schmutziges Geschirr in der Spüle oder Haufen trocknender Wäsche. Ich mag auch kein ungewohntes Essen im Kühlschrank.

Hier haben wir es mit einem Paradoxon zu tun, denn Tom hat nichts von diesem schlampigen, chaotischen Männerklischee. Er würde niemals schmutzige Wäsche auf dem Boden liegen oder benutztes Geschirr in der Küche herumstehen lassen. Seine Bäder sind makellos, der Garten gepflegt. Und ich liebe seine Wohnung – sie ist geräumig, luftig, sonnig. Wie ich ist er verrückt nach Büchern, Musik und Filmen. Er hat wunderbare Kunst an den Wänden, und seine Wohnung ist auch groß genug für zwei (oder sogar drei). Noch dazu weiß er, was ein Zuhause braucht. Das, was meine Wohnung mir bedeutet – meine Zuflucht vor der großen, schlechten Welt –, ist genau das, was er mir nur zu gern bieten möchte. Er mag auch keine nächtlichen Partys oder Hausgäste, die ewig bleiben. Wir lieben beide nichts mehr, als die Wohnungstür hinter uns zuzumachen, einen warmen Pullover und »Wohnungs-

Jeans« (also solche, die man nicht in öffentlichen Verkehrsmitteln benutzt hat) anzuziehen und ganz für uns herumzuwerkeln.

Mein einziger praktischer Einwand gegen Toms Wohnung ist, dass sie in South-West London liegt, 18 Kilometer von dort entfernt, wo ich aufgewachsen bin, aber es ist eine idyllische Umgebung, grün und mit vielen Bäumen, in ein Knie der Themse geschmiegt. Ein paar Monate nachdem wir uns kennengelernt hatten, verwandelte Tom (insgeheim) sein ansonsten ungenutztes Zimmer, in dem er nur seine Golfschläger und andere Sportsachen aufbewahrte, in ein Arbeitszimmer für mich um, mit frisch gestrichenen weißen Wänden, einem neuen Holzfußboden und Bücherregalen. Ich erfuhr davon erst viel später – zuvor hatte ich den Raum nie betreten –, aber ich erinnere mich an den Tag, als er es mir zeigte … Ich stand im Türrahmen »meines« neuen Arbeitszimmers, Sonnenschein fiel durch die Fenster, und mir fehlten die Worte. Es war eine der romantischsten Gesten, die ich je erlebt habe, weil er es für mich getan hatte. Das ist so typisch Tom: unermüdlich, großzügig, fantasievoll; er zeigte mir seinen Glauben an mein schriftstellerisches Talent mittels Holz und Farbe. Er schuf in seinem Zuhause einen Ort, an dem ich meinen Traum verwirklichen konnte. Also warum bin ich, zwei Jahre später, immer noch nicht bei ihm eingezogen?

Es läuft wieder auf dieselbe Ursache hinaus – Furcht. Je länger man allein lebt, desto eigenbrötlerischer wird man. Ebenso unvorstellbar wie das Zunehmen wurde mir die Möglichkeit, mit jemandem zusammenzuleben. Von der Magersucht zu lassen und bei Tom einzuziehen, diese beiden Dinge sind untrennbar miteinander verbunden. Seit wir uns kennen, bittet er mich quasi wöchentlich darum, meine Wohnung aufzugeben. Ich erinnere mich noch an einen Abend in Wien, wir spazierten gerade zu unserem Hotel zurück, als er sagte: »Von Anfang an habe ich schon dieses Bedürfnis, dich in meiner Nähe zu haben und zu umsorgen. Ich möchte, dass wir uns eine gemeinsame Welt schaffen.« Ich empfand das eigentlich immer als Drohung, dieses Ansinnen, mich zu umsorgen; jetzt dagegen finde ich es verlockend.

Und doch zögere ich nach wie vor. Tom ist mit unserer »Teilzeit-Beziehung« immer unzufriedener, mit den getrennt verbrachten Abenden unter der Woche; in seinen Augen sind sie ein Zeichen dafür, dass ich mich nicht ganz auf ihn einlassen will. Obwohl wir wahrscheinlich wegen der ganzen Reisen mehr Zeit miteinander verbringen als so manch anderes Paar, ist es nicht das Gleiche wie ein gemeinsames Zuhause. Ich habe ewig gebraucht, um das zu verstehen, dass mein Widerstand gegen das Zusammenziehen für Tom einer Zurückweisung gleichkommt.

Wie kam es dazu, dass ich mich so an das zurückgezogene Leben gewöhnt habe? Schließlich bin ich umgeben von vielen Menschen unter den denkbar chaotischsten Verhältnissen aufgewachsen. Ich denke an meine Kindheit zurück – an diese lärmende, liebevolle siebenköpfige Familie – und frage mich, was bei mir falsch gelaufen sein mag. Aber jetzt ist es mehr denn je an der Zeit, Mut zu beweisen. Ich möchte weiterkommen, wenn ich ein Zuhause und ein Kind mit Tom will, dann muss ich mich weiterentwickeln. Ich muss mich ändern.

Die Kolumne zu beginnen und dann dieses Buch zu schreiben, das waren Erfahrungen, die mein Leben verändert haben. Nie hätte ich geglaubt, ich würde meinen sicheren Job in der Verlagsbranche aufgeben, um es in der Selbstständigkeit zu versuchen. Nie hätte ich mir zugetraut, das Wort Anorexia laut auszusprechen. Nie hätte ich es für möglich gehalten, dass ich öffentlich bekennen würde, dass ich süchtig nach dem Hungern bin, dass es mich in eine Art Rauschzustand versetzt, dass meine größte Angst darin besteht, fett zu werden. Nie hätte ich gedacht, dass ich diese Ängste mit einem Lebensgefährten teilen könnte. Oder dass ich noch einmal jemandem vertrauen würde. Nie hätte ich zugegeben, dass meine Periode ausgeblieben ist und mir das etwas ausmacht. Oder dass die Angst vor der Zukunft mich geradezu überwältigt. Niemals hätte ich gedacht, dass ich je wieder ein Stück Käse oder eine Tafel Schokolade essen könnte.

All das ist mir gelungen. Und ich habe es überlebt.

Bitte nicht lachen. Ich weiß, das mit der Schokolade und dem Käse klingt banal, lächerlich, aber in Anbetracht meiner Magersucht sind es riesige Triumphe. Man mag es Narzissmus, Neurose, Magerwahn nennen, für mich war es der härteste Kampf meines Lebens. Und jeder Sieg, wie klein auch immer, gibt mir neue Kraft: eine gewisse Stärke, das Gefühl, etwas erreicht zu haben (durchsetzt mit Panik); vor allem aber die tiefe Gewissheit, es schaffen zu können. Jedes Mal, wenn ich mich der Furcht stelle, jedes Mal, wenn mir etwas Unmögliches gelingt, wird die Furcht ein bisschen schwächer.

Und nun also die nächste Herausforderung: mit Tom zusammenziehen. Von der Unabhängigkeit zur gemeinsamen Wohnung, vom »ich« zum »wir«. Seiner Ansicht nach haben wir keine Zukunft, wenn ich es nicht tue. Vielleicht hat er recht. Natürlich hat er recht.

Und wir wollen doch Eltern werden. Mein tiefster Urinstinkt sagt mir, dass mein Körper erst zur Empfängnis bereit sein wird, nachdem wir zur Ruhe gekommen sind und zusammen wohnen. Um ein Kind zu zeugen, braucht es zwei Menschen.

Eines Morgens liegen wir im Bett, und ich sage: »Tom, ich möchte dich etwas fragen.« Meine Stimme klingt zittrig. Er dreht den Kopf zu mir, legt ihn auf den Rand meines Kissens und macht ein besorgtes Gesicht. »Was denn?« Ich hole tief Luft. »Wenn du es immer noch willst – wenn du immer noch möchtest, dass ich ... soll ich bei dir einziehen?« Ein strahlendes Lächeln breitet sich auf seinem Gesicht aus.

Wir bestellen den Umzugswagen für den letzten Montag im August, das ist Bank Holiday, also ein Feiertag. Ich müsste lügen: Ich. Bin. Vor Schreck wie gelähmt. Aber wie bei den meisten unserer Ängste sind die Befürchtungen, die man vorher hatte, vielleicht schlimmer als die Realität. Wer weiß, vielleicht wird es sogar ein echtes Vergnügen.

Heilung

Vor genau zehn Monaten schrieb ich darüber, welches Ziel ich mir gesetzt hatte:

>*... die größte Herausforderung meines Lebens ... im Verlauf der kommenden Jahres werde ich die Magersucht besiegen ... ich werde ein gesundes Gewicht erzielen, so dass meine Fruchtbarkeit zurückkehrt. (Ich werde nicht ausflippen, wenn meine Periode wieder einsetzt, sondern ich werde feiern.)«*

Heute Morgen wachte ich auf und verspürte diesen typischen Schmerz im Unterbauch. Ich ging ins Bad, und ja, meine Periode ist da. Die harte Arbeit hat sich gelohnt. Endlich funktioniert mein Körper wieder so, wie er sollte, obwohl ich alles dafür getan habe, ihn zu ruinieren; trotz jahrelanger Dummheit. Ich bleibe eine Weile auf dem kalten Badezimmerboden sitzen, überwältigt vor Erleichterung – und Dankbarkeit und Respekt für was immer da in meinem Inneren gerade passiert.

Jahrelang habe ich mich wie eine defekte Maschine gefühlt. Jetzt bin ich wieder ganz. So lange habe ich auf diese kleine rote Fahne gewartet, die den Beginn neuer Dinge signalisiert. Nun ist sie endlich da, und ich flippe nicht im Geringsten aus. Es ist an der Zeit, ich bin bereit.

In den vergangenen zehn Jahren habe ich mir diesen Moment

so oft ausgemalt. Was immer ich sagte, wie oft ich meinen Eltern, Ärzten und Therapeuten auch versprach, die Anorexia besiegen und wieder gesund werden zu wollen, tief in meinem Inneren wollte ein Teil von mir krank bleiben. Ich musste sichtlich dünn sein; seltsamerweise musste das Chaos in meinem Kopf auf diese Weise auch äußerlich sichtbar sein. Sosehr ich auch um meine Unabhängigkeit kämpfte und andere fortstieß, die Magersucht – das am deutlichsten sichtbare Zeichen meiner Zerrissenheit – war ein Beweis für meinen Kampf. Ich dachte, ich sei so stark und sah doch so schwach aus.

Bin ich dann jetzt geheilt? Eher nein, noch nicht ganz. Wenn man mir einen Teller mit gebuttertem Toast oder Porridge mit Zucker und Sahne hinstellen würde, könnte ich das auf keinen Fall essen. Nicht einen Bissen oder Löffel voll davon. Aber ich habe auf meine eigene seltsame Weise (mit Joghurt, Brokkoli, Himbeeren und Müsli) Fortschritte genug gemacht, um bis hierher zu kommen. Die Dinge beginnen in Bewegung zu kommen; meine Periode ist wieder da; mein Körper fängt an, gesund zu werden.

Was mich am meisten erstaunt, ist, wie glücklich ich mich fühle: nicht verängstigt, nicht fett, nur aufgeregt. Ich fühle mich (hier sollte jetzt schmalzige Musik einsetzen) fraulich!

Es ist erst 6 Uhr morgens, aber ich bin hellwach. Ich lasse mir ein heißes Bad mit Rosenöl ein und bleibe lange darin liegen. Wenn mich jemand fragte, wie viel ich jetzt wiege, könnte ich es nicht sagen, und es ist mir auch egal. Das muss man sich mal vorstellen: *Es ist mir egal.* Gerade eröffnet sich mir ein ganzes Spektrum neuer Möglichkeiten, und ich bin fast versucht zu glauben, dass ich stärker sein kann als die Anorexia … Natürlich ist das nur eine temporäre Euphorie (die Furcht wird sich bald wieder einstellen), aber ich bin dieses Gefühl von Frieden und Zufriedenheit nicht gewohnt. All die Sorge bezüglich Ultraschall und Gewichtstabellen ist jetzt irrelevant: Mein Körper sagt mir – mit diesem kleinen Ereignis heute Morgen – alles, was ich wissen muss.

Ich wickle mich in ein Badetuch, gehe nach oben und zurück ins Bett, frisch und sauber. Tom dreht sich um, öffnet verschlafen die Augen und lächelt. »Alles okay, Em?«

Ja. Alles okay. Alles sehr okay.

Die Periode letzte Woche war das körperliche Indiz für das Ende (oder vielleicht den Anfang vom Ende) der Anorexia, aber die seelische Heilung ist immer noch im Werden begriffen. Wie ich es erwartet habe, beginnt die Unsicherheit, sich zurückzuziehen, aber ich spüre sie durchaus noch. Im Moment habe ich allerdings die Oberhand. Ich weiß, was ich spüre – »deine Periode ist zurück, also musst du fett sein« –, aber ich weiß, dass es nicht stimmt. Ich verstehe, woher diese Befürchtung kommt, und ich versuche, mich ihr entschlossen zu stellen.

Und hierin liegt der Unterschied zwischen dieser Genesung und meinen früheren gescheiterten Versuchen: Ich bin nicht in Panik geraten, als meine Menstruation eingesetzt hat. Ich habe nicht auf der Stelle das Essen eingestellt. Ich habe meine Meinung nicht geändert; ich will nicht wieder abnehmen. In meinem Kopf herrscht zugegeben ein beträchtliches Chaos, da ist so viel, das ich in den kommenden Monaten durchdenken muss. Doch ich fühle mich nicht mehr von Krankheit definiert. Ich weiß noch genau, wie mir zumute war, als mir die Ärztin bei dem Ultraschall letzten Monat sagte, es sei alles »normal«. Ich möchte jetzt tatsächlich normal sein! Nicht fett, nicht dünn – einfach nur gesund und aktiv und okay. Okay, was das Essen, was mich angeht, und ich möchte es okay finden, geliebt zu werden.

Darum ist das hier auch eine Geschichte von Liebe und vom Gesundwerden. Nicht dass die Lösung darin bestünde, sich zu verlieben – dafür hat es zu viele Höhenflüge und Tiefschläge gegeben, und wir sind auch noch nicht aus der Gefahrenzone. Es ist auch nicht so, dass Tom mich geheilt hätte; das kann niemand für eine Magersüchtige oder einen Magersüchtigen tun. Sosehr er und andere mich auch unterstützt haben: die härteste Arbeit musste ich selbst leisten. Und wenn ich behaupte, jeder Bissen sei eine »Qual« gewesen, dann meine ich das genau so. Aber es war ein schrittweises Erwachsenwerden; ich habe meine Dämonen verstanden, die schmerzliche Vergangenheit ein wenig verblassen lassen, und ich habe jemanden gefunden, mit dem ich leben, den ich lieben möchte und mit dem ich mir ein Baby wünsche.

Dr. Robinson versichert mir immer, der Körper »kennt nicht nur Schwarz oder Weiß«. Nun, im Leben ist es doch genauso. Nie schwarz oder weiß, sondern eine Reihe von Kompromissen, von Momenten schwärzester Verzweiflung, Augenblicken aus reinem, perfektem Weiß und vielen kleinen Farbtupfern dazwischen. Am Ende war es mir wichtiger, jemand anderen ganz und gar zu lieben, was mir unmöglich war, solange die Anorexia mich im Griff hatte. Die Kontrolle aufzugeben ist ungemein furchterregend, aber schließlich bekommt man ja im Gegenzug auch etwas dafür.

Ich will es gar nicht leugnen: Der Druck war immens. Viele wissen, was der Versuch, schwanger zu werden, mit einer Partnerschaft anrichten kann. Eben war man noch ein sorgloses Paar, das seine Zweisamkeit genoss, dann macht sich die Erkenntnis breit, ein gemeinsames Kind könnte alles noch schöner machen. An sich ist das ein romantischer Entschluss – ich erinnere mich noch an meine Gefühle, als Tom und ich das erste Mal davon sprachen, eine Familie zu gründen –, aber er verändert auch die Tagesordnung. Aus romantischem Sex wird Fortpflanzungssex, und so baut sich unvermeidlich Druck auf. Der muss nun zwar nicht alles ruinieren – man kann versuchen, trotzdem spontan zu bleiben –, aber die Dynamik ist einfach eine andere. Im besten Fall ist der Versuch, ein Baby zu zeugen, ein aufregendes, intimes Projekt, schlimmstenfalls wird es zur zerstörerischen Routine.

Und falls es Probleme mit der Empfängnis gibt, dann fühlt sich dafür natürlich der »Problem«-Partner verantwortlich, selbst wenn Tom mir versichert, es liege nicht an mir. Gelegentlich habe ich mich schon als totale Versagerin gefühlt: keine Periode, blockierte Eierstöcke, ich bin unzulänglich. Ich habe uns aufgehalten, uns im Stich gelassen.

Dann ist da noch die Sache mit dem Alter. Mit 33 bin ich zwar noch nicht kurz vor meiner letzten Chance, aber die düsteren Warnungen von allen Seiten lassen sich kaum ignorieren: dass die weibliche Fruchtbarkeit ab Mitte 30 rapide nachlässt, dass moderne Frauen »zu spät anfangen«. Viele Freundinnen haben mir zwar versichert, ich bräuchte mir über Lebensjahre noch keine Sorgen zu machen; heutzutage bekommen Frauen später denn je Kinder. Noch dazu ist weibliche Fruchtbarkeit wohl auch erblich, und insofern stehen die Zeichen in meiner Familie nicht schlecht – meine Mutter hat fünf Kinder, meine große Schwester schon drei, und keine von beiden hatte Probleme mit dem Schwangerwerden. Noch bin ich nicht in Panik – oder zumindest gebe ich mir Mühe –, doch es beschäftigt mich schon sehr oft. Es ist nun mal so, dass die Zeit unglaublich schnell vergeht. Oder wie ein Leser mich wenig hilfreich ermahnte: »Die Dreißiger sind nicht die Zeit, um noch lange irgendwelche Faxen zu machen.«

Zu den Bemühungen, schwanger zu werden, und dem Ticken der biologischen Uhr kommt noch der Druck, den ich mir selbst auferlegt habe: nämlich die Anorexia in aller Öffentlichkeit zu besiegen, andere an diesem Weg teilhaben zu lassen, und das auch noch innerhalb eines bestimmten Zeitrahmens. Das meinte wohl auch die Psychologin, die mir vor Monaten mailte: *»Ich mache mir Sorgen hinsichtlich dieser Form von Reality-Journalismus, weil er das Individuum im Blick der Öffentlichkeit dermaßen unter Druck setzt.«* Ich schätze, ich unternehme hier einen Selbstversuch, und das ist für mich auch in Ordnung. Die Enthüllung war eine zweischneidige Sache: Sie gab mir ein Ziel und eine Struktur, einen über meine Person hinausreichenden Grund, gesund zu werden. Wann immer ich mich »gierig« fühlte, weil ich aß, oder in Versuchung geriet abzunehmen, konnte ich mir sagen: *Nein, Emma, du machst das hier aus gutem Grund. Du bist öffentlich diese Verpflichtung eingegangen, und du musst das jetzt durchziehen.* Aber manchmal fiel es mir auch schwer, immer weiter darüber zu schreiben.

Die große Mehrheit der Rückmeldungen war freundlich, witzig, unterstützend. Ich habe ausgezeichnete Ratschläge erhalten und alle möglichen Menschen kennengelernt, mit denen ich via E-Mail auch noch in Verbindung stehe. Viele Magersüchtige haben mir geschrieben, um mir zu sagen, ich hätte sie angestiftet, ebenfalls gesund zu werden, und für mich ist es ein unerwartetes schönes Gefühl, anderen helfen zu können.

Aber warum bleibt mir dann die harsche Kritik so besonders gut in Erinnerung? Warum denke ich immer noch an die Frau, die mich eine Narzisstin schimpfte, an den Mann, der mir riet, mich zusammenzureißen, an die wütende Nachricht, die mich ermahnte, nicht zu vergessen, dass andere Menschen an Krebs oder Hunger sterben und ich daher mit diesem Egoismus aufhören und lieber anderen helfen solle? Letzte Woche erhielt ich eine Mail, in der jemand mich wissen ließ, ich sei einfach nicht bereit, ein Baby zu bekommen, dass aus mir nie eine Mutter würde bzw. wenn es so weit käme, solle Gott meinen Kindern beistehen. Diese Nachricht hat mich tiefer verletzt, als ich es ausdrücken kann. Wenn man sich in den Medien ehrlich äußert, scheinen die Leute davon auszugehen, man sei unverletzbar. Wir leben in einer Zeit unmittelbarer, anonymer Reaktionen, einer Zeit von Trolling und Hassmails und kleinlichem Cyber-Missbrauch. Jeder hat eine Meinung, vor allem zum Thema Magersucht und dem Gewicht anderer Leute. Aber selbst wenn ich mir die Beleidigungen noch merke, so bin ich doch schon dabei zu lernen, sie mir nicht zu Herzen zu nehmen.

Heute Morgen, als ich gerade über Druck nachdenke, erreicht mich eine E-Mail meiner Redakteurin. Sie ist Anfang 40 und hofft selbst, noch ein Baby zu bekommen.

Nur zu versuchen, schwanger zu werden, ist schon anstrengend genug – so viele Male war ich in den letzten zwei Jahren enttäuscht, wenn ich meine Periode bekam, vor allem wenn sie sich ein bisschen verspätete und ich mir schon Hoffnungen gemacht hatte. Und dann diese schrecklichen Gefühle, Neid und Ungerechtigkeit, wenn andere Frauen schwanger wurden … Die Vorstellung, ich müsste dieses Gefühlschaos mit dem gleichzeitigen Versuch, eine Magersucht zu überwinden, kombinieren – also, das muss doch eine Wahnsinns-Tortur sein!

Eine »Wahnsins-Tortur« stimmt. Und wahrscheinlich bin ich das Ganze auch noch völlig falsch angegangen, habe mir zu viel vorgenommen, habe versucht, all meine Probleme auf einmal zu lösen, wollte sofort Resultate und das perfekte Ergebnis sehen (wie Magersüchtige das eben immer wollen). Die dringende gesundheitliche Priorität, meine Magersucht zu überwinden, mischte ich mit der Baby-Sache, und die Beziehungs-Sache mit der Unabhängigkeits-Frage. In gewisser Weise sind das lauter separate Themen – und in einer idealen Welt würde ich immer nur ein Problem nach dem anderen anpacken –, doch die Realität ist weniger geordnet. Außerdem gibt es da ja noch Tom und mich: eine Beziehung, in der es zeitweise ganz schön kracht. Wir sind beide ziemliche Einzelgänger – Tom mit seinen endlosen Reisen auf seinem Lonely Planet, ich mit meinen eigenen seltsamen Kämpfen. Die letzten paar Jahre waren eine sehr glückliche, aber auch eine sehr unbeständige Zeit. Ich dachte früher, Eifersucht sei eine Art Kompliment – denn je eifersüchtiger jemand ist, desto mehr liebt er dich. Aber heute weiß ich, dass es eine der zerstörerischsten, sinnlosesten Emotionen überhaupt ist, Eifersucht zeugt von einem Mangel an Vertrauen, nicht von Liebe, und sie ruft Paranoia, Geheimnistuerei und Verunsicherung hervor. Niemand ist perfekt, und ich würde auch nicht so tun wollen, als wäre meine Beziehung das. Tom und ich vergöttern und quälen einander in ungefähr gleichem Maß. Obendrein versuchen wir jetzt, während wir vorsichtig aufs Zusammenleben zusteuern, auch noch ein Kind zu zeugen, und ich tue mein Bestes, um eine psychische Erkrankung zu überwinden, die nichts und alles mit Schwangerschaft und Beziehungen und Babys und Liebe zu tun hat. Das war keine leichte Zeit.

Manchmal passiert im Leben alles auf einmal: das Gute und das Schlechte, Liebe und Auseinandersetzung, alles regnet gleichzeitig vom Himmel herab.

Ich denke, es lohnt sich, von diesem Druck zu sprechen, weil er den Hintergrund zu dieser Geschichte geformt hat. Vielleicht erklärt sich so auch, warum ich Ratschlägen à la »Entspann dich einfach; lass dein Selbst heilen; sorg für deinen Körper, nähre dich; mit der Zeit wird es schon werden«, die ich von jedermann bekam, eigentlich unmöglich beherzigen konnte.

Mein Weg zur Mutterschaft ist sicher nicht härter als der jeder beliebigen Frau, nur anders. Ich weiß von Paaren mit »ungeklärter Unfruchtbarkeit«, die es jahrelang versucht haben, mit riesigem finanziellem, emotionalem und physischem Einsatz. Weil manche Leute mit Eierstockzysten, zu geringer Spermienzahl oder auch nur der Suche nach dem richtigen Partner zum passenden Zeitpunkt kämpfen, ist mir umso deutlicher bewusst, dass meine Situation größtenteils selbstverschuldet ist. »Aber Sie sind nicht unfruchtbar, nur untergewichtig«, lautet die Hoffnung verheißende und zugleich frustrierendste Diagnose meines Hausarztes.

Ich fühle mich schuldig, weil ich anderen all diese Sorgen bereitet und mir selbst solchen Schaden zugefügt habe. Aber ich habe weitergekämpft, und das zeugt, wie ich finde, auch von Stärke. Trotz meines eingestandenen wackeligen seelischen Fundaments und meines Selbsthasses muss ich doch immer noch an mich selbst geglaubt haben, um weitermachen zu können, selbst wenn es hoffnungslos aussah. Ich bin noch nicht schwanger geworden, aber ich hatte bislang auch noch nicht wirklich die Gelegenheit dazu. Jetzt, da meine Periode zurück ist, können wir anfangen, es wirklich ernsthaft zu versuchen.

Heute Morgen bin ich zu Boots (einer brit. Apotheken-Kette, Anm. d. Ü.) geradelt und habe mir drei Packungen des teuersten Nahrungsergänzungsmittels bei Kinderwunsch gekauft – ein Geschenk an mich selbst! Ich fühlte mich ein bisschen idiotisch, fast wie ein Teenager, der sich heimlich Kondome besorgt, aber die Kassiererin verzog keine Miene. Ich schlucke zwar schon seit Monaten Folsäure, nur für alle Fälle, aber das hier ist noch mal was ganz anderes: es heißt Mum-to-Be, künftige Mama, und darauf ist das Foto einer Frau, die ihren riesigen Babybauch mit beiden Händen umfängt. Ist irgendeine Frau je bereit für die körperliche Realität der Schwangerschaft, bis diese wirklich eintritt? Mich lässt das Bild dieses dicken Bauchs jedenfalls fast ausflippen.

>>*Nicht die Dinge ändern sich, wir ändern uns.*<<
Henry David Thoreau

Ich hätte nie geglaubt, dass ich mich ändern würde. Seit meinem 19. Lebensjahr habe ich mich dem Hungern verschrieben. Es ist eine gnadenlose, destruktive, sinnlose Form der (Selbst-)Bestrafung. Der Psychologe, der die Anorexia als >>Selbstverletzung<< bezeichnete, hatte absolut recht. Jetzt konzentriere ich mich zum ersten Mal auf mein persönliches Wachstum: ganz recht, ich bin gewachsen; mein Körper nimmt in der Welt mehr Raum ein. Ich wiege inzwischen nicht nur gute sechs Kilo mehr als zu Beginn, sondern bin auch über zwei Zentimeter größer. Ich will gar nicht so tun, als verstünde ich, wie das wissenschaftlich zu erklären ist, aber es stimmt, ich bin größer – und ich weiß auch von anderen ehemaligen Magersüchtigen, deren Füße um eine Größe gewachsen sind. Vielleicht liegt es daran, dass sich mit zunehmendem Gewicht auch die Proportionen normalisieren – so wie Dr. Robinson mir vor Jahren mal erklärte, »es gibt eigentlich ein bisschen mehr von Ihnen«. Und ich bin fitter, nicht fetter geworden: Ich fahre zurzeit mit dem Rad kreuz und quer durch die Stadt, und dabei fühlt sich jeder Muskel meines Körpers nicht erschöpft, sondern stark an. Das Zunehmen erfolgt nicht ohne Schmerzen, aber es hat etwas durchaus Befriedigendes, genügend Selbstvertrauen zu haben, um zu akzeptieren, dass es mehr von mir gibt. Gute Ernährung ist jetzt wichtig, für mich und für ein Baby.

Es ist, als hätte ich mich die letzten 14 Jahre lang geweigert anzuerkennen, dass ich wie jeder Mensch Bedürfnisse und Gelüste habe. Es war ein langer Prozess, ein regelrechter Krieg gegen mein physisches Selbst, in dem ich mich von meinem Körper distanziert habe. Das klingt jetzt zwar hoffnungslos esoterisch, aber ich lerne gerade, mich diesem Körper wieder anzunähern, in meinem Körper zu leben und ihn zu nähren, in ihm zu »sein« und nicht nur ein chaotisches Bündel von Emotionen, das eine äußere Hülle bewohnt. Mein Körper ist nicht nur mein Äußeres, er ist ich.

Im Verlauf des letzten Jahres hat sich in der großen weiten Welt in Bezug auf Frauen und ihren Körper nicht viel getan. Wenn überhaupt, dann hat sich höchstens der Druck erhöht. In der *Daily Mail* von heute heißt es:

Anzeigen für ein T-Shirt für junge Mädchen mit dem Slogan »Nothing tastes as good as skinny feels« – nichts schmeckt so gut, wie sich dünn sein anfühlt – wurden von der Werbeaufsicht verboten, weil es Magersucht propagiert. Das von dem

Model Kate Moss geäußerte umstrittene Statement wurde missbilligt, weil es Essstörungen fördern könnte.
(*Daily Mail*, 10. August 2011)

Diese Geschichte bringt mich zurück an den Beginn meiner Reise vor fast einem Jahr; nur dass ich mich inzwischen verändert habe, nicht die Gesellschaft. Der allgemeine Hype um Prominente hält an, die Schönheits-OP-Branche boomt, Fotos werden weiterhin retuschiert, gefährliche Diäten werden propagiert, und gestörtes Essverhalten, falsche Körperwahrnehmung und Selbsthass avancieren zur Norm. Erst letzte Woche gab es Aufregung in den Medien um Mädchen, die mit gerade mal fünf Jahren wegen schwerer Magersucht ins Krankenhaus kommen. Die *Daily Mail* sprach daraufhin von schockierenden Belegen dafür, wie früh Mädchen ein obsessives Bild ihres Körpers entwickeln können, und kritisierte, dass in der heutigen, von Äußerlichkeiten besessenen Gesellschaft selbst so kleine Mädchen schon die Bilder der Medien verinnerlichen, die ihnen vorgaukeln, dünn sei mit perfekt gleichzusetzen (1. August 2011). Ähnliche Schreckensgeschichten gingen den ganzen Sommer über durch die Medien – aber man sollte darüber natürlich die Statistik nicht aus den Augen verlieren: Insgesamt waren in ganz Großbritannien in den letzten drei Jahren 98 Kinder im Alter zwischen fünf und sieben wegen Essstörungen in Behandlung (*Daily Mail*, 9. September 2011). Für die betroffenen Familien ist das tragisch, aber es ist doch eine vergleichsweise winzige Zahl bei einer Bevölkerung von 62 Millionen Menschen (und es gibt natürlich auch noch andere Gründe außer Anorexia, warum kleine Kinder Nahrung verweigern). Ich mache mir viel größere Sorgen wegen der explosionsartig zunehmenden Fettleibigkeit im Kindesalter. Es gibt Vorhersagen, wonach, sofern sich nichts ändert, 90 Prozent der heutigen Kinder bis 2050 übergewichtig bis fettleibig sein könnten (NHS, *Help stop childhood obesity before it starts*, 2011). In Großbritannien gibt es gegenwärtig sehr, sehr viel mehr krankhaft übergewichtige Fünfjährige als bedrohlich untergewichtige – und wir sollten nicht vergessen, dass das Übergewicht im Kindesalter sogar mehr langfristige gesundheitliche Probleme hervorruft als Untergewicht. 70 Prozent der übergewichtigen Elfjährigen werden auch übergewichtige Erwachsene. Dennoch scheint der Anblick eines extrem dünnen Kindes uns immer noch mehr zu erschrecken als der eines sehr dicken. Als fänden wir Überfütterung akzeptabler als den Anblick von Hunger.

Während sich also unsere Gesellschaft möglicherweise in die falsche Richtung bewegt, sieht es aus, als steuere die Wissenschaft in die richtige. Neben sensationslüsternen Falschmeldungen über Essstörungen werden inzwischen auch immer mehr interessante Forschungsergebnisse veröffentlicht. So erhielt ich vor einigen Tagen ein Exemplar des noch nicht offiziell erschienenen Ravello Profiles. Dieser internationale neuropsychologische Test untersucht die kognitiven Profile von Menschen mit Essstörungen. Die Ravello-Forscher haben ein spezifisches Muster in der Hirnchemie identifiziert, das auf eine genetische Prädisposition für Anorexia hinweisen könnte. Nachdem sie die Hirnaktivitäten und -funktionen von Essgestörten untersucht hatten, stellten sie fest, dass Magersucht eine diagnostizierbare Erkrankung und kein selbst gewähltes Verhalten ist. Mit anderen Worten, weder die Betroffenen selbst sind daran schuld noch deren Eltern oder die Medien. Frühere Forschungen hatten bereits auf neurologische Unterschiede zwischen anorektischen und nicht-anorektischen Patienten hingewiesen sowie auf eine signifikante Erblichkeit. Johnson behauptet, dass »Anorexia wie die Schizophrenie eine genetische Erkrankung ist ... wenn ein Verwandter die Krankheit hatte, ist die Wahrscheinlichkeit, selbst daran zu erkranken, zwölf mal höher« (Johnson, »Genetic Research: Why is it important to the field of eating disorders?« zitiert aus www.eatingdisordershelpguide. com/genetics.html, 2006).

Auch wenn diese Untersuchungen noch nicht eindeutig sind, spielen sie eine Rolle. Denn viel zu lange galten Essstörungen einfach nicht als ernsthafte Krankheiten, die Forschungsmittel und Behandlung verdienten. Oft tat man sie als wählerisches Essverhalten oder bloßen Tick im Zusammenhang mit Essen ab. Als selbstsüchtige, alberne Probleme von Frauen. Ich kann nur noch mal die Statistik bemühen: Bis zu 20 Prozent der Magersüchtigen sterben an ihrer Krankheit. Wenn das nicht ernstzunehmend ist, was dann? Es steht daher außer Frage, dass wir mehr über diese komplizierte Erkrankung in Erfahrung bringen müssen.

Ob diese Erkenntnisse für mich persönlich von Bedeutung sind? Bringt es Erleichterung zu hören, dass eine »zugrundeliegende Fehlfunktion« in meinem Hirnkreislauf entdeckt wurde, für die ich nichts kann? Bin ich von diesen neurologischen Erkenntnissen eher alarmiert, oder fühle ich mich bestätigt? Hilft es mir, besser damit zurechtzukommen, was ich in den letzten 14 Jahren vergeudet und verloren habe?

Seltsamerweise eher nein. Ich habe immer gespürt – wenn auch völlig unwissenschaftlich –, dass in meinem Kopf irgendwas kaputt ist. Jetzt flippe ich aber nicht völlig aus, wenn ich höre, dass Anorexia in Wirklichkeit eine Gehirnerkrankung ist. Ich habe nie verstanden, warum die meisten Frauen Diät halten und Sport treiben können, ohne magersüchtig zu werden, ich aber nicht. Vielleicht stellt sich jetzt heraus, dass es dafür doch einen Grund gibt.

Ich rechne in nächster Zeit nicht mit einem Wundermittel gegen Magersucht. Aber Ehrlichkeit ist eine mächtige Waffe im Kampf gegen diesen Zustand, und ich weiß, dass ich einigen Menschen geholfen habe – Vätern und Töchtern, Schwestern, selbst erwachsenen Paaren –, erstmals offen darüber zu sprechen. Eine Frau Anfang 30, stationäre Patientin einer Klinik für Essstörungen, schickte mir diese Mail:

Ich habe gerade geheiratet und versuche auch verzweifelt, schwanger zu werden. In den letzten sechs Monaten habe ich radikal an Gewicht verloren, und jetzt lasse ich mir erstmals im Krankenhaus professionell helfen. Mein Mann hat mir die ganze Zeit über beigestanden und hat sich bemüht, die Krankheit zu verstehen. Ihre Kolumne war in vielerlei Hinsicht sein Lehrbuch ...

Die Mail endet mit diesem Satz:

Und falls Sie hinter das Geheimnis kommen, aus ganz selbstsüchtigem Interesse, dann behalten Sie es bitte nicht für sich.

Natürlich kenne ich das Geheimnis nicht. Und bin ich jetzt, wo meine Periode zurück und mein BMI wieder gesund und mein Gewicht höher ist, geheilt? Noch nicht, nein. Aber das Schreiben über die Anorexia hat mir einiges von meiner Angst genommen.

Und doch bleibt auch einiges an Angst: Angst vor dem Essen, vor Veränderung, vor Verpflichtung, vor dem Lieben und Verlassenwerden. Mehr als alles andere fürchte ich allerdings ein Leben ohne Magersucht. So unlogisch das auch klingen mag, ich winke gerade etwas zum Abschied nach, das einen Großteil meiner Persönlichkeit ausgemacht hat. Mein Leben hat sich jetzt 14 Jahre lang um diese Essstörung gedreht. Ich erschauere immer noch angesichts des Etiketts »anorektisch«, aber ich kann nicht leugnen, dass es Teil meiner Identität ist. Daher das Gefühl eines Verlusts.

Bevor ich sie hinter mir lasse, habe ich versucht zu begreifen, was sie mir bedeutet hat. Diese Krankheit, die fast die Hälfte meines bisherigen Lebens als Erwachsene angedauert hat. Hatte die Anorexia, auch wenn sie so viel zerstört hat, irgendeinen Sinn? Zweifellos hat sie mich karrieretechnisch behindert – so viele Aufstiegschancen sind mir entgangen, weil ich ungesellig war und nicht bei gemeinsamen Mahlzeiten Netzwerke knüpfen konnte. Emotional betrachtet habe ich wegen ihr zahllose Beziehungen verspielt. Der Kollateralschaden einer Magersucht lässt sich gar nicht errechnen: Nähe, Aufrichtigkeit, Seelenfrieden. Aber gibt es auch etwas Positives?

Ich denke schon. Ich bin jetzt ein anderer Mensch als vor der Anorexia. Vorher war mein Leben ziemlich rosarot. Ich neigte dazu, meine Gesundheit, mein Glück und das anderer Menschen für selbstverständlich zu halten. Danach bin ich stiller, nachdenklicher; ich habe gelernt, was es bedeutet, allein zu sein, traurig, verängstigt. Vorher war ich von Menschen umgeben, war gesellig, lebenslustig, manchmal gedankenlos. Danach habe ich zwar weniger, aber dafür engere Freunde. Die Krankheit hat mich verletzlicher, aber auch widerstandsfähiger gemacht.

Anorexia hat mich auf die dunkle Seite geschickt. Und wenn du einmal dort warst – ob wegen Depression, Krebserkrankung, Scheidung, Schlaganfall, Gewalt, Verletzung, Trauer, Schmerz oder Trauma –, dann neigst du hinterher dazu, die Welt, die du beinahe verloren hättest, mit anderen Augen und neuer Verwunderung zu betrachten. Es mag banal klingen, wenn ich behaupte, Menschen, die gelitten haben, seien liebenswürdigere, bessere Menschen, aber im Großen und Ganzen habe ich das bestätigt gefunden.

Insofern war die Magersucht nicht sinnlos. Ich weigere mich einfach zu glauben, dass ich die letzten 14 Jahre vergeudet habe. Ich habe nie einen echten Nervenzusammenbruch erlitten, aber der schrittweise körperliche Zusammenbruch zwang mich inne-zuhalten, in mich selbst hineinzuschauen, zuzugeben, dass ich kämpfte und einsam war, und letztlich um Hilfe zu bitten. Ich habe tiefe Meere der Unterstützung und Liebenswürdigkeit gefunden, von deren Existenz ich selbst bei denjenigen, die mir am nächs-ten standen, nicht wusste. Ich kam aber auch mit völlig Fremden in Kontakt. Ich entdeckte eine neue Form von Respekt für meinen Körper und begann zu verstehen, dass er Treibstoff und Pflege braucht, damit er ordentlich funktioniert. In den letzten paar Mo-naten auf diesem langen Weg der Heilung habe ich sogar Geduld gelernt. Ich kann nun Wichtiges – Familie, Liebe, Gesundheit – von Unwichtigem – Ehrgeiz, Erfolg, äußere Erscheinung – auf eine bis-her ungekannte Weise unterscheiden.

Nichts im Leben ist vergebens; alles bedeutet Erfahrung. Das gilt sogar für eine psychische Erkrankung. Auf die allerseltsamste Weise hat die Magersucht mich sogar mir selbst wieder näher ge-bracht. Ich will sicher nicht behaupten, ich hätte mir den von mir eingeschlagenen Weg freiwillig ausgesucht, aber ich denke, nun komme ich endlich dort an, wo ich eigentlich sein sollte. Ich erinnere mich an einen Ausspruch von Leonard Woolf, den mein Dad uns oft zu zitieren pflegte: »Es ist die Reise, nicht die Ankunft, die zählt.« Als Kind habe ich das nicht verstanden, aber jetzt beginne ich damit.

Wenn eine Tür sich schließt

Sonnenaufgang über London. Wir haben jetzt Frühherbst. Plötzlich muss ich an jenen anderen Sonnenaufgang denken, als ich durch den Schnee spazierte, an meinem Kaffee zum Mitnehmen nippte und das erste folgenschwere KitKat aß. Das ist nicht einmal ein Jahr her und fühlt sich doch an wie ein ganzes Leben. Ich stehe gerade in abgeschnittenen Shorts, pinkfarbenen Flipflops und einem weißen T-Shirt auf meinem Balkon, die Cafetière neben mir. Ich war schon vor Stunden wach, habe mich geduscht und die letzten Kisten gepackt. Jetzt warte ich darauf, dass Tom mit dem gemieteten Lastwagen kommt. Ob ich mich fürchte? Ob ich aufgeregt bin? Ja und nein, auf beide Fragen.

Aber das ist schon in Ordnung. Ich beginne zu erkennen, dass die meisten von uns mit ihren Gefühlen zu kämpfen haben. Wir erleben alle unsere Hochs und Tiefs – Momente voller Selbstvertrauen, dann wieder solche, in denen wir uns wie Versager vorkommen, fette Tage und absolut sexy Tage, Beziehungen, die ins Stocken geraten, und Geheimnisse, die uns beschämen. Niemand kennt die Gebrauchsanweisung fürs Leben – wie man sich fühlen, wen man lieben und was man als Nächstes tun soll. Ich versuche deshalb, einfach nur einen Tag nach dem anderen anzugehen.

Dieses Jahr war viel von Wetterkapriolen die Rede – es war tatsächlich ein seltsames Jahr. Der Winter zog sich bis tief in den

März, dann plötzlich brach im Vorfrühling schon der Sommer aus. Der April zeigte sich heiß und trocken, dafür war der August kalt und verregnet. Ich fühle mich ungefähr so durcheinander wie diese Jahreszeiten. Während ich hier auf dem Balkon stehe, berühre ich das Armband an meinem linken Handgelenk und muss lächeln. »Alles wird gut, alles wird gut …«

Das Armband tauchte letzte Woche überraschend in meinem Leben auf. Ich kam von einem langen Arbeitstag in der British Library zurück, und es erwartete mich zu Hause. Ein Päckchen auf der Fußmatte, und ich erkannte weder die Handschrift, noch sagte mir der Absender etwas. Als ich es neugierig öffnete, entdeckte ich darin ein zierliches, in pinkfarbene Seide gewickeltes Armband.

Beigefügt war der Brief einer *Times*-Leserin:

Ich habe selbst zwar nie an Magersucht gelitten, dafür aber an anderen Zwangsstörungen, daher verstehe ich, was Sie gerade durchmachen. Ich liebe es, Schmuck selbst herzustellen, und einigen der Perlen, die ich verwende, werden Heilkräfte zugeschrieben.

Sie erklärte mir weiter, dass diese Heilkräfte vielleicht wirklich vorhanden sein oder auch nur Mumpitz sein könnten, aber trotzdem helfen, solange die Trägerin an sie glaubt.

Mit diesen Überlegungen im Hinterkopf habe ich ein Armband für Sie gemacht. Ich habe Steine ausgesucht, denen man einen besonderen Einfluss auf Fruchtbarkeit, Stress, Unsicherheit, Zwänge und Schlafstörungen nachsagt.

❦

Offenbar hat sie mich ziemlich gut durchschaut. Ich hielt das Schmuckstück gegen das Licht, berührte den Golddraht, die Perlen und die durchsichtigen Steine. Es passt so perfekt, als wäre es für mich gemacht. Nun, das ist es ja auch.

Da gibt es Perlmutt, »um zu beruhigen und Ängste zu zerstreuen«, Goldstone für »Energie, Mut und eine positive Einstellung«. Als Nächstes kommt Jade, die für »emotionale Ausgeglichenheit und inneren Frieden« sorgt, sowie Blumenjaspis, der »Wiedergeburt und Fruchtbarkeit« unterstützt. Agate »harmonisiert den Körper, heilt Magen und Gebärmutter«, während Hämatit dabei hilft, »Abhängigkeit zu überwinden und die Willenskraft stärkt«. Der letzte und hübscheste Stein an meinem Armband ist ein Rosenquarz, der »Mutter und Kind beschützt und das Herz reinigt und öffnet sowie die Liebe zum eigenen Ich stärkt«. Kann ein Armband wirklich Heilkraft besitzen? Jedenfalls hat es etwas an sich, das bei mir den Wunsch weckt, es in meiner Nähe zu haben.

Ich zögere noch, während ich so auf meinem Balkon stehe, und schiebe das Unvermeidliche hinaus. Drinnen ist meine Wohnung kaum noch wiederzuerkennen: die Kleider ordentlich in Koffern zusammengelegt, Bücher in zahlreiche Kartons verpackt, Papiere und Dokumente in Kisten und Ordnern, Schuhe in Müllsäcke gestopft. Die Regale sind nun leer, die Schränke und der Kühlschrank (selbst für meine Verhältnisse) ebenfalls. Alles wirkt ein bisschen staubig und traurig. Tom wird in weniger als einer Stunde hier sein.

Er ist drüben in South London dem Wahnsinn nahe, während er die Wohnung für meine Ankunft vorbereitet. Jedes Mal, wenn wir telefonierten, war er mitten in einer anderen Do-it-yourself-Aktion: Beim Zerlegen eines alten Sofas für den Sperrmüll, beim Aussortieren von kistenweise alten Kassetten und Videos, beim Wegreißen des Badezimmerschranks von der Wand und beim Anbringen eines neuen, mit einer Tür, die einem nicht dauernd entgegenfällt. Er hat Stauraum für mich auf dem Dachboden freigemacht, die Schränke für meine Kleider zur Hälfte geleert. Und sogar die Batterien in den Rauchmeldern wurden erneuert. In den letzten Wochen haben wir zwischen unseren Reisen und Hoteltrips ein seltsames Paar abgegeben: ich vertieft in die letzten Kapitel dieses Buches und damit beschäftigt, meine Habseligkeiten zu packen, er beim Zerlegen von Möbeln oder Anrühren von Tapetenkleister.

Am vergangenen Wochenende haben wir dann schließlich noch den Schreibtisch gefunden. Nicht irgendeinen Tisch, nein, zwei Jahre lang haben wir nach genau diesem Schreibtisch gesucht. Während wir ein Hotel in der Nähe von Cirencester testeten, fuhren wir für einen Nachmittag in den Ort und besuchten zufällig ein Antiquitätengeschäft. Es war einer dieser verwinkelten Läden, nahezu unendlich groß, vollgestopft mit Gerümpel, der sich über Innenhöfe und Flure erstreckte, überall alte Bücher, Schallplatten und Stühle, doch dann unter dem Dach, am Ende einer Wendeltreppe, entdeckten wir ihn. Wir wussten beide sofort: das Holz ist alt, aber nicht zu alt; drei Schubladen an der linken Seite; ein klassischer Schreibtisch, elegant, aber auch groß genug für Computer, jede Menge Papiere und Kaffeebecher – und in der perfekten Größe für mein Arbeitszimmer. Minuten später manövrierten Tom und der Antiquitätenhändler ihn schon die schmale Treppe hinunter, während ich am offenen Auto wartete. Er passte gerade hinein, und als wir am nächsten Tag zurück nach London fuhren, stakten die Tischbeine zwischen uns.

Nun erwartet mich also sogar ein Tisch in meinem neuen Arbeitszimmer. Und trotzdem schmerzt es mich, meine Wohnung aufzugeben. Was auch immer ich hier durchgemacht habe – und die letzten vier Jahre zählen sicher zu den einsamsten meines bisherigen Lebens –, ich bin hier doch auch glücklich gewesen. Zufrieden, ganz für mich, sicher. Die Stunden, die ich lesend im Bett oder in der Badewanne verbrachte, oder auch telefonierend, während ich ausgestreckt auf dem Holzboden lag. Ich habe hier das Rauchen aufgegeben und viele Kolumnen geschrieben, auf einem Barhocker an der Frühstückstheke. Auf dem Balkon habe ich mich gesonnt; gelegentlich habe ich auch eine Familienfeier veranstaltet, auch wenn ich nie eine richtige »Mahlzeit« für einen »Gast« zubereitete. In einem heißen Sommer habe ich jede Menge Schweiß vergossen, während ich die Decken und Wände strich; ich habe auf die neue Küche gespart, die nach wie vor jungfräulich ist.

Aber auch wenn ich jetzt Trauer empfinde und mich zwischen Vergangenheit und Zukunft hin und her gerissen fühle, weiß ich, dass es Zeit ist. Mir fällt diese berühmte Stelle aus dem Buch Kohelet ein – nicht zuletzt weil ich sie beim Begräbnis meiner Großmutter vorgetragen habe: »Ein jegliches hat seine Zeit, und alles Vorhaben unter dem Himmel hat seine Stunde. Geboren werden hat seine Zeit, sterben hat seine Zeit ... weinen hat seine Zeit, lachen hat seine Zeit, klagen hat seine Zeit, tanzen hat seine Zeit.«

Und jetzt ist es an der Zeit für Veränderung. Ich habe die Anorexia noch immer nicht durchschaut und bin mir auch nicht sicher, was »Heilung« wirklich bedeutet. Ich weiß noch nicht einmal, ob ich die Krankheit schon hinter mir gelassen habe. Aber ich beginne, mich selbst ein bisschen besser zu verstehen.

Zum Beispiel, dass die Angst, die ich vor diesem Umzug hatte, natürlich und normal ist. Sie hat nichts mit Tom zu tun, sondern mit mir. Persönliche Veränderung kann Furcht erzeugen, aber sie ist nicht unmöglich. So wie der erste Bissen von dem KitKat damals, so wie jeder Mensch, der schon mal an einem Scheideweg stand, habe ich jetzt die Wahl. Ich kann mutig den Weg ins Unbekannte einschlagen, oder ich kann ängstlich einen Rückzieher machen und mich an das klammern, was ich schon kenne, dabei aber alles verlieren: Tom, die Chance auf ein Baby, eine Ehe und Glück. Ich fürchte mich mit jeder Faser meines Körpers vor diesem Umzug, aber ich werde ihn trotzdem wagen. Ich habe über Strategien für schwierige Zeiten nachgedacht und mir dafür eine Liste geschrieben: *Radio 4, Lesen, Schreiben, Schwimmen, mit meiner Mum sprechen, meine Familie treffen, viel Grünes essen, Milch trinken.* Einfache, aber effektive Taktiken, um nicht durchzudrehen. Und ich kann sie alle auch in Toms Wohnung anwenden. Außer meiner Furcht spüre ich auch immer wieder Anflüge von freudiger Erregung. Ich werde mit meinem Freund zusammenleben. Das mache ich wirklich.

Die Sonne steht jetzt schon hoch über den gegenüberliegenden Häusern, wärmt mir Gesicht und Arme. Es sieht aus, als würde es wieder ein wunderbarer Herbsttag werden. Als ich gerade meinen Kaffeebecher nehme und wieder hineingehen will, höre ich Reifen auf dem Kies im Innenhof unter mir. Ich beuge mich übers Balkongeländer, und da ist Tom. Er winkt mit einem Strauß weißer Blumen aus dem Fenster des Umzugswagens. Mein Herz vollführt einen Freudensprung. Ja, es ist an der Zeit aufzubrechen.

Dank

Beim Schreiben dieses Buches haben mir viele Menschen mit Hilfe und Rat zur Seite gestanden. Besonderer Dank gebührt:

Meiner Agentin Sarah Such für ihre Unterstützung und Beratung in den letzten Jahren. Allen bei Summersdale, insbesondere Elly, Alastair, Suzanne und Nicky für ihre harte Arbeit an diesem Buch. Ich danke Justine Gore-Smith für ihr Lektorat und Abigail McMahon fürs Korrekturlesen und Robert Smith für das wundervolle Cover. Ein Extradank geht noch an meine Summersdale-Lektorinnen Jennifer Barclay und Abbie Headon für ihre Geduld, ihre publizistische Weitsicht und ihre Freundschaft.

Ich danke den vielen Lesern der *Times*, die mir in den letzten zwölf Monaten Briefe und E-Mails geschrieben haben. Gelegentlich Negatives, meist aber Positives. Ihre Unterstützung hat entscheidend zu diesem Heilungsprozess beigetragen. Es ist leicht, etwas nur zu lesen und sich nicht die Mühe zu machen, darauf zu reagieren, deshalb vielen Dank an alle, die ihre Erfahrungen mit mir geteilt und ihren Rat angeboten haben. Diese großzügigen und überlegten Nachrichten haben mich durchhalten lassen. Insbesondere gilt das für: Hannah Joels, Raelene Sheppard, Trina Beckett, Valerie Janitch, Leila Razavi, Katie Butler, Toni Ross, Ceara Hayden, Deanne Jade und Grace Bowman. Eine wirklich inspirierende Schar von Frauen – und seither Freundinnen fürs Leben.

Ich danke auch Dr. Paul Robinson, Pramjit Kaur und allen in der Russell Unit dafür, dass sie so gut auf mich Acht gegeben haben. Ich weiß, ich habe viel zu lange gebraucht, um an diesen Punkt zu gelangen, aber all ihre Arbeit hat sich gelohnt. Dr. Robinson und mein Hausarzt Dr. Richard Garlick hätten Medaillen für ihre Geduld verdient! Danke an Mary George bei Beat und an Dr. Daghni Rajasingham für ihre vernünftigen Ratschläge.

Ich danke meiner Redakteurin Emma Tucker von der *Times*, weil sie mir mit einer wöchentlichen Kolumne den Einstieg in den Journalismus ermöglichte, aber auch Vanessa Jolly und Corinne Abrams – es ist ein absolutes Privileg, für Euch zu schreiben. Ich danke noch Lesley Thomas (die meinen ersten Artikel in Auftrag gegeben hat), Nicola Jeal, Jane Knight, Laura Deeley und Fiona McDonald-Smith bei der *Times*. Ein Dankeschön geht an Jane Garvey bei *Woman's Hour*, an Stephen Nolan von Radio Five Live, an Sam Baker und Brigid Moss von *Red* sowie an Kate Faithfull-Williams bei *Grazia*.

Der meiste Dank gebührt aber natürlich meiner Familie und meinen engsten Freunden. Magersucht ist für jeden schlimm, nicht nur für die Betroffenen selbst, und ihr alle seid weit über die Grenzen normalen Mitgefühls hinausgegangen. Ich danke speziell meiner Patentante Rita Guenigault, die immer ein Lächeln und ein großes Glas Wein für mich parat hatte. Ebenso TGW in liebvoller Erinnerung. Ich danke meinen Freunden Mark Walsh, Jo Kemp, Libby Courtice, Susan Archer und meiner Tante Alison. Natürlich auch meinem besten Freund Darren Bird, der sich immer aus dem Büro stiehlt, um mich bei Starbucks aufzuheitern. Außerdem danke ich noch Tamsin Hickson, Aldo, Marianne, Keith und allen aus der Italientruppe für die Woche in Mogliano, als ich am Ende war.

Ebenso Beth Wilson und Michael Rose, in deren Haus und Garten mehrere Kapitel dieses Buches entstanden.

Wie bedankst du dich bei jemandem, der dich mit der Liebe deines Lebens bekannt gemacht hat? Ein millionenfaches Dankeschön an Leonora und Carolyn Bear für eure Fähigkeiten als Matchmaker ...

Ich danke meinem Freund Tom (der ein eigenes Dankeschön-Kapitel bekommen hat und deshalb hier nicht mehr davon braucht).

Dank gebührt meinen wunderbaren Schwestern Katie und Alice sowie meinen Brüdern Philip und Trim. Von Rivalen in der Kindheit zu den allerbesten Freunden.

Und schließlich danke ich Cecil und Jean Woolf, meinen umwerfenden Eltern. Mir fehlen die Worte, um auszudrücken, was ich euch schulde.

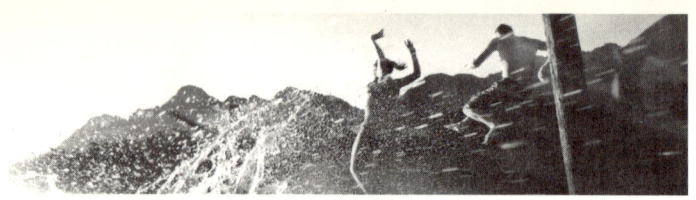

Um die ganze Welt des
GOLDMANN Verlages
kennenzulernen, besuchen Sie uns doch
im **Internet** unter:

www.goldmann-verlag.de

Dort können Sie
    nach weiteren interessanten Büchern *stöbern*,
    Näheres über unsere *Autoren* erfahren,
    in *Leseproben* blättern, alle *Termine* zu Lesungen und
    Events finden und den *Newsletter* mit interessanten
    Neuigkeiten, Gewinnspielen etc. abonnieren.

Ein *Gesamtverzeichnis* aller Goldmann Bücher finden
Sie dort ebenfalls.

Sehen Sie sich auch unsere *Videos* auf YouTube an und
werden Sie ein *Facebook*-Fan des Goldmann Verlags!

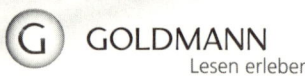

www.goldmann-verlag.de
www.facebook.com/goldmannverlag